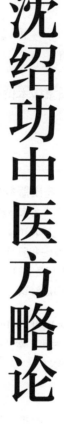

《沈绍功中医方略论》解读丛书

沈绍功中医方略论

诊籍篇解读

主审　陈秀贞　沈依功

总主编　韩学杰　沈宁

主编　张印生　韩学杰　沈宁

U0301920

全国百佳图书出版单位

中国中医药出版社

·北京·

图书在版编目（CIP）数据

沈绍功中医方略论诊籍篇解读 / 张印生，韩学杰，
沈宁主编 . -- 北京 : 中国中医药出版社 , 2024.5
（《沈绍功中医方略论》解读丛书）
ISBN 978-7-5132-8699-2

Ⅰ . ①沈… Ⅱ . ①张… ②韩… ③沈… Ⅲ . ①中国医
药学—研究 Ⅳ . ① R2

中国国家版本馆 CIP 数据核字 (2024) 第 061497 号

中国中医药出版社出版

北京经济技术开发区科创十三街 31 号院二区 8 号楼
邮政编码　100176
传真　010-64405721
廊坊市佳艺印务有限公司印刷
各地新华书店经销

开本 710×1000　1/16　印张 18.75　字数 257 千字
2024 年 5 月第 1 版　　2024 年 5 月第 1 次印刷
书号　ISBN 978 – 7 – 5132 – 8699 – 2

定价　79.00 元

网址　www.cptcm.com

服 务 热 线　010-64405510
购 书 热 线　010-89535836
维 权 打 假　010-64405753

微信服务号　zgzyycbs
微商城网址　https://kdt.im/LIdUGr
官 方 微 博　http://e.weibo.com/cptcm
天猫旗舰店网址　https://zgzyycbs.tmall.com

陈 序

　　恰逢清明时节，距离绍功先生远离我们已经整整 5 年了，慎终追远，愈发怀念先生。我与先生结识于大学时期，相互倾慕，携手走过了近 60 个春秋。先生为沈氏女科第 19 代传人，一生致力于中医药事业，秉承家学，却师古而不泥古；勇于开拓，却创新而不离宗。先生认为中医来源于民间，也应服务于民间，一直将自己定位为一位"草根郎中"，一生致力于尽己所能地服务更多患者。在他生命的最后一天，时值腊月廿九，我见先生身体欠佳，建议他停诊休息，可是他却说："有几个患者需要保胎，正值春节假期，如果停诊，患者断药时间太长，对胎儿不利。"坚持出诊为 60 余人诊病，现在想来，十分后悔，却也颇为无奈，因为先生的毕生信仰是"以患者为亲人，疗效是硬道理"，工作至生命的最后时刻，也是他对信仰最后的坚守。另外，先生一生致力于中医人才培养，一贯秉持"一枝独秀不是春，万紫千红才是春"的理念，一生广收弟子，就是希望"授之以渔"，培养更多的中医人才，传播沈氏女科学术思想，使更多患者受益。

　　沈氏女科自明代洪武元年始祖沈庶开始，传承至今已经650 余年，到先生已历 19 世。因沈氏一门向来以医事为业，诊务繁忙，历代留下的珍贵医籍本就不多，又几经战火，使众多史料典籍尽数丢失。而先生也是诊务与科研并重，工作尤其繁忙，很难有时间著书立说，系统整理其学术思想。而在2003年"非典"期间，因北京停工停学，先生难得有一段清闲时光，我劝先生趁此时间将学术思想整理成册，为沈氏女科留下珍贵典籍，也为众弟子留下宝贵的学术精华可供研习，如此才能够惠及更多人。先生听闻此言，颇为欣喜，故闭门谢客，在家传医籍的基础上，遍阅古今典籍，手写近50万字，书稿增添数次，半年余终成《沈绍功中医方略论》一书，并交由科学出版社发行出版。但因为众多原因，仅出版一次，共1500册，距今已近20年之久，听闻此书在同人间反响热烈，一书难求，实为憾事。

数年前，弟子学杰在"沈氏女科分会学术年会暨沈绍功先生追思会"上告诉我想要召集众弟子分医理篇、临证篇、方药篇、诊籍篇四册解读《沈绍功中医方略论》的想法，此举不仅能使先生的学术著作得到广泛传播，又因其融入了20代弟子们（众多弟子如今俨然成为各领域专家）的跟师体悟和临床经验，更能体现先生"为民育才"的成果，还能使沈氏女科及先生的学术思想阐述更加明晰，让更多中医从业者和中医爱好者从中受益，可以更好地服务更多患者，这岂不是一举多得的美事，故而欣然应允。

现书稿渐成，即将付梓，众弟子邀我为序，不过是欣慰于众弟子不忘先生教诲，继续弘扬医业，发扬沈氏女科学术思想，故而在此代先生嘱咐数语，忝列为序。翻阅书稿，书中众多解读凝练着先生为众弟子授课的精华，仿佛再现先生为众弟子授课的场景。但书中阐述为沈氏一门之见，难免有偏颇之处，万望同人斧正。

沈绍功先生夫人 陈秀兰

壬寅清明于京都崇厚堂

沈 序

　　中医药学有着悠久的历史、丰富的文化底蕴、深厚的理论认识、扎实的群众基础及确切的疗效优势，传承精华，守正创新是这一宝库永葆活力的根基和法则。沈氏女科流传至今已逾六百五十年，重德厚效是学术流派发展壮大的内动力；尊古不泥古，博采众家之长，是学术流派历久弥新的外动力；著书立说，广收门人弟子，致力于沈氏女科学术传承创新，一切为了疗效，服务于民众身心健康，打造了健康发展的群众基础，这些都是沈氏女科的宝贵财富。

　　《沈绍功中医方略论》是家兄继承家学，参师襄诊，勤于临床，精于诊务，而后思辨求真的临证总结与发挥，正如家兄所言：将为之奋斗的中医事业留下一点体会，吸取一点教训，以便上不愧对列祖列宗，作为继承的一份诚笃，下不失责于同人徒儿，作为发扬的抛砖启迪。《沈绍功中医方略论》是沈氏女科学术思想的集大成之作，培养了沈氏女科第 20 代、第 21 代诸多优秀的弟子，涌现了成千上万的沈氏女科追随者。纵观沈氏女科学人队伍不断壮大，再读家兄毕生所学而后倾尽全力的著作，仿佛家兄音容犹在，笑貌宛存，教导之言回响耳边，求真求实的奋斗身影浮现眼前，列祖列宗治病救人的夙愿激励着我们不断前行。

　　在第 20 代弟子学杰的组织带领下，沈宁、印生、海骅、海玉、成卫、智华等第20代弟子积极响应，献计献策，带领众弟子，用时三载，每周学术研讨，字斟句酌，对《沈绍功中医方略论》的医理篇、临证篇、方药篇、诊籍篇，分别解读，而后单独成著，不仅体现了兄长教授弟子过程中的临证心得，而且反映了弟子跟师学习的体会及各自临证多年的体悟和发挥，集成了沈氏女科20代弟子的智慧，同时增强了内容的理解性和学习的便捷性。这是一部承上启下的丛书，承上者，总结沈氏女科家传及兄长学术经验，启下者，引导后代弟子和爱好者学习沈氏女科的精粹。

　　在新型冠状病毒感染多地、多点、频发之际，中医药抗击新型冠状病毒感染的疗效得到世界卫生组织的肯定，尤感中医学的博大精深，以及传承创新发展中医药的重要意义。《沈绍功中医方略论》解读付梓成书，邀余作序，甚感欣慰，幸沈氏女科后继有人，愿百尺竿头，更进一步，砥砺前行，勇攀高峰。

沈氏女科第 19 代传人、沈绍功先生胞弟　沈依功

壬寅清明于沪上

前　言

　　上海大场枸橘篱沈氏女科第19代传人沈绍功教授所著《沈绍功中医方略论》自面世以来，备受医家推崇。中国工程院院士王永炎认为此书"其临床所获鲜活的经验最为宝贵，据此可升华为理论"；国医大师路志正认为此书"乃其数十年在临床中求索的心血结晶，无疑对中医学术的发展，对中医疗效的提升，对中医教学内容的充值，均会发挥较大的促进之力"。

　　《沈绍功中医方略论》成书于2004年，主体为医理篇、临证篇、方药篇、诊籍篇、论著篇，书中内容皆考之于经典而验之于临床，思路清晰易学，如幽室之烛照亮医者临证之路，故受到医家青睐。然因种种原因，本书后未再版，如玉在椟中，钗于奁内，人皆深以为憾。停止刊印后数量有限的单本，也曾一度被卖到了一本3000元，其炙热程度可见一斑。

　　2017年1月26日，中医临床巨擘沈绍功教授仙逝，此书竟成沈老毕生经验之绝唱。众弟子殷先师之典册，感知识之甘酪，不忍将书束之于金匮，遂发愿重新编排与解读，旨在光复沈老遗著，以感师恩永垂，彰沈氏女科之绵绵伟力。每周周五，各地弟子云集于一室，精研字句如珠玑，穷究其意如珍华，时有辩论，常有新解，如沈老耳提面命于旧时。书稿历时数载，终合力完成，以飨广大读者，慰沈老在天之灵。

《沈绍功中医方略论》解读系列丛书包含医理篇解读、临证篇解读、方药篇解读、诊籍篇解读等，其中《沈绍功中医方略论临证篇解读》《沈绍功中医方略论方药篇解读》已出版，本书为此系列丛书的又一力作，旨在介绍《沈绍功中医方略论》中的典型医案，为沈氏女科优良临床疗效的记录。

本书解读分为分清虚实、辨证选方、处方加减、妙用药对、注意事项、临证体悟等板块，以分清虚实为纲，以辨证选方为目，以处方加减为经，以妙用药对为纬。解读部分为第 20 代弟子对沈师中医理论与临床经验运用的体会，众弟子中不乏业医临床 30 余年者，其丰富治疗经验亦一并纳之，为初学者示圆机活法，悟其蕴奥而活用之，以达"思过半矣"之效。本套书思路一脉相承，旁征古典医籍以持之有故，言之有物；博引最新研究以中西互参，取长补短，为沈氏女科扎根于临床的真实凭证。

"人之所病病疾多，医之所病病道少"，本书无艰涩难懂的理论，宗沈老"疗效是硬道理"的核心理念，百年经验一以贯之，理法方药自成体系，条理井然，自有清新简洁之美。学者灵活运用术精技熟后，自可执简驭繁，处方用药不落窠臼。

中医药为人类的伟大宝库，应当保护好、传承好、发展好。沈氏女科作为中医学术流派中一颗璀璨的明珠，第一批进入全国中医学术流派传承工作室建设项目，具有深刻历史价值、文化价值、临床价值与社会价值。我辈应更加努力，在传承创新沈氏女科乃至中医药方面做出更卓越成绩，为人们的健康和福祉做出更大贡献！

在本书即将付梓之际，承蒙师母陈秀贞教授、师叔沈依功教授拨冗赐序，对此书的临证价值予以肯定，也是对众弟子的激励，在此深表感谢。

本书由沈氏女科众多第 20 代、第 21 代弟子合力完成，对大家表示感谢。同时也感谢患者给予的支持。

为了本次编撰工作，众弟子不遗余力，在感铭沈老之学术山高水长的同时，亦深感自身之不足，错误与纰漏在所难免，请各位读者提出宝贵意见，以便再版时修订提高。

韩学杰　沈宁

2022 年 8 月

《沈绍功中医方略论》路序

　　中医药学有丰厚的文化底蕴、扎实的医学理论和广泛的疗效优势，是中国优秀文化中的璀璨明珠，是中国医学领域的重要组成。它有着辉煌的历史、不可替代的贡献和继承生辉的潜能。中医药学是独具中国特色的医学宝库、生命科学。

　　历经2000余载而不衰，时至21世纪更闪烁着时代光芒，其原动力在于中医独特理论和确切的临床疗效。其取效之道在于"整体综合"和"辨证论治"两根柱子。在漫长历史长河中，中医的两根支柱不仅没有丢，而且都成为激流中的"中流砥柱"，历久弥新，永葆青春。随着时序的推移，在继承中发扬，在临证中创新，其疗效优势越来越显著，其医保特长，越来越被世人所瞩目，被世人所接纳。

　　中国中医科学院主任医师、博士生导师沈绍功教授，为首届上海中医药大学统考生，祖传师授，医德双馨，道德修业，潜心学问，既遵古不泥，又善汲新，学贯中西，而临证以中医为主。他在心病和急症方面多有建树，研制新中成药，总结、编辑不少心病与急症论文和专著；悬壶40余载，为无数患者解厄释困，是深得患者信赖的临床医学家；在全面继承基础上，大胆弘扬与创新，既精研理论，又勤于临证，做到理论与实践紧密结合，学用一致。"一切为了临床疗效"的执着追求，是其一贯的行医作风，也是中医赖以生存的根基所在，值得大为赞扬。如果我们中医界，多重视临证，中医事业就会兴旺发达，何虑后继乏人乏术！

这部《沈绍功中医方略论》乃其数十年在临床中求索的心血结晶，无疑对中医学术的发展、对中医疗效的提升、对中医教学的内容充实均有较大的促进之力。余十分赞赏其尊师爱生，视患者如亲人的可贵品德；严谨不苟的治学风度；求实务是的科学态度及不断探索的创新精神。故怀喜悦之情，贺本著面世，愿百尺竿头，再攀高峰，是为序。

廉州医翁路志正

2003 年 7 月 6 日于北京怡养斋

《沈绍功中医方略论》王序

　　中医药学犹如松柏植根于华夏文明沃土之中。人文为科学导向，科学为人文奠基。人文与科学合而不同，然互补互动。其中医药学之人文含量最为可贵，堪称学科特色与优势。古往今来致中医之学者，为上工则全靠悟性，即善于思维、思考与思辨。沈绍功教授勤奋好学，敢于求真求实。宏著《沈绍功中医方略论》医理篇撰文百种，诠释学科内涵，纵论古今而厚今，专攻急诊医学，重视理论指导，遍及理法方药，倡导整体综合调节，融继承、发展于一体而注重创新，又前瞻性地提出若干理论问题与同道共商而启迪后学。临证篇撰文凡61种，对心脑血管病、肿瘤、糖尿病等临床流行病，以及高热、抽搐、厥、脱等急重危证悉心观察，多有发挥，经验颇丰。我与学生每在临诊治疗时广为采用，常获良效。临证篇除具体论治之外，尚有临床思维方法，调摄护理，新理论、新概念、新见解，具有重要参考价值。方药篇撰有类方鉴别运用，依法选择主方，还有针对主病选方遣药灵活使用的方法计60种。至于妙药百味妙用，记述了作者用药心得，其中有常用药的功能主治、宜忌配伍的发挥，也有峻猛攻逐将军药临床治验的介绍，对症、识证、治病者均备，可谓精彩纷呈。是书还有诊籍篇、论著篇，内容宏富，全面收载与推广沈绍功教授对临床医学的卓越成就。纵观全书，无论医理、医话、医案均系理法方药贯穿一致，重视临床疗效的检验，总以证为主体，言之有理，而理必有据。其临床所获鲜活的经验最为宝贵，据此可升华为理论，亦可为中成新药研究开发奠定坚实基础。沈绍功教授幼承家学，上海中医药大学本科六年毕业，曾拜四川名医叶心清为师，恩蒙程门雪、秦伯未、金寿山等十余位先晋参师襄诊，足见功底深厚，精于诊务。观其自立之说或补前人之未备，或诠释前说阐发新义，实乃中医临床家辛勤耕耘，刻苦钻研之结晶，倾一生之心血奉献社会，令人钦佩，值得学习。

我与绍功学兄于学人团体共事多年，深感其爽直豁达，直面人生，绝少苟同异说。我辈学人现已步入老年，回忆往事，于成长过程多有坎坷，每当蒙难之时，互相勉励，真实情深谊厚。人生不求大红但愿常青，忠诚中医事业，不做一代顽人，坚持继承发扬，为培养后学，甘当铺路石子，足矣！沈兄书稿已成，邀我写序，不敢懈怠，欣然提笔，乐观厥成。

王永炎

2003 年 6 月 28 日

《沈绍功中医方略论》前言

　　中医药学博大精深，源远流长，在其几千年的发展长河中，理论体系日趋完善，临床疗效日现优势，"是一个伟大的宝库"，受之无愧，评之无过。中医药学是一门医学科学，是中国文化的结晶，是人类生命科学的共有财富。

　　余出生于中医世家，自幼受环境的熏陶，同中医结下不解之缘。追求登入中医的科学殿堂，立志在这块沃土上耕耘终身成为磐石般的理念，对中医药学的这般"痴情"，是原动力更是"核"动力。

　　人生的追求可谓丰富多彩，如痴如醉。我的信条说来十分简单：学术上追求创新，事业上追求精品，成果上追求效益，学风上追求实干，处世上追求真诚。

　　60余年的人生，历经坎坷，风雨无情，人生易老，老有所为，老有所托，拟将为之奋斗的中医事业留下一点体会，吸取一点教训，以便上不愧对列祖列宗，作为继承的一份诚笃，下不失责于同人徒儿，作为发扬的抛砖启迪。为使文责自负，斗胆署名并妄称"方略论"，实际乃一家之言，一孔之见，本意虚怀，求教于前辈、先进和贤达。

　　全书约50万字，主体有三章：医理、临证和方药。每章分列条目，计383个，尽力做到文题新颖，言之有物。参照国家颁布的《中医病案书写规范》，选载效验诊籍60例，以证主体三章之理，以作前后呼应，以临床疗效为准矣。书中汇集本人主要论文和著作，加以点要。首列自传，尾附年鉴，以成方圆。

成书之际，承蒙前辈中华中医药学会内科学分会副主任委员路志正教授，学长中国工程院院士、中华中医药学会内科学分会主任委员王永炎教授拨冗作序，多方鼓励；同人们积极倡导和全力相助；弟子韩学杰博士，同事李成卫博士、连智华硕士、李海玉硕士、傅好娟助研的校订、编排和录入；以及出版社领导和编辑们的热情支持，一并谨此顿首，铭志不忘。

最后，感谢在协编中付出辛勤劳动的夫人陈秀贞主任医师、小儿沈宁医师和小婿路云鹏医师。

沈绍功

壬午隆冬于京都崇厚堂

《沈绍功中医方略论》著者传略

祖传师授　执着中医事业

沈绍功主任医师，1939年5月出生于上海中医世家，系上海大场枸橘篱沈氏女科第十九代传人。自幼受家庭业医环境的熏陶，年方10岁已能背诵《药性赋》及《汤头歌诀》。1952年小学毕业后便一边升读中学，一边侍奉祖父、父亲临证抄方，并开始研读中医典籍。仅仅四五年便熟读了《黄帝内经》《伤寒杂病论》《沈氏尊生方》《医宗金鉴》《温病条辨》等数部医著，并写下10万余字的读书心得，深得父辈们的赞赏和鼓励。

1956年在党的中医政策感召下，全国组建北京、上海、南京、成都四所中医学院，从此中医开始登上正规的大学殿堂。1957年高中毕业，经国家统一高考，我以优异成绩考入上海中医学院（现更名为上海中医药大学）六年制医疗系，成为首批高中毕业高考进入全国四所中医学院的统考生。在校长达6年的科班教学，共120名同学中我担任学习科研委员。身处优越的读书环境中，我牢记父辈们的家训"中医乃国医，学有所成，务必勤奋刻苦；悬壶行医，首当注重医德"。我起早摸黑，整日泡在医著堆里，真有"悬梁割股"之势，"博览群书，其乐无穷"，并由此打下较为扎实的理论基础。

借助父辈们的医友关系，每年寒暑假我在教学医院跟随名医临证，恩蒙程门雪、王文东、秦伯未、金寿山、陈耀堂、陆瘦燕、陈大年、朱小南等不吝指点，吸取前辈们的丰富经验和奇方妙药，又打下了较为扎实的临床功底。

1962 年我在上海中医学院附属曙光医院临床各科毕业实习。该院由原西医院和中医院合并组成，各科健全，师资实力雄厚，十分倡导中西医结合。实习医师的学业纵然十分清苦，24 小时不能离院，但学习的环境和敬业的氛围却十分浓烈。5 年中西医的理论学习再加上亲临目睹，现场操作，学以致用，其激动之情油然而生，动力与勤奋倍增，可谓"以医院为家，急病人所急，全身心投入中医学业，潜心苦研中医精髓"，这也成为 6 年学业中最为刻苦也最有收获的一年。

1963 年 9 月，我以优异成绩结束学业，由国家统一分配到北京中医研究院（现更名为中国中医科学院）参加工作。整整 12 年间，在中国中医科学院针灸研究所和广安门医院任住院医师，并拜四川名医叶心清老中医为师。叶老擅长针药并施，治疗内、儿、妇科诸多疑难杂症，疗效卓著，思路独特，处方新奇，曾为国内外众多国家领导人医疗保健，深得赞誉。我刚出学堂大门又有名师指点，为日后的悬壶生涯打下坚实的疗效基础。

1964 年及 1965 年，也就是毕业后的第二、三年，我由组织委派到北京郊区顺义及山东沂蒙山老区巡回医疗，培养农村卫生员。在农村缺医少药的广阔天地里，广泛收治各科疾患，用书本上学到的知识为患者服务，并同贫下中农实行同吃、同住、同劳动的"三同"。这 2 年的艰苦磨炼使我终身难忘，一是精神的收获，强化了奋发图强，拼搏上进的毅力及同患者的深情厚谊，是一次医德医风的再教育；二是医疗技能的明显提升，是一次从"书呆子"到"实践者"的有效转化。

勤于总结　创新学术观点

20 世纪 70 年代初，我在广安门医院内科开设糖尿病专题门诊。经临床观察 2 型糖尿病近千例，我发现"三多"症状并不明显，而以气短乏力，心悸消瘦为主症，且苔多薄白，质淡，脉象沉细而弱。中医证候分类并非"阴虚燥热"，而属"气阴两虚"。于是我提出治疗 2 型糖尿病的新思路：应从传统的"养阴清热"法则转换到"补气"上来，创制了补气为主，重用生黄芪，养阴为辅，配用生地黄，气阴双补的"降糖甲片"经广安门医院制剂室配制，广泛用于糖尿病专题门诊。我曾总结 2 型糖尿病患者 586 例，总有效率达 89.8%。

在专题门诊中我还重点观察中医对胰岛素减量，改善患者症状和治疗某些合并症的疗效。我同当时协和医院内分泌科的权威教授池芝盛合作，在该院共同查房、共同观察、共同总结，并共同主编专著《糖尿病知识问答》，我负责编写中医部分。我将临床观察结果编入书中，显示了中医治疗 2 型糖尿病的疗效优势，受到池教授的充分首肯。该专著 1979 年 3 月由上海科学技术出版社正式出版发行。

1976 年敬爱的周总理患癌症病逝。医务界怀着深厚的无产阶级感情，掀起攻克癌症的科研热潮。5 月间领导指派我到广安门医院肿瘤科筹建肺部肿瘤病房并任命我为"猪苓多糖治疗原发性肺癌"科研课题组组长。第 2 年我首批晋升为主治医师并被评为中国中医科学院先进工作者。

在肿瘤病房工作的 5 年，我根据中医药理论提出了治疗恶性肿瘤的新思路，即以扶正为主，保护胃气为先。扶正采用调整肾的阴阳，保护胃气首先振奋食欲，分两类：舌苔腻者投芳香护胃，以温胆汤、保和丸为主方；舌苔薄者投养阴护胃，以养胃汤为主方。其突破了中医治疗恶性肿瘤不顾胃纳，一味投以清热解毒、活血化瘀、软坚散结、以毒攻毒等的传统框架，创制了"平瘤建功散"新方，而且提倡药疗与食疗、意疗、体疗互相配合的综合方案。这些新思路、新方法可明显缓解患者症状，延长生存期，提高生存质量，也明显减轻了放、化疗的毒副作用。其间，我主笔的科研论文《猪苓多糖治疗原发性肺癌 116 例扶正作用的临床观察》获得 1981 年度中国中医科学院科研成果奖三等奖。

1983 年 2 月广安门医院新病房楼落成，重新开办急诊科，我被任命为急诊科主任。我提出中西医配合，发挥中医药治疗急症的特色和优势，以救死扶伤为最高准则，开展中医诊治急性高热、脑中风、冠心病、急性痛证及急性中毒等的科研工作。制订并印制"广安门医院单病种中医急症诊疗常规"。在广安门医院制剂室的支持下，自制"清解合剂""温解合剂""清暑合剂""复方地丁注射液""石韦注射液"等近20种医院内部制剂，使中医急症工作扎扎实实地开展起来，并及时总结了《急性高热110例辨证论治对照观察》《清开灵注射液治疗急性胰腺炎26例疗效观察》《急症室用中医药治疗50例急性高热的临床疗效观察》等5篇学术论文，分别发表在《中国医药学报》《中医杂志》等国家级期刊上。

1984年4月，卫生部中医司组建全国中医急症协作组，我被任命为胸痹（冠心病）急症协作组组长。经组织全国19个主要省市的调研及近90种省级以上杂志的检索，我总结了20世纪70年代以来中医药诊治冠心病的经验和不足，提出了"辨证序列方药诊治冠心病"和"冠心病宜从痰论治"的新思路。确立协作攻关的目标是冠心病的急重危症，采用五结合的技术路线，即继承整理与发扬创新相结合；基础研究与应用开发相结合；科研成果与新药研制相结合；临床验证与实验研究相结合；中医与中药相结合。这条新思路的实施系病名规范化、辨证实用化、证候计量化、治疗系列化和实验同步化。其关键在于辨证序列、整体方案、从痰论治和分辨虚实。

中医病名具有特色，但优势不足，必须规范化才有利于学术的发展和学科的交流。中医没有冠心病的病名，既往均命名为"厥心痛""真心痛""心痛""胸痹"等各种称谓，没有统一。1986年首次提出以仲景《金匮要略》为准，把胸痹病相当于冠心病，胸痹心痛相当于冠心病心绞痛，胸痹心悸相当于冠心病心律失常，胸痹心衰相当于冠心病心力衰竭，胸痹心厥相当于冠心病心肌梗死，胸痹心脱相当于冠心病心脏骤停。这套冠心病规范化的中医病名，经过临床多年的验证，切实可行，已被中医药行业标准和国家标准所采纳。

辨证论治是提高临床疗效的核心，但是辨证尚缺乏更多的客观指标，所以"辨证准"仍是探讨的课题。为此我提出了"病证相配单元组合式分类辨证诊断法",即将冠心病的中医证类分成6个单元:"心气虚损""心阴不足""心阳不振""痰浊闭塞""心血瘀阻""寒凝气滞"。每个单元确立必备的主症和参考的兼症,加上舌脉加以定类,如果症状与舌脉分离则以舌脉为凭,特别是"舍症从舌"。然后根据临床实际,病证相配,加以单元组合。如"胸痹心痛·气阴两虚兼痰浊闭塞证""胸痹心悸·心阳不振兼痰浊闭塞、心血瘀阻证"。这套辨证分类法切合错综复杂的临床,比较实用,收到"辨证准"的效应。

证候学是中医的优势之一,临床观察常常疏忽。为了加强证候学的研究,我提出计量评分法。从主症、兼症、舌脉3个方面,根据证候程度、出现状态、是否靠药物缓解和是否影响生活工作,从0分至4分5级评分计量,然后统计治疗前后总分之差,评定显效、有效、无效、加重4级疗效。证候计量评分虽然较粗,但开始引入量的概念,有利于较细致地观察证候学变化。以往评定疗效有痊愈或临床痊愈这一档,比较难以达到,又缺乏加重一档,不能反映动态疗效变化。改为4级疗效评定法,能反映临床实际,使疗效评定更加客观化。

中医论治的优势在于整体和综合。整体就是序列配套的方案。冠心病的中医病机为"阳微阴弦"。阳微即本虚,主要是心气虚损和心阴不足。阴弦即标实,主要是痰浊、瘀血、气滞、寒凝闭阻心络。"急则治标",注重祛痰、化瘀、理气和温通。分辨寒热,采用喷雾剂剂型。寒证用肉桂为君药,热证用牡丹皮为君药。"缓则治本",注重补心气和滋心阴,采用口服液剂型。补气以黄芪为君药,滋阴以麦冬为君药。这样,对冠心病的治疗就形成了辨证序列配套的整体方案;综合就是除药疗外,辅以体疗、意疗、食疗等综合措施。这些新思路、新方法,充分发挥中医的论治优势,对提高中医诊治冠心病的疗效颇有助益。

20世纪90年代后期,随着人们生活水平的提高,饮食结构的改变,以及竞争的日益激烈,空气环境的日渐污染,使冠心病的中医证候谱发生重大变化。传统的气虚血瘀或气滞血瘀证类已较少见,而痰浊闭塞证类却大量增加。因此，应当大力提倡冠心病从痰论治。其立法应当从"补气活血"转到"补气祛痰"，从"理气活血"转到"痰瘀同治"上来，采用温胆汤合三参饮化裁的组方。由于切中临床证类，故明显奏效。

新思路滋生新成果。两项攻关课题"心痛气雾剂临床应用与实验研究"和"心痛口服液临床与实验研究"分别获得 1987 年度和 1992 年度国家中医药管理局全国中医药重大科技成果奖二等奖。

新思路凝聚新专著。主编《胸痹心痛证治与研究》23 万字，上海中医学院出版社 1991 年 10 月出版发行；《中医痛证大成》49 万字，福建科学技术出版社 1993 年 10 月出版发行；《现代中医心病学》90 万字，北京科学技术出版社 1997 年 8 月出版发行；《今日中医内科上卷》120 万字，人民卫生出版社 2000 年 1 月出版发行；《中西医结合心血管病手册》37 万字，中医古籍出版社 2001 年 6 月出版发行；《中医心病诊断疗效标准与用药规范》45 万字，北京出版社 2001 年 9 月出版发行。

研制新药　重振中医急诊

中医急诊是中医学的重要内涵，也是制高点的疗效体现。中医急诊有过辉煌的历史，中医两次学术的突破都跟急诊密切相关。张仲景创建中医的辨证论治体系，是从《伤寒论》外感热病上起步的；明清时代"卫气营血"和"三焦"辨证体系的出现也是以"温病"学说为基础。所以中医急诊，无论是理论或临床、疗效或学术都是必须充分重视并努力振兴的学科。

振兴中医急诊要抓好两件事：一是诊疗规范的制订，二是有效新制剂的研制。我领导全国胸痹急症协作组 18 年来致力于办好这两件事。从临床实际出发，经过初稿制订，专家咨询和临床验证，征集意见，试行定稿等各个阶段的认真操作，"胸痹心痛（冠心病心绞痛）中医急症诊疗规范"被收入国家中医药管理局颁布的《中医内科急症诊疗规范第一辑》，于1990 年 7 月起在全国各级各类中医医院中实施。其他的诊疗规范如"胸痹心悸""胸痹心衰""胸痹心厥"等也已定稿，已申报收入第二辑中。遵循中医辨证论治的原则，以疗效确切，安全稳定为目标，我研制成功 3 个国家级准字号中药三类新药："补心气口服液""滋心阴口服液"和"心痛舒喷雾剂"，取得了新药证书和 3 个生产批文，均已由药厂投产面市，收到了明显的效益。为加强对中医药学诊治急重危症的学术和经验的继承发扬，促进中医院急诊科建设和急诊工作的开展，保障中医院急诊科充分体现和系统发挥中医药的优势和特点，国家中医药管理局医政司自 1992 年起开展了"全国中医院急诊必备中成药"的评审遴选工作，并力图通过行业管理办法，组织推广应用。我作为专家领导小组副组长积极参与，严格评审，公正竞争。1992 年第一次评选 15 个品种，1995 年第二次评选 40 个品种，1997 年第三次评选 53 个品种。这项工作的开展，受到中医临床、中药生产、中药科研界的高度重视、热情支持和普遍赞扬，对中医急诊工作是一次有力的促进和科学的导向。

中医急诊医学是中医临床医学的一门新学科，占有重要的学术地位。为从疗效水平和学术思想上来完善和发展中医急诊医学，由王永炎院士组织编写了我国第一部由中医最高行政主管部门主持，全国百余位专家学者参与编写的、收集病证最多（达 153 种）的、全书 94 万字的专著——《中医急诊医学》。我作为第一副主编和统编，历经三年的辛勤耕耘，终于付样出版，为重振中医急诊事业尽了一份薄力。

团结协作　探索科工联盟

全国胸痹急症协作组是诊治心病急重危症的科研协作攻关实体，在全国各省市已组建 14 个分组，吸收"二甲"以上中医单位 169 个，形成了包括东西南北中的较广泛的学术网络，其中教授、主任医师 88 名，副教授、副主任医师 108 名，主治医师 51 名，具有较强的学术攻关实力。1998 年又实现了与中华中医药学会内科分会心病专业委员会的学术挂靠，我被推举担任副主任委员兼秘书长，为已经形成的胸痹急症学术网络实施了有力的充值，凝聚了全国诊治心病的大批专家教授，组织了一线的医技人员，收集了最大的信息量，培植了心病诊治的新增长点、交汇点和制高点，为充分发挥中医诊治心病（包括急症）的学术优势打下了坚实的组织基础。

历来大家认为中医心病皆指"心主血脉"，而常常忽略"心藏神明""心为舌苗""心液为汗""心与小肠相表里"等的内涵，使中医心病的面被局限，其特色与优势被削弱。为弥补中医心病学术的这一缺陷，我利用这个学术网络，组织编写了近90万字的《实用中医心病学》，已由人民卫生出版社出版发行，以此促进创建"中医心病学"这一新兴学科，使其学术内涵的覆盖面更加全面确切，有利于心病特色的保持和优势的发挥。

心病学术网络以医疗为主体，具有科技和人才优势。药业公司以工贸为主体，具有资金和管理优势。医学家应当与企业家联手，实现医科药工贸的联盟，以便优势互补，各尽所长，实施多位一体，既为振兴中医急诊医学注入活力，又可适应社会主义市场经济的大潮，并使科研成果及时商品化，获取应有的效益。

在研制开发心病新药，在验证和推广心病急诊必备中成药的进程中，逐步结成并完善这种联盟。有的企业还被吸收为成员单位，成为网络中的一员。科工联盟对于协作攻关走出经费短缺的困境，促使攻关成果的及时商品化及专著的编写出版，运行机制的搞活，凝聚力的提升都注入了强大的活力，使心病学术网络真正成为新颖而富有生命力的科技攻关实体。

言传身教　完善学术梯队

1982年2月卫生部委托广安门医院举办第5届全国西医脱产学习中医班，我出任教研组长。2年脱产，系统学习和临床实习，共培养西学中学员63名。我开始步入中医教学领域。嗣后在急诊科先后接收全国中医院进修生近20名。受中国中医科学院培训中心委托举办全国中医急诊研修班共3届，学员近200名。参加培训中心举办的全国高级中医讲习班10届和全国名老中医经验继承班6届讲课，学员近600名。参加中华中医药学会举办的各类再教育讲课数十次，学员近千名，等等。我根据20余年的教学经验，编写了一套比较实用的讲义，包括中医急诊、心脑血管病、糖尿病、妇女病、肿瘤等，受到学员们的欢迎和好评。

1992年起我开始招收硕士研究生和博士研究生。我抓住冠心病诊治的重点，临床与实验同步，采用整体、组织、分子等多层次的研究方法，从事辨证论治，整体和综合方案研究并突出从痰论治，分清虚实。偏虚者，补气祛痰；偏实者，化瘀祛痰。由此开拓了冠心病治疗的新途径，提高疗效，发展学术。

由于中医学具有强烈的临床应用医学特点，所以中医学的教学务必从临床实际出发，切忌纸上谈兵，以免误人子弟。讲课的关键是中医的辨证论治。根据病证的临床特点，结合个人的经验体会讲解，辨证如何"准"，论治如何"活"。在辨证中，客观分析四诊，归纳比较客观的舌诊和脉象的临床运用特点，提出"舍症从脉"，更要"舍症从舌"。总结主症的特异性，剔除某些主症的随意性和多属性。对虚实两大类的辨证采用"病证结合单元组合式分类诊断法"更加切合临床错综的证类和适应临床证类的多变性，达到辨证"准"的目的。在论治中，强调根据中医理论拓展思路，增加治疗手段，总结提高疗效的关键所在。由于思路广，方法多，提高疗效的机遇就明显增加。这套教学方法符合临床实际，使学员学以致用，可以较明显地提升其辨证论治的操作技能。

中医事业的发展需要同人们的共同努力，中医临床疗效的提高更需要同人们的众人拾柴，共同积累。因此在教学中以"无私奉献"的高境界严格要求，非但一丝不苟，更重言传身教，不能保守和留手，要和盘托出，指明差错，毫不保留。长期坚持这种优良的学风，一方面培养了各级各类的中医人才，输送学子，对完善学术梯队起了促进作用，而更有意义的另一方面是增进了师生情谊，共同为中医事业添砖加瓦，其精神财富取之不竭，难能珍贵。

铭记天职　解除患者疾苦

医者身着白大衣，象征一颗纯洁的心，应该视患者为亲人，不是亲人胜似亲人。医者项挂听诊器，显示高度的责任心，诊病务必认真负责，

"救死扶伤"是崇高的天职。40 余载的医疗实践，信奉"七分靠养，三分靠治"的宗旨。养者，心理情志之保养。治者，药物膳食之调治矣。面对疾苦中的患者，一视同仁，不分高低贵贱，注重医德；面对万变的疾病，一丝不苟，钻研医术，精于遣方。功夫不负有心人，我在心脏病、脑中风、高血压、肾脏病、呼吸病、胃肠病、关节病、妇女病及肿瘤病中，处方奇特，疗效显著，有所成果。刻于心间的座右铭："全身心地投入，一切为了患者的康复，一切为了民众的保健！"

60 余年的人生，弹指一挥间，回顾著者的经历：在学术上追求创新，事业上追求精品，成果上追求效益，学风上追求实干，处世上追求真诚。逐步登入中医的科学殿堂并立志在这块沃土上耕耘终身。

沈绍功

癸未阳春

谨识于京都崇厚堂

目 录

1 病毒性感冒（荆防败毒散）……………………………… 1

2 老年感冒（参苏饮）…………………………………… 5

3 暑天感冒（藿香正气散）……………………………… 9

4 经期感冒（小柴胡汤）………………………………… 13

5 慢性支气管炎合并感染（银翘散）…………………… 17

6 慢性支气管炎合并肺气肿（四君子汤）……………… 21

7 急性支气管炎（三子养亲汤）………………………… 26

8 支气管哮喘发热（小青龙汤）………………………… 30

9 支气管哮喘形寒（右归饮）…………………………… 34

10 肺脓肿（麻杏石甘汤）………………………………… 39

11 肺结核（清燥救肺汤）………………………………… 43

12 冠心病胸憋（小陷胸汤）……………………………… 48

13 冠心病咳喘（麦味地黄丸）…………………………… 52

14 冠心病盗汗（玉屏风散）……………………………… 56

15 冠心病纳呆（温胆汤）………………………………… 60

16 冠心病心痛（血府逐瘀汤）…………………………… 64

17 冠心病心悸（三参饮）………………………………… 69

18 冠心病心衰（真武汤）………………………………… 74

19 冠心病心肌梗死（四逆加参汤）……………………… 78

20 病毒性心肌炎（炙甘草汤）…………………………… 82

21 高血压性心脏病（生脉散）………………………… 87

22 风湿性心脏病（苓桂术甘汤）……………………… 92

23 肾性高血压（二仙汤）……………………………… 97

24 急性脑卒中（导痰汤）……………………………… 102

25 血管神经性头痛（乌梅汤）………………………… 108

26 2 型糖尿病（补中益气汤）………………………… 112

27 肥厚性胃炎（半夏泻心汤）………………………… 117

28 萎缩性胃炎（良附丸）……………………………… 121

29 十二指肠溃疡（香砂六君子汤）…………………… 125

30 胃肠神经官能症（保和丸）………………………… 130

31 无黄疸型肝炎（膈下逐瘀汤）……………………… 134

32 细菌性痢疾（三仁汤）……………………………… 138

33 慢性肾小球肾炎（滋肾通关丸）…………………… 143

34 泌尿系感染（三妙丸）……………………………… 148

35 风湿性关节炎湿重（茵陈四逆散）………………… 153

36 风湿性关节炎热重（四妙勇安汤）………………… 157

37 风湿性关节炎正虚（防己黄芪汤）………………… 161

38 缺铁性贫血（酸枣仁汤）…………………………… 166

39 血小板减少性紫癜（归脾汤）……………………… 170

40 再生障碍性贫血（黄芪桂枝五物汤）……………… 174

41 低血钾（镇肝熄风汤）……………………………… 179

42 忧郁症（百合固金汤）……………………………… 184

43 更年期综合征（桂枝汤）…………………………… 188

44 闭经（补阳还五汤）………………………………… 193

45 子宫功能性出血（艾附暖宫丸）…………………… 198

46 盆腔炎（附子理中丸）……………………………… 202

47 子宫肌瘤（杞菊地黄汤）…………………………… 207

48 急性乳腺炎（五味消毒饮）………………………… 211

49　乳腺增生（阳和汤）……………………………… 215

50　不孕症（平胃散）………………………………… 219

51　不育症（知柏地黄汤）…………………………… 224

52　梦遗症（交泰丸）………………………………… 228

53　梅尼埃病（龙胆泻肝汤）………………………… 232

54　鼻衄（泻白散）…………………………………… 237

55　复发性口腔溃疡（导赤散）……………………… 241

56　牙周炎（凉膈散）………………………………… 245

57　肺癌咯血（苇茎汤）……………………………… 249

58　肝癌发热（人参白虎汤）………………………… 254

59　脑胶质瘤（天麻钩藤饮）………………………… 259

60　小儿消化不良（健脾丸）………………………… 264

1 病毒性感冒（荆防败毒散）

王某，男性，16岁。

【病史】

患者因滑冰着凉，当晚发热 38.5℃，形寒无汗，鼻塞流涕，咳嗽阵作，咳痰白沫，头痛如裂，周身骨楚，不思饮食，两便尚调。来院急诊。

【检查】

舌苔薄白，脉象浮紧。

体温 38.6℃，验血白细胞 5100/mm³。胸透显示：两肺纹理较粗。两肺听诊呼吸音较粗，无明显啰音。咽部未见充血。血压 17.3/41.3kPa（130/85mmHg）。

【辨证】

外感风寒，肺失肃降，遂见热轻寒重，头疼节楚，咳痰白沫诸症。苔白脉浮均主风寒表证，属仲景太阳伤寒证。

【诊断】

中医诊断为感冒，风寒束肺，太阳伤寒证。西医诊断为病毒性感冒。

【治法】

辛温解表，宗《摄生众妙方》"荆防败毒散"化裁。

【处方】

防 风 5g	苏 子 10g	柴 胡 10g	前 胡 10g
川 芎 10g	桔 梗 5g	云 苓 10g	橘 红 10g
荆芥穗 10g	白 芷 10g		

【结果】

上方每日 1 剂，水煎分 2 次服，热服取汗。服 1 剂汗出热减，3 剂热退咳止痰除而愈。

【按语】

仲景辛温解表主方为"麻黄汤"。但此方发汗力宏，既虑过汗伤心阳，又恐提升血压，抑制心脏，故守法易药，改投"荆防败毒散"以散风寒。荆芥穗系荆芥的花穗，其表散之力更强，配防风，辛温解表共为君药。柴胡、前胡疏解表邪，桔梗宣肺祛痰，共为臣药。祛风寒咳痰，除截痰源，投云苓、橘红外，再佐苏子之温化，专祛寒痰。止风寒头痛白芷优于羌活。独特之处在于祛散风寒之中配以宣透之品，以助发汗而解风寒。宣者宣肺，透者透窍，前者用桔梗，后者投川芎。另宜渗利以使风寒从汗解之外，还从尿泄，故投一味云苓淡渗清利。全方以辛温解表为中心，给风寒之邪以出路，切合其证，3 剂即愈。

解读

病毒性感冒，是指由病毒引起的上呼吸道感染，包括普通感冒、病毒性咽炎、喉炎、疱疹性咽峡炎、咽结膜炎，主要表现为鼻塞、喷嚏、流涕、咽痛、咳嗽等，部分患者可有发热、全身乏力、头痛、肌肉酸痛、食欲减退、腹胀、便秘或腹泻等全身症状。属中医"感冒"范畴。

（1）分清虚实

一是患病年限。患者男性，16 岁，发热 1 天。二是发病原因。滑冰着凉。三是临床症状。发热，形寒无汗，鼻塞流涕，咳嗽阵作，咳痰白沫，头痛如裂，周身骨楚，不思饮食，两便尚调。四是舌苔脉象。舌苔薄白，脉象浮紧。五是血象检查。验血白细胞 5100/mm^3。六是胸片显示。两肺纹理较粗。七是肺部听诊。两肺听诊呼吸音较粗，无明显啰音。综合分析，本案应辨为实证。

（2）辨证选方

外感风寒，毛窍闭塞，卫阳被遏，腠理闭塞，故见恶寒发热，热轻寒重，头痛如裂，周身骨楚，无汗；风寒外袭肺卫，肺气失宣，肃降失司，故见鼻塞流涕，咳嗽阵作，咳痰白沫；寒凝胃脘，脾失健运，故不思饮食；苔白脉浮均主风寒表证，属仲景太阳伤寒证。西医诊断为病毒性感冒；中医诊断为感冒，属风寒束肺，太阳伤寒证，宗《摄生众妙方》荆防败毒散化裁，辛温解表。

（3）处方加减

荆防败毒散（荆芥、防风、羌活、独活、前胡、柴胡、枳壳、茯苓、川芎、桔梗、甘草），功用发汗解表，消疮止痛，主治疮肿初起。沈师常用本方化裁治疗风寒外感，本案用荆芥穗祛风解表，配防风辛温发散风寒，白芷易羌活止风寒头痛；桔梗宣肺，川芎透窍，以助发汗而解风寒；柴胡、前胡疏解表邪；云苓既可健脾和胃，再佐橘红、苏子除截痰源，温化寒痰，又可淡渗清利，使风寒从汗而解，还从尿渗；甘草滋腻碍脾故去之。

（4）妙用药对

一是荆芥、防风。荆芥味辛芳香，气质轻扬，宣发升散，长于疏散在表在上的风寒风热之邪，并能入血分而散血热；荆芥穗系荆芥的花穗，其表散之力更强。《滇南本草》曰："荆芥穗，上清头目诸风，止头痛，明目，解肺肝咽喉热痛，消肿，除诸毒，发散疮痈。"防风气味俱升，性温而润，善走上焦，以治上焦之风邪，又能走气分，偏于祛周身之风，且能胜湿。二药合用，既能发散风寒，又能祛经络中之风热，故凡四时感冒均可配伍使用。

二是桔梗、川芎。桔梗质轻升浮，开宣肺气，解表利咽，祛痰排脓。《珍珠囊》曰："桔梗，疗咽喉肿痛，利肺气，治鼻塞。"川芎辛温香窜，能上行头颠，下达血海，外彻皮毛，旁通四肢，为血中之气药，有较强的祛风止痛作用。二药合用，桔梗宣肺，川芎透窍，沈师独特之处在于祛散风寒之中配以宣透之品，以助发汗而解风寒。

（5）注意事项

一是感冒一般不宜发汗太过，微微出汗即可，发汗过多可使津液耗伤，引发他症。二是饮食宜清淡，富含营养，不可滋腻太过，损伤脾胃。三是生活上慎起居，适寒温，在冬春之际当注意防寒保暖，盛夏亦不可贪凉露宿。四是在感冒流行季节，应减少去人口密集的公共场所，防止交叉感染。

（6）临证体悟

一是分清寒热。风寒感冒，多发生在寒冷季节，如冬季、深秋和初春，是感受寒邪引起的疾病，常表现为发热轻，恶寒重，鼻流清涕，口不干，咽不红不痛，周身酸痛，咳嗽痰白质稀，舌苔薄白，脉象浮紧；风热感冒，多发生于气候温暖季节，如春季、初夏和初秋，是感受风热邪气引起的疾病，常表现为发热重，恶寒轻，鼻流浊涕，口渴喜饮，咽喉红肿疼痛，咳嗽痰黏或黄，舌苔薄黄，脉象浮数。

二是辨证论治。风寒感冒宜用辛温发汗法，常用荆防败毒散加减，以荆芥、防风为主，风寒头痛要药为川芎、天麻、白芷；风热感冒宜用辛凉清解法，常用银翘散加减，以金银花、连翘为主，风邪易化热入里，用柴胡、桔梗疏散风热；对于发热，高热者宜生石膏，低热者宜青蒿，小儿或选用羚羊角粉，一般4小时服用1次汤药；时行感冒，毒邪较盛，可用贯众、板蓝根、大青叶、生甘草煎服，清热解毒。

三是宣肺清热。若风寒外感，表尚未解，内郁化热，或肺有蕴热，复感风寒之证，可取温清并施，辛温与辛凉合用之法，解表清里，宣肺清热。而肺为娇脏，风寒风热之邪侵袭，肺失清肃，蕴热较盛，易出现咳嗽痰饮之症，宜加宣肺之品，用桔梗宣肺祛痰；肺与大肠相表里，分利两便可使邪气从下焦而出，加茯苓、白花蛇舌草、石韦等清热泻火，通利小便，全瓜蒌、草决明等润肠通便，使外感热邪从两便而出，提高疗效。

四是热服取汗。风寒感冒，服药时常温服，微微取汗，是借药的热力鼓舞卫阳祛邪从汗而解，一般用于表证治疗；亦可温覆取汗，或者啜热粥，加强药力，以开表闭，逐寒除凝，助邪外达。仲景告诫："取微似汗。汗出多者，温粉扑之。一服汗出，停后服。若复服，汗多亡阳，遂虚，恶风，烦躁，不得眠也。"

2 老年感冒（参苏饮）

张某，男性，68岁。

【病史】

素有咳痰史。入冬后不慎感冒，咳痰加重，前日起发热38℃，憎寒无汗，头痛鼻塞，唾涕清稀，胸膈满闷，不思饮食。自服感冒冲剂、通宣理肺丸等，热不退，咳不止，痰不除，浑身酸懒，气短乏力而来急诊。

【检查】

苔薄白根稍腻，脉浮而无力。

体温38.6℃，验血白细胞4800/mm³。胸透显示：两肺纹理粗重，有轻度肺气肿征，未见明显阴影。两肺听诊呼吸音粗，但无明显干、湿啰音。咽部正常，扁桃体不大。

【辨证】

痰湿之体，复感风寒，以致咳痰加重，痹阻胸阳而见胸膈满闷，上蒙清窍而致头痛鼻塞，中阻脾运而见饮食不思，表阳被遏而有憎寒发热，无汗难解。年老体虚，周身疲惫。再察舌象，薄白主风寒，根腻系湿浊，脉浮为表证，无力主体虚。脉症合参，证属气虚之体，复感风寒，夹痰表证。

【诊断】

中医诊断为感冒，体虚风寒，夹痰表证。西医诊断为病毒性感冒。

【治法】

扶正祛邪，辛温解表，理气化痰，以《太平惠民和剂局方》"参苏饮"加减。

【处方】

党　参 10g	紫　苏 10g	前　胡 10g	枳　壳 10g
杏　仁 10g	云　苓 15g	陈　皮 15g	川　芎 10g
羌　活 10g	石菖蒲 10g	木　香 10g	焦三仙各 10g

【结果】

上方每日 1 剂，水煎分 2 次服。服 2 剂汗出热退，咳痰减轻，食纳增加。5 剂感冒愈，仍存轻微咳痰。

【按语】

用党参一味，针对气虚，可以扶正而不恋邪。经济条件许可用人参 3g 另煎兑服，扶正之力更佳。如有汗体虚，还可用一味生黄芪，但扶正之品不宜再加，否则有恋邪之虑。紫苏为叶子梗的全草，功能更全，是辛温解表的主药，佐以前胡、杏仁的宣肺化痰，云苓、陈皮的健脾祛痰，羌活、川芎的透窍止痛，枳壳、石菖蒲、木香的畅中理气。全方以辛温解表为主，合奏理气化痰，扶正虚，祛风寒的功效。

由于风寒痰湿阻表碍中，特用石菖蒲、枳壳的祛痰化湿畅中和胃之力，既助紫苏散邪，又助羌活、川芎透邪，有增效作用。以杏仁易桔梗，杏仁祛痰之力大于桔梗，桔梗宣肺已由前胡替代，旨在温化痰湿而止咳。以羌活易葛根，均有解肌作用，而羌活止头痛优于葛根。"胃气为本"，不思饮食，既不利于扶正，又有碍于表散，故一味焦三仙振奋食欲也属关键。

老年虚人感冒难愈，病程长，反复多，补气扶正是关键，参芪是主药，投用时切勿过之，防止恋邪。其要有二：仅投一味，专以补气；注意健脾和胃，振奋食纳。

───────── 解读 ─────────

老年感冒，是指老年人因为身体的脏腑组织器官已经逐渐老化，抵抗力下降，不仅容易感冒，而且缠绵难愈，临床表现为咳嗽、咳痰、鼻塞、喷嚏、流涕、头痛、咽痛、发热、四肢酸痛、浑身无力等症状。属中医

"感冒"范畴。

（1）分清虚实

一是患病年限。患者68岁，素有咳痰史，发热3天。二是发病原因。年老体虚，不慎感受风寒。三是临床症状。发热憎寒无汗，头痛鼻塞，唾涕清稀，胸膈满闷，不思饮食，浑身酸懒，气短乏力。四是舌苔脉象。苔薄白根稍腻，脉浮而无力。五是血象检查。血白细胞4800/mm³。六是胸片显示。两肺纹理粗重，有轻度肺气肿征，未见明显阴影。七是肺部听诊。呼吸音粗，但无明显干、湿啰音。综合分析，本案应辨为虚实夹杂证。

（2）辨证选方

素有咳痰，舌根稍腻属痰湿之体，复感风寒，以致咳痰加重，痹阻胸阳而见胸膈满闷，上蒙清窍而致头痛鼻塞，中阻脾运而见饮食不思，表阳被遏而有憎寒发热，无汗难解；再察舌象，薄白主风寒，根腻系湿浊，脉浮为表证，无力主体虚。西医诊断为病毒性感冒；中医诊断为感冒，属体虚风寒，夹痰表证，以《太平惠民和剂局方》参苏饮加减，扶正祛邪，辛温解表，理气化痰。

（3）处方加减

参苏饮（人参、紫苏叶、葛根、半夏、前胡、茯苓、陈皮、枳壳、桔梗、木香、甘草），功用益气解表，理气化痰，主治气虚外感风寒，内有痰湿证。沈师认为本案方证合拍。用党参易人参，补气健脾，紫苏易紫苏叶，功能更全，辛温解表，行气宽中，佐以前胡、杏仁易桔梗宣肺化痰，云苓、陈皮健脾祛痰，羌活易葛根，加川芎透窍止痛，枳壳、石菖蒲、木香畅中理气，醒脾宽胸；焦三仙消食健胃，振奋食欲；而半夏太燥，甘草太腻，不利祛痰热，故去之。

（4）妙用药对

一是党参、紫苏。党参补中益气，助脾胃运化，生津养血，肺胃同治，共奏益气养阴，培土生金之功。《本草正义》曰："（党参）润肺而不犯寒凉，养血而不偏滋腻，鼓舞清阳，振动中气，而无刚燥之弊。"紫苏辛温芳香气浓,外则开皮毛、通腠理而入肺经,有疏解风寒之功;内则开胸膈、化湿浊而入脾胃,具调理中焦湿浊气滞之用。二药合用,同入肺经,培土生金,发散表邪,宣肺止咳。

二是羌活、川芎。羌活辛能升散,温暖祛寒,苦能燥湿,气味雄烈,善于升散发表,行气分之邪,直上颠顶,横行肢臂,既能发表散寒,又能除湿止痛,尤祛上半身的风寒湿邪。川芎辛温香窜,善于行走,能上行头颠,下达血海,外彻皮毛,旁通四肢,为血中之气药,既能活血行气,又能祛风止痛。二药合用,发表散寒,上下通达,行气开郁,共奏祛风行气,活血除湿,透窍止痛之功。

三是石菖蒲、枳壳。石菖蒲味辛苦性温,归心胃经,辛温芳香,苦燥温通,不但有开窍醒神、宁神益志之功,而且善化湿浊、醒脾胃、行气滞、消胀满,用治湿浊中阻,脘闷腹胀,痞塞疼痛。枳壳味苦辛酸性温,归脾胃经,苦降下行,善宽胸利膈,行气消痞,为治气滞胸闷要药,又能消积导滞,下气除胀,治疗食积腹痛腹胀,不欲食。二药合用,化湿和胃,消积除胀,增强祛痰化湿,畅中和胃之力。

(5)注意事项

一是虚人感冒不可发汗太过,以免伤及阳气。二是不可补气扶正太过,以免恋邪。三是注意饮食均衡,保护胃气。

(6)临证体悟

一是扶正祛邪。体虚之人,卫外失固,感受外邪,常缠绵难愈,或反复不已,故应在改善感冒症状的同时,加强扶正以达邪,酌加党参、黄芪等药,扶助正气,增强机体抵抗力;但扶正之品不宜过多,否则有恋邪之虑。若平素表虚自汗,抵抗力差,易感风邪者,可用玉屏风散益气固表,以防感冒。

二是健脾和胃。脾胃为后天之本,气血生化之源,脾胃虚弱,健运失职,食欲减退,气血化源不足,可使机体抵抗力降低,因此,对于年老体弱患者反复感冒,则应在改善感冒症状的同时,更要注意健脾和胃,保护胃气,增加食纳,既可杜绝生痰之源,又可利于扶正,提高机体抵抗力。

3 暑天感冒（藿香正气散）

李某，男性，41岁。

【病史】

盛暑之时贪食生冷，入夜又露天过宿。晨起头重如裹，脘满恶心，肠鸣腹痛，水泻2次。午后发热39℃，汗出而黏，口渴尿少，但不欲饮，饮食不振，浑身乏力而来肠道门诊。

【检查】

苔薄黄腻，脉浮而软。

体温39.5℃，腹软无肌卫，轻度按痛，血压120/85mmHg。

【辨证】

露宿感受暑湿，贪食内伤湿滞，卫阳被郁，发热汗黏，清阳被阻，头重且胀，运化被碍，脘腹鸣满，纳谷不香，渴而不饮。升降失司，上逆下泻，尿量减少，苔腻脉软系暑湿之象。暑天感冒为外感暑邪，暑性炎热且多夹湿，以发热头重，脘满纳呆，神疲吐泻为主要表现。

【诊断】

中医诊断为感冒，外感暑湿证。西医诊断为急性胃肠炎。

【治法】

祛暑解表，化湿和中，以《太平惠民和剂局方》"藿香正气散"出入。

【处方】

鲜藿香30g^{后下}	法半夏10g	云　苓10g	白　芷10g
鲜薄荷10g^{后下}	炒苍术10g	陈　皮10g	连　翘10g
六一散30g^包	大腹皮10g	木　香10g	车前草30g

【结果】

上方每日 1 剂，水煎分 2 次服。服 1 剂后发热降至 37.9℃，头重脘满缓解。3 剂后热退汗止，上逆下泻解除，恢复正常。

【按语】

暑湿之治，清暑化湿为要。清而不凉，以防苦寒碍湿，化而不燥，以免燥热助暑，最宜藿香、薄荷之配。鲜者后下力宏，取汁兑服更佳，是为君药。清暑再伍六一散，最好用荷叶包煎。化湿要佐"二陈""平胃"之类，为防苍、夏过燥，以连翘之凉而制之。白芷芳香化湿而除头重，腹皮行气利湿而消脘胀，共为辅佐药。木香行气和中而不破气，车前草清热利湿而能泄暑，使暑湿之邪中消下渗，排出体外，共为使药。

藿香正气散原本散外感风寒，除内伤湿滞。用于暑湿外感时宜减桔梗、厚朴、甘草之辛散温燥之品而易薄荷、滑石、车前、荷叶等清暑之品，方能切证。暑天急性胃肠炎为常见病，由外感引发，当辨清风寒或暑湿。辨证关键：一看是否憎寒头痛，二看有无口渴不饮，三看苔色黄白。

解读

暑天感冒又称暑湿感冒，是指人体盛暑之时感受了暑湿时邪，又因喜欢纳凉和饮冷，使体内的暑湿为风寒所遏，疏泄受阻，临床主要表现为发热不扬，头身困重，胸闷脘痞，渴不多饮，舌苔薄黄而腻，脉濡数。属中医"感冒"范畴。

（1）分清虚实

一是患病年限。患者 41 岁，突发外感暑湿 1 天。二是发病原因。盛暑之时，贪食生冷，露天过宿。三是临床症状。晨起头重如裹，脘满恶心，肠鸣腹痛，水泻 2 次，午后发热，汗出而黏，口渴尿少，但不欲饮，饮食不振，浑身乏力。四是舌苔脉象。苔薄黄腻，脉浮而软。五是全身检查。体温 39.5℃，腹软无肌卫，轻度按痛。综合分析，本案应辨为实证。

（2）辨证选方

露宿感受暑湿，贪食内伤湿滞，暑湿遏表，表卫不和，肺气不清，卫阳被郁，发热汗黏，清阳被阻，头重且胀；湿滞伤中，运化被碍，脘腹鸣满，纳谷不香，渴而不饮；升降失司，上逆下泻，尿量减少，苔腻脉软系暑湿之象。西医诊断为急性胃肠炎；中医诊断为感冒；属外感暑湿证，用《太平惠民和剂局方》藿香正气散出入，祛暑解表，化湿和中。

（3）处方加减

藿香正气散（鲜藿香、法半夏、茯苓、白芷、陈皮、大腹皮、紫苏、白术、厚朴、桔梗、甘草），功用解表化湿，理气和中，主治外感风寒，内伤湿滞。沈师认为本方用于暑湿外感时宜减桔梗、厚朴、甘草之辛散温燥之品而易薄荷、滑石、车前、荷叶等清暑之品，方能切证。而本案未减甘草，主要是用半夏配陈皮理气燥湿，和胃降逆以止呕，甘草虽有助湿壅气之弊，但可防半夏之燥，又可调和诸药，兼能清热、缓急止痛；藿香、薄荷解表化湿，再伍六一散，清暑利湿；苍术、云苓健脾止泻；白芷芳香化湿而除头重，大腹皮行气利湿而消脘胀；炒苍术易紫苏燥湿健脾，加连翘清热反佐，木香行气和中，车前草清热利湿而能泄暑，使暑湿之邪中消下渗。

（4）妙用药对

一是藿香、薄荷。藿香味辛，性微温，气味芳香，为解暑上品，芳香而不嫌其猛烈，温煦而不偏于燥烈，能和中化湿，理气止呕，长于治疗湿浊内阻之证，为"醒脾快胃，振动清阳妙品"。薄荷辛凉，入肺肝经，辛以发散，凉以清热，且本品轻扬升浮，芳香通窍，故可发散风热，清利头目，祛风止痒，兼入肝经，能疏肝解郁。二药合用，一清一解，清暑利湿。

二是白芷、大腹皮。白芷味辛性温，归肺胃大肠经，芳香升散，能通九窍，功用解表散寒，祛风止痛，善走阳明而治头面诸痛，并能除湿消肿。大腹皮味辛性微温，归脾胃大肠小肠经，功用行气导滞，宽中除胀，且性善下行，兼能利水消肿，适用于湿阻气滞，脘腹痞闷胀满，大便不爽及水肿、脚气等症。二药合用，芳香化湿，行气利湿，除头重，消脘胀。

（5）注意事项

一是不要暴饮暴食，以清淡为宜，不食高脂肪食物和不洁食物，多食水果、新鲜蔬菜和富含维生素的食物，忌食油腻辛辣燥热食物。二是注意避暑，夜间不宜露宿在外，不宜长时间使用空调、电风扇，避免加重感冒。三是中成药藿香正气水中含有酒精，孕妇及驾驶员忌用。

（6）临证体悟

暑天感冒与一般感冒不尽相同，其临床症状是每日午后热度明显增高，出汗后热度仍然不减，头昏脑涨，身重倦怠，胸闷欲呕，苔腻脉濡。

一是致病特点。夏日气候炎热，阴雨连绵，暑气下逼，地湿上蒸，致暑湿肆虐，加之人们贪凉喜冷饮，很容易感受风寒，不但暑湿外伤肺卫，更兼寒湿内伤脾胃，形成暑湿相合，表里同病，又称"寒伏暑"或是"夏日伤寒"。病位在肌表与中焦脾胃，外则发热不扬、头身困重，内则胸闷脘痞、脾胃不和，而致消化系统功能障碍，脉濡数，口虽干而饮不多，舌苔虽腻而薄黄，若暑湿犯肺，肺气不宣，还会有咳嗽、痰黏、鼻流浊涕等症状。

二是临证发挥。藿香正气散解表化湿、理气和中，充分考虑了气机升降与肺脾功能的协调，化湿以调气，调气以除湿，湿去而气正，对暑月感寒伤湿、脾胃失和者有特效。临床应用，无须每症必具，尤其是表证，有表解表，无表化湿，但见白腻苔者即可用之。如湿重者可易白术为苍术，或两者同用，或加白豆蔻以助醒脾之功；脾虚甚者加黄芪、太子参；眩晕者加天麻、泽泻；无明显腹胀者可去大腹皮，无表证头痛者去白芷。

4 经期感冒（小柴胡汤）

张某，女性，31岁。

【病史】

患者前天经行，今午洗澡不慎感冒。入暮发热38.5℃，头胀目眩，口苦咽干，饭前恶心，不欲食纳，胁满烦心，经量增多，经色艳红，自觉阵阵潮热，洒洒恶寒。今晨门诊求治。

【检查】

苔薄黄，脉弦数。

体温38.7℃。咽部稍充血，扁桃体不肿大。腹软无压痛，肝脾未触及。

【辨证】

经期洗澡感冒，邪停少阳，必见发热恶寒且阵阵寒热，故称半表证。少阳经布胸胁，邪遏经气，两胁苦满。胆热上亢，眩胀并见且心烦咽干。经气横逆，胃失和降，则纳呆恶心，故称半里证。热迫经事，故量多色艳，苔黄脉弦，皆少阳热邪之征。邪郁少阳，是谓机枢，邪从表解可愈，邪从里化，实则转阳明经腑证，虚则成太阴虚寒证。

【诊断】

中医诊断为伤寒，邪停少阳，半表半里证。西医诊断为感冒发热。

【治法】

和解少阳，补气祛邪，守《伤寒论》"小柴胡汤"方意。

【处方】

党　参10g　　　柴　胡10g　　　黄　芩10g　　　车前草30g

菊　花 10g	川　芎 10g	香　附 10g	鸡血藤 10g
姜半夏 10g	连　翘 10g	木　香 10g	川楝子 10g
芦　根 10g	桔　梗 10g		

【结果】

上方每日 1 剂，水煎分 2 次服。5 剂热退经净，连服 7 剂纳增，正常上班。

【按语】

经期外感，张仲景称为"热入血室"。妇女以肝为本，血室者肝胆也，故经期外感多见邪停少阳的半表半里证。本案亦不例外，证情符合。清解少阳的主药当为柴胡，既可解热又调气机。辅以党参（投人参更佳）补中健脾，祛邪外出。辅以黄芩清泄邪热，难以入里。三味共为"小柴胡汤"主药。姜半夏和胃降逆专除恶心，菊花清降胆热，可祛目眩，川芎和血止痛，针对头胀，芦根退热生津专为咽干。经期感邪，调经为要，香附的理气、鸡血藤的和血和桔梗的疏肝"是谓至治"，连翘既可解热又止经量多。木香和胃增加食欲，车前草清热，邪由尿泻，川楝子清解，引入肝胆。全方以调经退热为先，既守"小柴胡汤"和解少阳方意，又能随症伍药，精当配合，奏效明显。

解读

经期感冒，是指妇女正值经期而出现感冒症状，且病程较长，经后逐渐缓解或自愈，可表现为周期性，至下次月经来潮，感冒再次出现，临床表现为发热恶寒，头胀目眩，口苦咽干，饭前恶心，不欲食纳，胁满烦心，经量增多，经色艳红，自觉阵阵潮热，洒洒恶寒等。属中医"感冒"范畴。

（1）分清虚实

一是患病年限。患者 31 岁，发热 1 天。二是发病原因。经期洗澡，不慎受寒。三是临床症状。发热，头胀目眩，口苦咽干，饭前恶心，不欲食纳，胁满烦心，经量增多，经色艳红，自觉阵阵潮热，洒洒恶寒。

四是舌苔脉象。苔薄黄，脉弦数。五是全身检查。体温 38.7℃。咽部稍充血，扁桃体不肿大。腹软无压痛，肝脾未触及。综合分析，本案应辨为本虚标实证。

（2）辨证选方

经期洗澡感冒，邪停少阳，必见发热恶寒且自觉阵阵潮热，洒洒恶寒；少阳经布胸胁，邪遏经气，两胁苦满；胆热上亢，眩胀并见且心烦口苦咽干；经气横逆，胃失和降，则纳呆恶心；热迫经事，故经量增多，经色艳红，苔黄脉弦，皆少阳热邪之征。西医诊断为感冒发热；中医诊断为伤寒，属邪停少阳，半表半里证，守《伤寒论》小柴胡汤方意，和解少阳，补气祛邪。

（3）处方加减

小柴胡汤（柴胡、黄芩、人参、甘草、半夏、生姜、大枣），功用和解少阳，主治伤寒少阳，热入血室证。沈师认为经期外感，属"热入血室"，邪停少阳的半表半里证，证情符合。本案用柴胡清解少阳，既可解热又调气机；党参易人参补中健脾，祛邪外出；黄芩清泄邪热，姜半夏和胃降逆专除恶心，加菊花清降胆热，川芎和血止痛，芦根退热生津，木香和胃增加食欲，车前草清热利尿，川楝子清解，引入肝胆；香附理气，鸡血藤和血，桔梗疏肝，连翘解热又止经量多；生姜发散，甘草、大枣滋腻，故去之。

（4）妙用药对

一是柴胡、黄芩。柴胡味苦性寒，轻清升散，有疏解退热之功，长于疏解少阳半表半里之邪，使从外解，并能疏肝解郁，开气分之结，解表和里且善升举阳气。黄芩味苦性寒，有清热泻火之功，善清肝胆气分之热，使半里之邪内泻，又可燥湿解毒。二药合用，一升清阳，一降浊阴；一疏透和解，一清解而降，从而升不助热，降不郁遏，疏透中有清泄，相辅相成，而能调肝胆之枢机，理肝胆之阴阳，升阳达表，退热和解。

二是香附、鸡血藤。香附味辛苦甘性平，辛能通行，苦能疏泄，甘能缓急，气味芳香，宣畅十二经，且主归肝经和三焦经，以行血分为主，被称为"血中气药"，能疏肝解郁，行气散结，调经止痛。鸡血藤味苦甘性温，苦而不燥，温而不烈，既活血散瘀，调经止痛，又可行血养血，舒筋通络，为治疗经脉不畅，络脉不和病证的常用药。《本草纲目拾遗》曰："妇人经血不调，赤白带下；妇人干血劳及子宫虚冷不受胎。"二药合用，疏肝理气，通行血脉。

（5）注意事项

一是预防经期感冒，要注意保暖，不要受凉。二是进食温热食物，避免进食寒凉、辛辣刺激的食物，以免引起胃肠不适。三是用温水对外阴进行清洗，保持洁净，避免细菌感染。四是方中柴胡升散，姜半夏性燥，故对阴虚血多者慎用。

（6）临证体悟

一是经期感冒。经期血室正开，体虚益甚，卫外不固，导致外邪乘虚而入，感受外邪后易转入少阳，是为邪入少阳证，出现寒热往来的症状，又称"经行感冒""触经感冒"。明·岳甫嘉《妙一斋医学正印种子编·女科》曰："妇人遇经行时，身骨疼痛，手足麻痹，或生寒热，头疼目眩，此乃触经感冒。"

二是用药特点。首先，方中柴胡、黄芩，一散一清，共解少阳之邪，为治疗经期外感，热入血室的主药；其次，柴胡为和解少阳之要药，要达到和解少阳的目的，柴胡剂量要大，一般以15g为宜；再次，经期感邪，调经为要，用香附理气，鸡血藤和血，桔梗疏肝，连翘解热又止经量多；最后，行经期间血室大开，机体免疫力降低，易感外邪，证属本虚标实，故治疗应扶正祛邪。

三是分期论治。经前期感冒，解表为主，调经为辅；经期感冒，调经解表同时进行；经后期感冒，正气亏虚，外邪入里，治宜调和营卫，扶正解表，祛邪不伤正，扶正不恋邪。同时，外感病要注意透窍，选用桔梗和川芎，以透邪外出；月经量少者，可加入养血和血之品，月经量多者，可加入收敛止血之品。

5 慢性支气管炎合并感染（银翘散）

钱某，男性，60岁。

【病史】

患者嗜烟30余载，素有"慢性支气管炎"宿疾。入冬后全家流感，不幸被染，以致咳喘加重，咳引胸痛，痰黏难咳。昨起发热39.2℃，阵阵怕风，头痛咽疼，口渴欲饮，汗出热不解，时有恶心，纳差便干，遂来急诊。

【检查】

苔薄黄，脉弦①数。

体温39.5℃，呼吸较急促。咽红充血，扁桃体Ⅱ°红肿，散在脓点。两肺听诊闻及散在哮鸣音，无明显干、湿啰音。验血白细胞$13×10^9$/L，中性粒细胞0.82。胸片显示：两肺纹理粗重，未见明显阴影。

【辨证】

嗜烟伤肺，抵抗力下降，易遭流感击中，风热袭肺，清肃失降，故咳喘难平，黏痰难出，痛引胸膺。风热犯表，热重寒轻，风热上壅，头咽俱痛。风热灼津，渴而欲饮。肺火犯土，纳差恶心。肺火移肠，大便秘干。苔薄黄，脉浮数，风热为患无疑。

【诊断】

中医诊断为风热袭肺，邪停卫分证。西医诊断为慢性支气管炎合并感染。

【治法】

辛凉解表，清肺祛痰，拟《温病条辨》银翘散化裁。

【处方】

连　翘 10g　　芦　根 10g　　全瓜蒌 30g　　车前草 30g

牛蒡子 10g	黄　芩 10g	桑白皮 10g	炙枇杷叶 10g
菊　花 10g	射　干 10g	焦三仙各 10g	莱菔子 10g
竹　茹 10g	桔　梗 10g	薄　荷 10g^{后下}	

【结果】

上方每日 1 剂，水煎分 2 次服。连服 7 剂热退痛除，咳痰明显减少。减为每晚服 1 煎，连服半个月，咳喘明显缓解。

【按语】

叶天士云："温邪上受，首先犯肺。"清解温邪，首当清肺，以辛凉解表为大法，连翘是主药，再辅黄芩、桑白皮、菊花增清肺之力，佐以薄荷助解表之功。风热壅痰，涤痰为先，痰为首害，痰除则诸邪可解，诸证可缓，故佐以大队清化痰热之品，如瓜蒌、牛蒡子、竹茹、桔梗、枇杷叶。莱菔子祛痰通便，车前草祛痰利尿，既助涤痰之力，又使邪从两便排出体外。芦根退热，止渴而不腻，射干祛痰解毒，为治咽圣药。"银翘散"里原用淡竹叶，本方易用竹茹，保持清热之效，加强祛痰之力，系守法易药，增效之举矣。

注：①弦，应为浮，据文义改。

解读

慢性支气管炎合并感染，是指气管、支气管黏膜及其周围组织的慢性非特异性炎症，伴有咳喘加重，痰黏难咳，咽喉肿痛等症状，每年发病持续 3 个月或更长时间，连续 2 年或 2 年以上。属中医"咳嗽"范畴。

（1）分清虚实

一是患病年限。患者 60 岁，有慢性支气管炎宿疾，发病 2 天。二是发病原因。全家流感，不幸被染。三是临床症状。咳喘加重，咳引胸痛，痰黏难咳，发热，阵阵怕风，头痛咽疼，口渴欲饮，汗出热不解，时有恶心，纳差便干。四是舌苔脉象。苔薄黄，脉浮数。五是全身检查。体温39.5℃，呼吸较急促。咽红充血，扁桃体Ⅱ°红肿，散在脓点。六是血象检查。验血白细胞 $13×10^9$/L，中性粒细胞 0.82。七是胸片检查。显示两肺纹理粗重，未见明显阴影。八是肺部检查。听诊闻及散在哮鸣音，无明显干、湿啰音。综合分析，本案应辨为实证。

（2）辨证选方

嗜烟伤肺，风热侵袭，清肃失降，故咳喘难平，黏痰难出，痛引胸膺；风热犯表，营卫失和，则阵阵怕风，热重寒轻，风热上壅，故头痛发热，鼻塞咽痛；风热灼津，渴而欲饮；肺火犯土，脾失健运，纳差恶心；肺火移肠，大便秘干；苔薄黄，脉浮数，风热为患无疑。西医诊断为慢性支气管炎合并感染；中医诊断为咳嗽，属风热袭肺，邪停卫分证，拟《温病条辨》银翘散化裁，辛凉解表，清肺祛痰。

（3）处方加减

银翘散（金银花、连翘、桔梗、薄荷、竹叶、生甘草、荆芥穗、淡豆豉、牛蒡子、芦根），功用辛凉透表，清热解毒，主治温病初起。沈师认为本案风热袭肺，邪停卫分，用连翘清热解毒，疏散风热，再辅黄芩、桑白皮、菊花增清肺之力，佐薄荷以助解表；瓜蒌、牛蒡子、竹茹（易淡竹叶）、桔梗、枇杷叶清化痰热，莱菔子祛痰通便，车前草祛痰利尿，芦根退热止渴，射干祛痰解毒利咽；金银花味甘性寒，虽为银翘散主药，可清热解毒，但甘则能补，寒则伤胃，再配连翘更伤胃气，增重纳呆，故仅用连翘一味，且苦寒不伤胃；荆芥穗、淡豆豉辛而微温，甘草滋腻，均不利疏风清热，故去之。

（4）妙用药对

一是连翘、黄芩。连翘味苦性微寒，归肺心小肠经，轻清上浮，善走上焦，泻心火，破血结，散气聚，消痈肿，利小便，为疮家之圣药。《神农本草经》曰："主寒热，鼠瘘，瘰疬，痈肿恶疮，瘿瘤，结热，蛊毒。"黄芩，味苦性寒，味苦所以燥湿，性寒所以胜热，体轻主浮，善清肺胃及大肠之湿热。二药合用，协同增效，共奏清热燥湿，泻火解毒之效。

二是薄荷、牛蒡子。薄荷味辛性凉，入肺肝经，辛以发散，凉以清热，轻扬升浮，芳香通窍，故可发散风热，清利头目，祛风止痒，疏肝解郁。牛蒡子味辛苦性寒，归肺胃经，辛散苦泄，寒能清热，升散之中具有清降之性，故能外散风热，内解热毒，宣肺透疹，消肿利咽。二药合用，一升一降，一宣一清，共奏清热解毒，宣肺透邪之功。

三是莱菔子、车前草。莱菔子味辛甘性平，入脾胃肺经，味辛行散，既能消食化积除胀，又能降气化痰，止咳平喘，尤宜治咳喘痰壅，胸闷兼食积，故朱震亨有"莱菔子治痰，有推墙倒壁之功"。车前草味甘性寒，清热解毒，凉血止血，利水通淋，渗湿止泻，甘寒而利，善通利水道，清膀胱热结；又利水湿，分清浊而止泻。二药合用，祛痰清热，利尿通便，既助涤痰之力，又使邪从两便排出体外。

（5）注意事项

一是方中药物多为芳香轻宣之品，不宜久煎。二是射干味苦性寒，脾虚便溏者不宜使用。三是凡外感风寒及湿热病初起者，银翘散禁用。因药物辛凉致寒加重，清热不利除湿。四是提倡戒烟。因烟草直接或间接损伤支气管黏膜上皮，甚至引起鳞状上皮化生，还可引起支气管痉挛。

（6）临证体悟

一是祛痰止咳。外感风热咳嗽或风寒客肺化热，多有咽喉红肿疼痛、口渴舌红、咳痰黄稠或干咳无痰。因为痰液受热煎熬，往往痰稠痰黏，痰色由白变黄，痰液排出困难，阻塞气道，即感胸闷、咳嗽；治重祛痰止咳，痰除则诸症可缓，同时配清热宣肺之品，使痰利热清，肺气宣畅，不止咳而咳自止也。

二是临证化裁。若身热口渴明显者，加黄芩、知母以清泄肺热；咽痛明显者，加桔梗、山豆根、锦灯笼、玉蝴蝶清热利咽；鼻衄或痰中带血，加白茅根、藕节凉血止血；咳嗽痰多，胸闷汗出，舌苔白腻，加杏仁、薏苡仁以宣气化湿；风热夹暑，肺气不宣，其邪不能从汗而解，加香薷、藿香、佩兰、滑石以疏风解暑，辟秽祛浊。

三是治咽要药。射干苦寒泄降，清热解毒，降气消痰，主入肺经，有清肺泻火，平喘止咳，利咽消肿之功，为治咽喉肿痛常用之品，是治咽圣药。主治热毒痰火郁结，肺热咳喘，咽喉肿痛。《本草纲目》曰："射干能降火，故古方治喉痹咽痛为要药。"《滇南本草》曰："治咽喉肿痛，咽闭喉风，乳蛾，疟腮红肿，牙根肿烂，攻散疮痈一切热毒等症。"

6　慢性支气管炎合并肺气肿（四君子汤）

巫某，男性，69 岁。

【病史】

患者嗜烟，始于年方 20，故素有慢性支气管炎。近 2 年来气短明显，动则更著，胸憋夜甚，时感疲乏，常易感冒。咳喘时作，痰出白沫，纳谷不香，大便时溏，夜尿频频。久经西药对症治疗，没能显效，近年改服中药，时作时休，咳喘未息，气短不除。

【检查】

苔薄白，质淡胖，见齿痕，脉沉细，尺部弱。

慢性病容，精神较差，呼吸较促，胸廓桶状，听诊心音低纯，律整，无明显杂音，两肺呼吸音降低且较粗糙。胸片显示肺气肿征象。

【辨证】

肺主气，脾司运，同为气机升降，运化精微之枢纽。其气虚损，肃降无利而咳痰喘息，胸闷不舒。运化无权而纳呆气短，升清无力而便溏尿频。舌胖质淡，望之而知其气虚，脉细尺弱，切之而知其气虚。气虚为患矣。

【诊断】

中医诊断为咳嗽，肺脾气虚证。西医诊断为慢性支气管炎合并肺气肿。

【治法】

培土生金，补气升清，宗《太平惠民和剂局方》"四君子汤"加减。

【处方】

云　苓 15g	橘　红 10g	山　药 10g	炒白术 10g
沙　参 10g	当　归 10g	鸡内金 30g	金樱子 10g
枳　壳 10g	紫　菀 10g	川贝母 10g	西洋参 3g

【结果】

上方每日 1 剂，水煎分 2 次服，西洋参另煎 2 次兑服，药渣咀食。连用 7 剂，咳痰气短均明显减轻，精神好转，唯便溏夜尿如旧。清阳未升，气机宜调，原方去云苓加桔梗 5g，生黄芪 10g，再进 7 剂，便溏已止，夜尿亦减。守方改为每晚服 1 煎，连服 1 个月，体力明显增加，一般活动后已无气短，变天或夜甚，偶有咳喘，白痰已除，食纳倍增，苔薄白，质较淡，脉沉已感有力，尺脉已见搏动。前方 5 剂量，加冬虫夏草 30g，共研细末，装入 1 号胶囊，早晚各 6 粒。1 个月后复诊，时值隆冬，没有感冒，咳喘偶发，已甚轻微，苔薄白，脉沉但有力。再增益火之品，以健土运。上方 10 剂量，再加淫羊藿 30g，补骨脂 60g，共研细末，装入 1 号胶囊，早晚各服 6 粒。未再复诊。

【按语】

"四君子汤"系补气主方，易用西洋参，补气之力大增。辅以云苓、白术、山药之健脾，沙参、紫菀之润肺，当归之养血助气，专治肺脾气虚，药精而力宏，深得"培土生金"之古义。金樱子益火，火生土长，土又生金，实为间接治疗之妙。枳壳、橘红、鸡内金三味既可助君祛痰而止咳，又能补而不滞，不致因补碍胃。且现代药理研究证实，金樱子、枳壳均可收缩平滑肌，利于改善肺气肿。紫菀、川贝母针对有痰湿之久咳喘息有特效。

方证切合，7 剂奏效，但便溏尿频如故，为升清阳必减渗利之云苓，再加桔梗、生黄芪二味既可升清，又桔梗宣肺止咳，生黄芪补气健脾而一举两得。慢性宿疾，容易复发，应以丸剂巩固，佐入冬虫夏草、淫羊藿、补骨脂之辈，无非增其益火之力而固其先后天之本矣。

解读

慢性支气管炎合并肺气肿，是指慢性支气管炎发病时间长，反复发作，时轻时重，经久难愈，临床表现为咳逆上气，胸中憋闷如塞，痰多喘息，动则加剧，甚则鼻扇气促，张口抬肩，烦躁不安，日久可见心慌动悸，面唇发绀，脘腹胀满等症状。属中医"咳嗽""肺胀"范畴。

（1）分清虚实

一是患病年限。患者69岁，素有慢性支气管炎，近2年气短明显。二是发病原因。嗜烟肺脏受损。三是临床症状。咳喘时作，痰出白沫，胸憋夜甚，时感疲乏，动则更著，纳谷不香，大便时溏，夜尿频频。四是舌苔脉象。质淡胖，苔薄白，见齿痕，脉沉细，尺部弱。五是全身检查。慢性病容，呼吸较促，胸廓桶状。六是胸片显示。肺气肿征象。七是肺部听诊。心音低钝，律整，两肺呼吸音降低且较粗糙。综合分析，本案应辨为虚证。

（2）辨证选方

肺主气，脾司运，同为气机升降，运化精微之枢纽。其气虚损，肃降不利而咳痰喘息，胸闷不舒，时感疲乏，动则更著；运化无权而纳呆气短，升清无力而便溏尿频；质淡胖，苔薄白，见齿痕，脉沉细，尺部弱，为气虚之象。西医诊断为慢性支气管炎合并肺气肿；中医诊断为咳嗽，属肺脾气虚证，宗《太平惠民和剂局方》四君子汤加减，培土生金，补气升清。

（3）处方加减

四君子汤（人参、白术、茯苓、甘草），功用益气健脾，主治脾胃气虚证。沈师认为，四君子汤系补气主方，方证合拍。本案用西洋参易人参，补肺气，养肺阴，辅以云苓、白术、山药健脾，加强益气助运之力，沙参、紫菀润肺，当归养血助气，补气之力大增，专治肺脾气虚；金樱子益火补土生金，固精缩尿；枳壳、橘红、鸡内金三味祛痰止咳，补而不滞；紫菀、川贝母清热化痰，润肺止咳。

（4）妙用药对

一是紫菀、川贝母。紫菀味甘苦性微温，入肺经，甘润苦泄，性温而不热，质润而不燥，长于润肺下气，开肺郁，化痰浊而止咳。川贝母苦泄甘润，微寒清热，既能清肺凉心、润肺化痰，又能开郁散结、清泻胸中郁结之火，功长润肺。二药合用，既能增强止咳作用，又能强化化痰利肺作用，止咳化痰之效倍增，对有痰湿之久咳喘息有特效。

二是金樱子、枳壳。金樱子味酸涩性平，归肾膀胱大肠经，气味俱降，酸涩收敛，具有固精缩尿止带，涩肠止泻之功。枳壳味苦辛酸性温，归脾胃经，苦降下行，善宽胸利膈，行气消痞，为治气滞胸闷要药，又能消积导滞，下气除胀，治疗食积腹痛腹胀，不欲食。二药合用，一行一收，行气消胀，收缩平滑肌，有利于改善肺气肿。

（5）注意事项

一是注意保暖，根据天气变化及时增减衣物，避免风寒，尤其是夏天不可贪凉。二是及时戒烟，减少对支气管的刺激，以免引起宿疾。三是饮食以清淡食物为主，减少摄入辛辣刺激饮食、浓茶和咖啡，避免肥甘厚味，酿生痰湿，诱发疾病。

（6）临证体悟

一是健脾益肺。慢性支气管炎，难治且容易复发，借五行相生理论，培土生金，健脾益肺，使脾的功能强健，以治疗肺脏亏损的病证。用四君子汤化裁，益气健脾补肺。西洋参补气养阴，当归养血助气，辅以茯苓、白术、山药健脾养胃，加强益气助运之力，沙参、紫菀养阴清肺，益胃生津，润肺化痰止咳，专治肺脾气虚，药精而力宏，用补脾益气的方药补益肺气，补气之力大增，从而提高机体抵抗力；同时，肺为娇脏，喜润恶燥，加入沙参保护肺脏，防止过燥伤肺。

二是补祛结合。慢性支气管炎，既有虚证，又有实证。虚者补之，为正治之法，如久病或病情较重的患者，久病必虚，故用党参、人参、黄芪补气健脾益肺。药理研究显示补气药能促进机体代谢，抗疲劳，兴奋呼吸。实者祛之，慢性支气管炎的支气管中分泌物较多，从而使气管、支气管的气道变窄，形成痰浊阻塞气道而诱发喘息暴发或加重。因此，慢性支气管炎夹有痰浊者，切不可纯补，而要加祛痰药，既补又祛，咳喘可止。

三是丸药缓图。慢性支气管炎容易复发，加之患者年老体弱，长期服药对胃肠道可能产生副作用，故可用效方配成胶囊，或使用沈氏经验方（冬虫夏草、淫羊藿、补骨脂）制成胶囊或丸剂，长期服用，慢慢调治。冬虫夏草补肾益肺，淫羊藿和补骨脂温阳补肾、温脾止泻、纳气平喘，并具有增强体液免疫和细胞免疫的作用。若患者脾胃较弱，消化不良可加保和丸；食欲差可加香砂养胃丸配合治疗。

7 急性支气管炎（三子养亲汤）

邹某，男性，42岁。

【病史】

嗜烟20余年。近旬咳嗽频作，晨起黄痰血丝，胸痞脘胀，口苦心烦，咳剧时引及两胁作痛，食差难化，时有便干。在某医院拍胸片，诊断为急性支气管炎，服西药周余，未见好转，自进"通宣理肺丸""养阴清肺膏""枇杷止咳露"等，亦无显效而来院门诊。

【检查】

舌苔薄黄，脉弦滑数。

体温36.8℃，听诊两肺呼吸音较粗，无明显干、湿啰音。验血白细胞$12×10^9/L$，中性粒细胞80%。

【辨证】

咳嗽痰少而黄，胸痞不舒，为痰热壅肺，为肺失宣降之征。口苦心烦，两胁作痛，苔黄脉数，一派肝火之象。木火可以刑金，故痰中带血，可以横逆，故食少脘胀。肺热又可移肠而有便干之苦。病位在肺肝胃，病因是火与痰。

【诊断】

中医诊断为咳嗽，肝火犯肺，痰热壅肺证。西医诊断为急性支气管炎。

【治法】

柔肝润肺，祛痰止咳，宗《韩氏医通》"三子养亲汤"化裁。

【处方】

当　归10g	白　芍10g	黄芩炭10g	莱菔子15g
生地黄10g	紫　菀10g	炙枇杷叶10g	葶苈子10g^炒
麦　冬10g	川贝母10g	川楝子10g	黛蛤散30g^{包煎}
全瓜蒌30g	焦三仙各10g		

【结果】

上方每日 1 剂，水煎分 2 次服。服药 5 剂，咳轻血止，食纳增加，腑行通畅，苔薄黄，脉弦不数，肝火肺热渐清。守法续进，上方去焦三仙，加北沙参10g，以增润肺止咳之力，又服 14 剂，诸症皆减，偶有干咳，嘱服"二母宁嗽丸"巩固。

【按语】

"三子养亲汤"原系温化痰饮之剂，温在白芥子、苏子两味，现以葶苈子代之，便成清化痰热之剂，再伍全瓜蒌更适合本例之痰热壅肺。木火刑金，一面清肝火，用柔肝之归芍，用泻肝之黛蛤，一面滋肾水，取肝肾同源之意用生地黄。再配润肺祛痰的紫菀、川贝母、枇杷叶。肝火得清，肺金得润，何有"木火刑金"之患焉？黄芩炭专为咯血所设，川楝子专为胁痛之用，且可引入肝经而清肝火。全方抓住痰火之因，重点突出，配伍合理，故能获效。烟习不戒，咳痰屡复，只得以清金润肺的"二母宁嗽丸"暂且防复。

═══════════　解读　═══════════

急性支气管炎，是由生物、理化刺激或过敏等因素引起的急性支气管黏膜炎症，多散发，无流行倾向，年老体弱者易感，临床表现为起病较急，全身症状较轻，可有发热，初为干咳或少量黏液痰，随后痰量增多，咳嗽加剧，偶伴痰中带血。属中医"咳嗽"范畴。

（1）分清虚实

一是患病年限。患者 42 岁，近旬咳嗽。二是发病原因。木火刑金，嗜烟伤肺。三是临床症状。咳嗽频作，咳剧时引及两胁作痛，晨起黄痰血丝，胸痞脘胀，口苦心烦，食差难化，时有便干。四是舌苔脉象。舌苔薄黄，脉弦滑数。五是血象检查。验血白细胞 $12×10^9/L$，中性粒细胞 80%。六是肺部听诊。两肺呼吸音较粗，无明显干、湿啰音。综合分析，本案应辨为实证。

（2）辨证选方

咳嗽痰少而黄，胸痞不舒，为痰热壅肺，气机不利，肺失宣降之征；口苦心烦，两胁作痛，苔黄脉数，一派肝火之象；木火可以刑金，肺络损伤，故痰中带血，横逆损脾伤胃，故食少脘胀；肺热移肠，而有便干。病位在肺肝胃，病因是火与痰，西医诊断为急性支气管炎；中医诊断为咳嗽，属肝火犯肺，痰热壅肺证，治宜柔肝润肺，祛痰止咳，宗《韩氏医通》三子养亲汤化裁。

（3）处方加减

三子养亲汤（苏子、白芥子、莱菔子），功用温肺化痰，降气消食，主治痰壅气逆食滞证。沈师认为本案肝火犯肺，痰热壅肺，用葶苈子易苏子、白芥子，温化痰饮之剂便成清化痰热之剂，莱菔子下气祛痰，再伍全瓜蒌清热化痰，润肠通便；归芍柔肝，黛蛤泻肝，配紫菀、川贝母、枇杷叶润肺祛痰；焦三仙消食导滞，黄芩炭止咯血，川楝子止胁痛，且可引入肝经而清肝火，共奏柔肝润肺，祛痰止咳之功。

（4）妙用药对

一是莱菔子、葶苈子。莱菔子味辛甘性平，入脾胃肺经，功能消食导滞，下气化痰。因其入肺经，降气化痰，止咳平喘之功甚强，故朱震亨有"莱菔子治痰，有推墙倒壁之功"。葶苈子味辛苦性寒，入肺膀胱经，专泻肺中水饮及痰火而平喘咳，又利水消肿，可兼治鼓胀、胸腹积水之征。《开宝本草》曰："疗肺痈上气咳嗽，定喘促，除胸中痰饮。"二药合用，消食和中，泻肺平喘，共奏降气祛痰之功。

二是青黛、海蛤壳。青黛味咸性寒，寒能清热，咸以入血，主清肝火，又泄肺热，且能凉血止血。《本草求真》云："大泻肝经实火及散肝经郁火。"海蛤粉味咸性寒，咸能软坚，寒能清热，善入肺经，清肺化痰，软坚散结。《本草纲目》谓："清热利湿，化痰饮。"二药合用，清肝泻火，化痰止咳，使肝火得降，肺热得清，痰热得化，则妄行之血归经。

（5）注意事项

一是清淡饮食，多吃新鲜水果和蔬菜，多喝水，稀释痰液，利于排痰。二是注意适度锻炼，增强体质，提高机体免疫力。三是定期开窗通风，保持室内空气流通清新，消除室内的有害气体和烟尘，减少对呼吸道的刺激，可防止病情加重。

（6）临证体悟

一是审因辨治。咳乃肺之主症，治咳不能单从肺论，要顾及脏腑之关联及痰邪的兼证和病因，祛痰时应根据其病因病机的不同，用沈师化裁的三子养亲汤作为基础方加味。源于外邪入侵，夹寒，用麻黄、紫苏温肺散寒；夹热，用黄芩、知母清肺泄热；夹湿用半夏、厚朴燥湿化痰；夹燥，用麦冬、北沙参滋养肺阴。源于脏腑内伤，加二陈汤，燥湿化痰，理气和中；夹气滞，用桔梗、枳壳宣肺利气；夹血瘀，用丹参、川芎活血化瘀。

二是重在祛痰。沈师曰：肺系疾病，法当祛痰。肺系疾病常伴咳、喘、痰、炎、热五个主症，其中必须抓住祛痰这个环节。祛痰之治的三个环节，首先，分清寒热，寒痰温肺，热痰清肺，痰去则咳喘炎热会随之缓解；其次，顾脾运，"脾为生痰之源"，而不能局限于肺，要配以醒脾和健脾，方能彻底祛痰；最后，利两便，痰为实邪，应当给以出路而分利两便，利尿润便有利于痰浊的排出。

三是清化痰热。本案沈师首先以葶苈子易白芥子、苏子两味，便成清化痰热之剂，再伍全瓜蒌清热化痰，专治痰热壅肺。其次肝火犯肺，一方面清肝火，用柔肝之归芍，泻肝之黛蛤；另一方面滋肾水，用生地黄取肝肾同源之意。配紫菀、川贝母、枇杷叶润肺祛痰。肝火得清，肺金得润，何有"木火刑金"之患焉？同时，川楝子不仅止胁痛，且可引入肝经而清肝火，妙在用川楝子行气，"治痰不理气非其治也"。

8 支气管哮喘发热（小青龙汤）

蒋某，男性，55岁。

【病史】

患支气管哮喘3载，发作与季节关系不明显，遇冷为诱因。发作时痰多清稀，咽紧发痒，胸憋喘息，难以平卧，面浮身重，需多次喷雾激素，口服氨茶碱方能平息。近年发作更频，其苦难言，服中药味苦，煎药又麻烦，故权以西药对付。昨日汗出当风，不慎感受风寒，喘息难忍，方下决心来院门诊，求中医去根。

【检查】

苔薄白腻，脉浮滑紧。

体温37.9℃，阵阵恶寒，呼吸急促，见明显三凹征。两肺听诊满布哮鸣音。血压120/80mmHg。

【辨证】

外感风寒，引动内饮，水与寒相搏，水寒射肺，喘息难卧，痰多白沫，咽紧发痒；饮停胸膈，阻滞气机，胸憋难舒，水饮外溢，面浮身重。发热恶寒系伤寒表证。苔薄白脉浮紧主风寒之表，苔腻脉滑主水饮内停。诚如《伤寒论》第41条所言："伤寒，心下有水气，咳而微喘，发热不渴。"以"小青龙汤"主之外寒内饮证。

【诊断】

中医诊断为哮喘，风寒外感，水饮内停证。西医诊断为支气管哮喘。

【治法】

表散风寒，温化水饮，宜《伤寒论》"小青龙汤"出入。

【处方】

蜜麻黄 10g	桂　枝 10g	杏　仁 10g	云　苓 10g
姜半夏 10g	陈　皮 10g	白　芍 10g	紫　菀 10g
五味子 5g	射　干 10g	桔　梗 10g	荆芥穗 10g

【结果】

上方每日 1 剂，水煎分 2 次服。连服 7 剂，喘息减轻大半，发热恶寒已除，仍有胸憋痰多，苔腻脉滑未退。风寒已解，痰饮依存，加重宽胸祛痰之品，上方去麻黄、荆芥穗、姜半夏，加全瓜蒌 30g，桑白皮 10g，再进 7 剂，痰喘平息。嘱原方巩固 7 剂后，常服香砂养胃丸和六味地黄丸，以便图本防复。

【按语】

小青龙汤以麻桂为主药，发汗解表，宣肺平喘，姜半夏内消痰饮，虑及麻黄过汗，改投蜜麻黄，以重平喘，伍入荆芥穗以助发表而免过汗，这也是"守法易药"，免除其不良反应的技巧。桂枝、白芍既可调和营卫，利于风寒表散，又可防止麻黄的耗散肺气，姜半夏的燥性伤津。云苓、陈皮燥湿化痰，药性平和不伤正气，是阻断生痰之源的圣药。紫菀温化痰饮，是止咳平喘效药。射干、桔梗既可宣肺平喘，又是消咽紧发痒的效药。五味子温敛肺气而止咳，杏仁温润肺气而平喘，一收一润，是平喘的特色辅佐。

风寒既散，痰饮显露，及时调整组方，去表药入祛痰宽胸，乃法随证变也。内不治喘，哮喘易复，从脾肾根本着手，丸药缓图，冀望防复。

———————————————— 解读 ————————————————

支气管哮喘发热，是一种慢性气管疾病，以气管出现慢性炎症反应为主要特征，临床表现为反复发作的喘息、气急、胸闷，或咳嗽、痰涎清稀而量多，或恶寒发热等症状。属中医"哮病""喘证"范畴。

（1）分清虚实

一是患病年限。患者 55 岁，患支气管哮喘 3 载。二是发病原因。久病体虚，汗出当风，风寒侵袭。三是临床症状。胸憋喘息，痰多清稀，咽紧发痒，面浮身重。四是舌苔脉象。苔薄白腻，脉浮滑紧。五是全身检查。体温 37.9℃，阵阵恶寒，呼吸急促，见明显三凹征。六是肺部听诊。两肺听诊满布哮鸣音。综合分析，本案应辨为实证。

（2）辨证选方

外感风寒，引动内饮，水寒射肺，肺失宣降，故喘息难卧，痰多白沫，咽紧发痒；饮停胸膈，阻滞气机，肺失清肃，胸憋难舒，水饮外溢，面浮身重；风寒束表，卫阳被遏，故发热恶寒；苔薄白脉浮紧主风寒之表，苔腻脉滑主水饮内停。西医诊断为支气管哮喘；中医诊断为哮喘，属风寒外感，水饮内停证，宜《伤寒论》小青龙汤出入，表散风寒，温化水饮。

（3）处方加减

小青龙汤（蜜麻黄、白芍、桂枝、五味子、姜半夏、干姜、细辛、甘草），功用解表散寒，温肺化饮，主治外寒内饮证。沈师认为本案方证合拍，用蜜麻黄发汗解表，宣肺平喘，姜半夏内消痰饮，桂枝、白芍既可调和营卫，利于风寒表散，又可防止麻黄的耗散肺气，姜半夏的燥性伤津；伍入荆芥穗以助发表而免过汗，云苓、陈皮燥湿化痰，紫菀温化痰饮，射干、桔梗宣肺平喘，消痰利咽，五味子温肺止咳，杏仁润肺平喘；干姜、细辛温热太过，甘草滋腻，不利祛痰，故去之。

（4）妙用药对

一是麻黄、桂枝。麻黄善走肺经卫分，辛开苦泄，长于发散，开腠理，通毛窍，为发汗散寒之解表要药；虑及麻黄过汗，改投蜜麻黄，以重平喘。桂枝善走心经营分，辛甘温煦，专于透达，外行循表解肌腠风寒，横走四肢温通经脉寒滞。二药合用，既入卫，又入营，发汗解表，宣肺平喘。正如《本草思辨录》曰："麻黄泄荣卫之邪，桂枝调荣卫之气；桂枝得麻黄，不至羁汗；麻黄得桂枝，即能节汗；二者合而正不受伤，此麻桂并用之方皆然。"

二是射干、桔梗。射干味苦性寒，入肺经，有降逆祛痰，破结泄热之功，能消痰涎、利咽喉、解热毒。桔梗味辛苦性平，入肺经，辛开苦降，性散上行，以升为主，为"舟楫之剂"，善开宣肺气，祛痰止咳，清利咽喉。二药合用，一升一降，宣消结合，既可疏风清热，宣肺平喘，又是消咽紧发痒的效药。

三是五味子、杏仁。五味子味甘酸性温，归心肾肺经，味酸收敛，甘温而润，能上敛肺气，下滋肾阴，为治疗久咳虚喘之要药。杏仁味苦性微温，有小毒，具有肃降肺气，止咳平喘，润肺化痰，润肠通便之功，为肃降肺气之要药。《本经逢原》载能"定喘泄滞，散结润燥，除肺中风热、咳嗽"。二药合用，一收一润，温敛肺气而止咳，温润肺气而平喘。

（5）注意事项

一是避免或减少接触过敏原，比如花粉、灰尘、动物的毛发等。二是不要吃辛辣刺激食物、海鲜，不要吸烟、喝酒等。三是注意保暖，防止感冒，避免因寒冷空气的刺激而诱发。

（6）临证体悟

一是本方使用宜忌。小青龙汤是治疗外感风寒，寒饮内停喘咳的常用方。然而，本方辛散温化之力较强，一定要确属水寒相搏于肺者，方宜使用，且视患者体质强弱酌定剂量；而且应中病即止，不可过用，避免耗气伤津，戕伐正气。哮喘分为发作期和缓解期，小青龙汤适用于发作期的患者，针对寒痰等使用，对于缓解期的患者要注意肺脾肾，培补正气；对于阴虚干咳无痰或痰热证者，不宜使用。

二是注意寒热转化。哮喘证候之间，存在着一定的联系。临床辨证除分清实喘、虚喘之外，还应注意寒热的转化。如实喘中的风寒壅肺证，若寒邪失于表散，入里化热，可出现表寒肺热，治宜宣肺散寒，用麻黄汤合华盖散加减；痰浊阻肺证，若痰郁化热，或痰阻气壅，血行瘀滞，又可呈现痰热郁肺，或痰瘀阻肺证，治宜清热化痰，宣肺平喘，用桑白皮汤合三子养亲汤加减。

三是祛痰贯穿始终。《证治汇补·哮病》曰："哮即痰喘之久而常发者，因内有壅塞之气，外有非时之感，膈有胶固之痰，三者相合，闭拒气道，搏击有声，发为哮病。"痰为哮喘之根，既是致病因素，又是病理产物，也是疾病转归的重要环节。哮喘无论有痰与否，都应当祛痰，不但有利于哮止喘停而取得较好的近期疗效，而且更有利于治病除根而提高远期疗效。

9 支气管哮喘形寒（右归饮）

杜某，男性，60岁。

【病史】

患者每于立冬后即发哮喘，迁延日久，已逾20载。以劳累、生气、寒冷为发作诱因。发作时唇紫肢冷，难以平卧，喉鸣泄①锯，动则更甚。需注射肾上腺素、喷雾激素方可暂时缓解。平时气短形寒，痰出白沫，腰酸腿软，入暮踝肿，夜尿频短，食纳腑行尚能通调。前天操劳过累，昨夜哮喘发作，遂来门诊。

【检查】

苔薄白，质淡胖，脉沉细，尺部弱。

面色苍白，气短不足以息，呼多吸少，见有三凹征。两肺听诊满布哮鸣音。血压130/85mmHg。

【辨证】

肺为气之主，肾为气之根。花甲哮喘，多见肺肾不足，劳则更损，喘息即发，形寒踝肿，腰腿酸软，夜尿肢冷，舌胖尺弱，肾火阳衰之故。气短哮喘，喉鸣白痰，苔白脉细，肺气不足之征。此例病在肺，根于肾，因乃火衰，难以纳气。

【诊断】

中医诊断为哮喘，命门火衰，肾不纳气证。西医诊断为支气管哮喘。

【治法】

温肾纳气，敛肺平喘，守《景岳全书》"右归饮"方意。

【处方】

肉　桂 5g	生地黄 15g	补骨脂 10g	巴戟肉 10g
生黄芪 10g	黄　芩 10g	川牛膝 15g	五味子 10g
紫　菀 10g	桔　梗 10g	制附片 10g^{先煎半小时}	
枸杞子 10g	蛤蚧粉 5g^冲		

【结果】

上方每日1剂，水煎分2次服，煎药时尽量吸入热气。连服7剂，自觉喘息大减，信心倍增，效不更方，前法续进，再服7剂，喘息控制，气短不显，精神振作，原方去附桂，加鹿角霜10g，改为每晚服1煎。1个月后复诊，天气变化、生气时偶有轻喘，已不需西药，可以自行缓解。嘱晚服原方1煎，晨服金匮肾气丸2粒（每枚重6g），坚持1个冬季。平时多食核桃、菌类。三伏天，穴位敷贴白芥子为主药的哮喘膏。2年后带家属门诊求治，自述哮喘基本控制。

【按语】

朱震亨在《丹溪心法》中云："凡久喘之证，未发宜扶正气为主，扶正者以温肾为本。"可见温肾纳气法，乃火衰喘息的治本大法。本例证属命门火衰，切中"右归饮"方意。张介宾补肾重视阴阳互根，以温肾纳气为主，但宜"阴中求阳"，故在大队温阳的附、桂、补骨脂、巴戟、蛤蚧之中稍佐枸杞子、生地黄滋阴，其温之力大增。熟地黄滋腻，改用生地黄。生黄芪补气健脾，紫菀、桔梗宣肺升清，川牛膝导血下行，升降配合，平喘有力。喘息无论肾不纳气或是肃降失司，调其升降气机，是平喘重要的增效之举。五味子敛肺纳气和黄芩的清金专药且能引药入肺而平喘，不可缺少。为防附片之毒，先煎半小时祛毒存性。方证符合，遣药巧配，7剂见效。附桂温阳而燥，恐伤其阴，故中病即换，改投鹿角霜温通有余，燥性大减，敛而平喘。坚持晚服汤剂，晨服丸药，配以"冬病夏治"的穴位敷贴和补肾食疗而起沉疴，缓解久喘。

①泄应为拽。喉鸣拽锯，是指喉中痰鸣，呼吸困难而产生拉锯样声音。

════════ **解读** ════════

支气管哮喘形寒，是指既有支气管哮喘病变，又有身体怕冷的阳虚表现，临床表现为反复发作的喘息、气急、胸闷或咳嗽，动则喘甚，呼多吸少，平时气短形寒，痰出白沫，腰酸腿软，面青唇紫，入暮踝肿，夜尿频短等，常在夜间及凌晨发作或加重。属中医"哮病""喘证"范畴。

（1）分清虚实

一是患病年限。患者60岁，哮喘已逾20载。二是发病原因。劳累、生气、寒冷为发作诱因。三是临床症状。哮喘发作，唇紫肢冷，难以平卧，喉鸣拽锯，动则更甚，气短形寒，痰出白沫，腰酸腿软，入暮踝肿，夜尿频短，食纳腑行尚能通调。四是舌苔脉象。质淡胖，苔薄白，脉沉细，尺部弱。五是全身检查。面色苍白，呼多吸少，有三凹征。六是肺部听诊。两肺满布哮鸣音。综合分析，本案应辨为虚证。

（2）辨证选方

花甲哮喘，迁延日久，肺病及肾，多见肺肾不足；肺肾俱虚，气失摄纳，故呼多吸少，劳则更损，喘息即发，气短不足以息；形寒踝肿，腰腿酸软，夜尿肢冷，舌胖尺弱，乃肾火阳衰，阳虚则寒，不能温煦、固摄之故；气短哮喘，喉鸣白痰，苔白脉细，乃肺气不足，阳气衰弱之征。本病在肺，根于肾，西医诊断为支气管哮喘；中医诊断为哮喘，属命门火衰，肾不纳气证，守《景岳全书》右归饮方意，温肾纳气，敛肺平喘。

（3）处方加减

右归饮（熟地黄、山药、枸杞子、山茱萸、甘草、肉桂、杜仲、附子），功用温补肾阳，填精补血，主治肾阳不足证。沈师认为本例证属命门火衰，久喘温肾，切中方意。用温阳的附桂及补骨脂、巴戟天、蛤蚧易山茱萸、杜仲培补元阳，温里散寒，枸杞子、生地黄易熟地黄滋阴益肾，取"阴中求阳"之义，其温之力大增；加五味子敛肺纳气，黄芩清金且引药入肺；生黄芪易山药补气健脾，紫菀、桔梗宣肺升清，川牛膝导血下行，升降配合，平喘有力；甘草滋腻，碍胃腻脾壅滞，故去之。

（4）妙用药对

一是附子、肉桂。附子辛热燥烈，走而不守，能升能降，且入气分，回阳救逆，补火助阳，散寒止痛。《本草正义》曰："附子，本是辛温大热，其性善走，故为通十二经纯阳之要药，外则达皮毛而除表寒，里则达下元而温痼冷，彻内彻外，凡三焦经络，诸脏诸腑，果有真寒，无不可治。"肉桂辛热温中，能走能守，偏暖下焦而温补肾阳，且入血分，引火归原以摄无根之火。《得配本草》言其："补命门之相火，通上下之阴结，升阳气以交中焦，开诸窍而出阴浊。"二药合用，气血相合，培补肾中元阳，温里祛寒。

二是五味子、黄芩。五味子味甘酸性温，归心肾肺经，味酸收敛，甘温而润，能上敛肺气，下滋肾阴，为治疗久咳虚喘之要药。李杲云："生津止渴。治泻痢，补元气不足，收耗散之气，瞳子散大。"黄芩味苦性寒，主入肺经，善清泄肺火及上焦实热，用治肺热壅遏所致咳嗽痰稠。《医学启源》曰："黄芩，治肺中湿热，疗上热目中肿赤、瘀血壅盛必用之药。泻肺中火邪上逆于膈上，补膀胱之寒水不足，乃滋其化源。"二药合用，一敛一清，敛肺清金，止咳平喘。

（5）注意事项

一是做好身体的防寒保暖，避免着凉受寒，以免诱发病情。二是不要经常去公园或者是动植物园，避免接触花粉、柳絮等会导致身体过敏的物质。三是保持健康的饮食习惯，不能吃辛辣刺激的食物，也不要吸烟、喝酒。四是为防附片之毒，应先煎 0.5～1 小时，祛毒存性。

（6）临证体悟

一是调肾阴阳。本案患者花甲哮喘，已逾 20 载，肺病及肾，肾阳亏虚，非大热之剂不能散其寒饮，温化痼疾，因此，重用附子、肉桂、补骨脂、巴戟天、蛤蚧粉温补元阳，纳气平喘；枸杞子、生地黄滋肾填精，而不是一味温补肾阳，是"阴中求阳"，既温阳又滋阴，阴阳双调。附桂辛甘大热，补火助阳，然温阳而燥，恐伤其阴，故中病即换，改投鹿角霜温通有余，燥性大减，敛气平喘。

二是升降气机。脾胃健运，升则上输心肺，降则下归肝肾，才能实现《黄帝内经》所说"清阳出上窍，浊阴出下窍；清阳发腠理，浊阴走五脏；清阳实四肢，浊阴归六腑"。因此，沈师用五味子敛肺纳气，黄芩清金且引药入肺；生黄芪易山药补气健脾，加紫菀、桔梗宣肺升清，川牛膝导血下行，升降配合，平喘有力。因此，喘息无论肾不纳气或是肃降失司，调其升降气机，是平喘重要的增效之举。

三是喘证防复。喘证难治，而且复发性较大，特别是跟外感、情绪刺激和饮食肥甘厚味关系密切。首先，要注意生活起居、情绪稳定和饮食调养，积极参加体育运动以增强体质。其次，要祛邪利肺，热者服清气化痰丸、蛇胆陈皮末；寒者服橘红丸、通宣理肺丸；健脾纳气，配以参苓白术丸、肾气丸、附子理中丸、杞菊地黄丸，标本兼施。最后，汤剂奏效，改用丸药，配以"冬病夏治"的穴位敷贴和补肾食疗而起沉疴，缓图防复。

10 肺脓肿（麻杏石甘汤）

石某，男性，38岁。

【病史】

平素吸烟，常有咳痰。2周前不慎感冒，发热39℃，咳痰加剧，胸痛且憋，左侧更甚，曾在某医院急诊，化验拍片诊为左肺脓肿。住院近旬，换用4～5种抗生素，发热不退，午后38.5℃以上，胸痛咳痰未减，昨日开始急促喘息。自动出院，求治中医而来院急诊。即诉左胸憋痛，延及后背，咳痰黄脓，难以咳出，有汗不寒，口渴少饮，食纳不佳，尿黄便干。

【检查】

苔薄黄腻，脉弦滑数。

体温38.5℃，急性痛苦病容，呼吸急促。左肺听诊呼吸音减弱。验血白细胞$15×10^9$/L，中性粒细胞90%。血压16.0/10.7kPa（120/80mmHg）。

【辨证】

肺热痰壅而见发热咳喘，胸痛及背，咳痰黄脓，苔黄脉数。有汗不寒，外邪已解，口渴少饮，胃热伤津。肺脓肿，抗生素有效，此案例外，近十天以来频频换用，无益于抑菌，反而苦寒伤胃，影响食纳。肺胃均有实热矣。

【诊断】

中医诊断为肺痈，肺胃壅热证。西医诊断为肺脓肿。

【治法】

清泄肺胃，祛痰止咳，投《伤寒论》"麻杏石甘汤"加味。

【处方】

生麻黄 5g	杏　仁 10g	黄　芩 10g	芦　根 15g
生石膏 30g	云　苓 10g	陈　皮 10g	生甘草 5g
鱼腥草 30g	知　母 10g	桃　仁 10g	薏苡仁 15g

【结果】

上方每日 1 剂，水煎分 2 次服。3 剂后体温降至 37.5℃，咳痰明显减少，胸痛已缓解，苔薄黄根腻，脉弦滑不数，唯食纳仍差，大便还干。肺胃之热渐清，重在振奋胃气。原方加全瓜蒌 30g，莱菔子 15g，车前草30g，进 5 剂热退证轻，纳便已调。去麻黄、生甘草，加焦三仙各 10g，嘱再进 7 剂，到原医院复查。1 个月后电话告之，复查胸片除肺纹理较粗外已无异常，验血正常，无自觉症状，已恢复上班，嘱其戒烟，保养双肺。

【按语】

仲景创"麻杏石甘汤"为清泄肺胃的主方。本例系痰热壅阻肺胃，除原方投用外，还伍"千金苇茎汤""白虎汤"，三方合用，增强清泄之力。黄芩、鱼腥草为肺痈效药，专清肺壅痰毒。云苓、陈皮则燥湿祛痰，控制"生痰之源"。肺系病祛痰为首要，痰除证缓，临证屡见不鲜。由于抗生素之苦寒，乱用伤胃，故纳差便干，宜和胃消导，复诊时去麻黄、生甘草，入祛痰消导的全瓜蒌、莱菔子和清利泄邪的车前草，再加焦三仙和胃。调方得当，继续奏效。仅仅 10 余剂草药竟使抗生素无效的肺脓肿痊愈，中医药的临床优势可见一斑。

解读

肺脓肿，是指肺组织遭受以厌氧菌为主的多种病原菌侵犯，发生炎症、坏死、液化，最终形成局限性脓液积聚的脓腔，临床多表现为高热、咳嗽、胸痛、咳吐大量腥臭脓血浊痰为特征。属中医"肺痈"范畴。

（1）分清虚实

一是患病年限。患者 38 岁，发病近旬。二是发病原因。平素吸烟，不慎感冒。三是临床症状。发热咳痰，黄脓难咳，左胸憋痛，延及后背，有汗不寒，口渴少饮，食纳不佳，尿黄便干。四是舌苔脉象。苔薄黄腻，脉弦滑数。五是胸片显示。左肺脓肿。六是全身检查。体温38.5℃，急性痛苦病容，呼吸急促。验血白细胞$15×10^9$/L，中性粒细胞90%，血压120/80mmHg。七是肺部听诊。左肺听诊呼吸音减弱。综合分析，本案应辨为实证。

（2）辨证选方

肺热痰壅，肺气失于宣发肃降，故见发热咳喘，胸痛及背，咳痰黄脓，苔薄黄腻，脉弦滑数；表邪化热入里，邪热充斥内外，胃热伤津，故有汗不寒，口渴少饮；痰热为患，阻滞气机，升降失司，脾失健运，且频换药，苦寒伤胃，故食纳不佳；热移下焦，故尿黄便干。西医诊断为肺脓肿；中医诊断为肺痈，属肺胃壅热证，投《伤寒论》麻杏石甘汤加味，清泄肺胃，祛痰止咳。

（3）处方加减

麻杏石甘汤（麻黄、杏仁、石膏、甘草），功效辛凉解表，清肺平喘，主治外感风邪，邪热壅肺证。沈师认为本例系痰热壅阻肺胃，除原方投用外，还要伍"千金苇茎汤""白虎汤"，三方合用，以增强清泄之力。用生麻黄宣肺平喘，解表散邪，生石膏清泄肺热，杏仁宣肺平喘，甘草益气和中；加芦根、黄芩、鱼腥草清肺壅痰毒；知母清热泻火，生津润燥；云苓、陈皮燥湿祛痰，截断生痰之源；薏苡仁上清肺热而排脓，下利肠胃而渗湿；桃仁活血逐瘀，可助消痈。

（4）妙用药对

一是生麻黄、生石膏。麻黄辛散苦泄，温通宣畅，主入肺经，善走卫分，长于发散，开腠理、透毛窍，开宣肺气以平喘，开腠解表以散邪，而生麻黄为发汗散寒解表之要药。生石膏味辛甘性大寒，辛能解肌退热，寒能清热泻火，甘能除烦止渴，为清泄肺胃二经气分实热的要药。二药合用，一辛温，一辛寒；一以宣肺为主，一以清肺为主，且俱能透邪于外，既消除致病之因，又调理肺的宣发功能，宣肺平喘而不助热，清解肺热而不凉遏。

二是黄芩、鱼腥草。黄芩味苦性寒，主入肺经，清热燥湿，泻火解毒，既清泻肺火及上焦实热，用治肺热壅遏所致咳嗽痰稠，又善除胃热，泻肝胆、大肠之火。《医学启源》曰："黄芩，治肺中湿热，疗上热目中肿赤、瘀血壅盛必用之药。泄肺中火邪上逆于膈上，补膀胱之寒水不足，乃滋其化源。"鱼腥草味辛性寒，辛以散结，寒能泄降，主入肺经，以清解肺热见长，又具消痈排脓之效，故为治肺痈之要药。两药合用，协同增效，为肺痈效药，专清肺壅痰毒。

（5）注意事项

一是观察记录体温、脉象的变化和咳嗽情况，以及咳痰的色、质、量、味。二是饮食宜清淡，多食蔬菜，忌食辛辣刺激食物及发物。三是防止大出血，警惕血块阻塞气管，或出现气随血脱的危症，应采取相应的急救措施。四是保持大便通畅，利于肺气肃降，使邪热有出路。

（6）临证体悟

一是解毒排脓。本案患者肺胃壅热，属于成痈期，故采用清热解毒、化瘀排脓为基本治则。既清热泻火，解毒祛痰；又健脾和胃，燥湿祛痰，截断生痰之源；用薏苡仁上清肺热而排脓，下利肠胃而渗湿；车前草、桃仁、全瓜蒌分利两便，活血消痈，解毒排邪。同时，脓毒消除后，再予补虚养肺，不可过早使用补益药和收涩药，以免"助邪资寇"。

二是分期论治。肺痈是痰热壅滞的实热证，溃脓之后为正虚邪恋的虚实夹杂证。一般初期风热侵犯肺卫，用银翘散加减疏风散热，清肺散邪；成痈期热壅血瘀，用千金苇茎汤合如金解毒散加减清热解毒，化瘀消痈；溃脓期血败肉腐，用加味桔梗汤化裁清热解毒，化瘀排脓；恢复期阴伤气耗，用沙参清肺汤加减养阴益气，补肺化痰。

11 肺结核（清燥救肺汤）

蒋某，女性，36岁。

【病史】

病经数年，低热不断，午后为著，37.5℃左右，咽燥干咳，偶带血丝，甚则音哑喘息，五心烦热，口渴盗汗，纳差脘胀。曾经某医院拍胸片，痰液培养和结核菌素试验，确诊为"右肺上叶浸润性结核"。服用抗结核西药，浸润灶未吸收，低热干咳未减，近查肝功能，转氨酶增高达156U，不敢再服西药，求治中医，来院门诊。

【检查】

苔净质红，脉沉细数。

体温37.6℃，慢性病容，面部略见潮红，咽部略充血，扁桃体不大，右上肺听诊闻及细小湿啰音。胸片显示：右上肺仍有结核浸润灶，痰培养连续3次未见结核杆菌。

【辨证】

肺居胸中，为五脏之华盖，久咳伤肺，耗伤津液。肺阴不足，虚热内生，故低热暮著，虚热反过来进一步燥灼肺金以致有烦热咽燥，咳喘带血之变。口渴盗汗，苔净质红，脉沉细数均属阴虚内热之征。病位在肺，病因阴亏。

【诊断】

中医诊断为肺痨，肺阴亏损，燥热内生证。西医诊断为肺结核。

【治法】

清肺润燥，养阴止咳，宗《医门法律》"清燥救肺汤"化裁。

【处方】

沙　参 10g	麦　冬 10g	桑白皮 10g	生石膏 30g
紫　菀 10g	川贝母 10g	炙枇杷叶 10g	全瓜蒌 30g
杏　仁 10g	百　部 10g	肥知母 10g	黄芩炭 10g

【结果】

上方每日 1 剂，水煎分 2 次服。连服 7 剂，低热已退，干咳缓解，痰血亦止，但心烦更甚，失眠梦集。肺阴渐复，心火独亢。宜重清心宁神之品，上方去生石膏、川贝母、全瓜蒌，加淡竹叶 10g，首乌藤 30g，百部 15g，再服 7 剂，心烦缓解，夜眠好转。守方加炒酸枣仁 30g，生牡蛎 30g，蒲公英 10g，5 剂量，蜂蜜 500g 收膏。每日服 2 次，每次 1 茶匙，连服 1 年，体力显增，胸片显示：右上肺结核灶已钙化。

【按语】

"清燥救肺汤"为治疗燥热伤肺的主要方剂，再合"白虎汤"，既养肺阴，又清肺胃之热。沙参易人参，配麦冬滋养肺阴不足。桑白皮易桑叶，配炙枇杷叶清肺燥止干咳，配白虎清胃热除口渴。黄芩炭最清肺火止咯血。肺合大肠，全瓜蒌、杏仁润肠通便，使肺火实热从腑行排走。川贝母之清，紫菀之润，是干咳久嗽的特效药对。百部止咳平喘又是抗结核效药。全方突出养阴润燥之功，针对阴亏燥热十分切合，故 7 剂奏效。肺阴得复，然心火又盛，加入清心之品，心神得宁，诸症渐除。

本病迁延近年，投药仅 14 剂，恐难巩固，改用膏剂，投入两味特殊用药：生牡蛎 30g，《得配本草》云"牡蛎和贝母消痰结"，又可补充钙质，利于结核灶的钙化。蒲公英 10g，《随息居饮食谱》云"蒲公英清肺，利膈化痰，散结消痈，养阴凉血"，又可明显抑制结核杆菌。膏剂仍以养阴润燥立法，缓图 1 年，疗效巩固，结核钙化。

━━━━━━━━ 解读 ━━━━━━━━

肺结核是一种由结核分枝杆菌感染引起的呼吸系统传染病，病灶主要发生于肺组织、气管、支气管和胸膜部位，临床表现以咳嗽、咯血、潮热、盗汗及身体逐渐消瘦为主要特征。属中医"肺痨"范畴。

（1）分清虚实

一是患病年限。患者 36 岁，病经数年，低热不断，午后为著。二是发病原因。久咳伤肺，病邪侵袭。三是临床症状。低热不断，咽燥干咳，偶带血丝，甚则音哑喘息，五心烦热，口渴盗汗，纳差脘胀。四是舌苔脉象。苔净质红，脉沉细数。五是综合检查。通过胸片显示、痰液培养和结核菌素试验，确诊为右肺上叶浸润性结核。六是肺部听诊。右上肺闻及细小湿啰音。七是查肝功能。转氨酶增高达 156U。综合分析，本案应辨为虚证。

（2）辨证选方

肺居胸中，为五脏之华盖，久咳伤肺，耗伤津液，虚热内生，故低热暮著；咳久肺络损伤，故有咳喘带血；阴伤气耗，肺脾同病，以致肺失清肃，脾失健运，故纳差脘胀；五心烦热，口渴盗汗，苔净质红，脉沉细数，均属阴虚内热和津不上乘之象。病位在肺，病因阴亏。西医诊断为肺结核；中医诊断为肺痨，属肺阴亏损，燥热内生证，宗《医门法律》清燥救肺汤化裁，清肺润燥，养阴止咳。

（3）处方加减

清燥救肺汤（桑叶、石膏、甘草、人参、胡麻仁、真阿胶、麦冬、杏仁、炙枇杷叶、杏仁），功用清燥润肺，养阴益气，主治温燥伤肺，气阴两伤证。沈师认为本方是治疗燥热伤肺的主要方剂，再合"白虎汤"，既养肺阴，又清肺胃之热。用沙参易人参，配麦冬滋养肺阴不足；桑白皮易桑叶，配炙枇杷叶清肺燥止干咳，配白虎清胃热除口渴；黄芩炭最清肺火止咯血；肺合大肠，全瓜蒌、杏仁润肠通便，使肺火实热从腑行排走；川贝母之清，紫菀之润，治干咳久嗽；百部止咳平喘，又是抗结核效药。

（4）妙用药对

一是北沙参、麦冬。北沙参甘润而微寒，体质轻清，具轻扬上浮之性，多入上焦而能补肺阴，润肺燥，兼能清除肺热，适用于阴虚肺燥有热之干咳痰少，咯血或咽干音哑等症；还可补益胃阴，生津止渴，兼清胃热。麦冬味甘柔润，性偏苦寒，善入中焦滋养胃阴，生津液，润肠燥；入心经养心阴，清心热；又善养肺阴，清肺热，适用于阴虚肺燥有热的鼻燥咽干，干咳痰少，咯血，咽痛音哑等症。二药合用，相须配伍，滋润肺燥，清泻肺火，专治肺痨日久，阴分受伤，虚火内扰，形体羸瘦，干咳少痰。

二是川贝母、紫菀。川贝母苦泄甘润，微寒清热，既能清肺凉心、润肺化痰，又能开郁散结，清泻胸中郁结之火，功长润肺。《本草汇言》曰："贝母，开郁、下气、化痰也。"紫菀味苦甘性微温，其性温而不热，质润而不燥，行于上能润肺下气，化痰止咳，泄肺热而止血。《本草正义》曰："紫菀柔润有余，虽曰苦辛而温，非燥烈可比，专能开泄肺郁，定咳降逆。"二药合用，一清一润，专治干咳久嗽。

三是生牡蛎、浙贝母。生牡蛎性微寒味咸涩，归肝肾经，质体重坠，既能滋阴潜阳、敛阴止汗，又能软坚散结。《本草纲目》曰："化痰软坚，清热除烦，止心脾气痛，痢下，赤白浊，消瘰疬积块，瘿疾结核。"浙贝母味苦性寒，归肺心经，既能清热化痰，降泄肺气，又能清解热毒，化痰散结消痈。二药合用，正如《得配本草》云"牡蛎和贝母消痰结"，又可补充钙质，利于结核灶的钙化。

（5）注意事项

一是肺痨是传染性疾病，要做好防护及消毒以避免传染。二是肺痨是消耗性疾病，要适当补充营养，不可饥饿，若体虚者，可服补药。三是重视摄生，禁烟酒，怡情志，注意劳逸结合，适当进行体育锻炼。

（6）临证体悟

一是培土生金。因脾为气血生化之源，为肺之母，上输水谷之精微以养肺，脾为肺之母，"痨虫"伤肺，除直接耗伤肺阴外，肺虚耗夺母气以自养则易致脾虚；脾虚不能化水谷为精微上输以养肺，则肺更虚，终至肺脾同病，气阴两伤，故当重视补脾助肺，培土生金，以畅化源，用参苓白术散或香砂养胃丸加减益气养阴，健脾补肺。

二是用药宜忌。因肺痨虽具火旺之证，但病机本质在于阴虚，故当以甘寒养阴为主，适当佐以清火，即使肺火标象明显，亦只宜暂予清降，中病即减，不可持苦寒逆折，过量或久用，以免苦燥伤阴，寒凉败胃伤脾；亦不可用燥烈、苦寒、升散、克伐之品，因燥烈易动热，苦寒易化燥，升散、克伐易耗气伤阴。

　　三是抗结核效药。百部甘润苦降，微温不燥，功专杀虫，润肺止咳，无论外感、内伤、暴咳、久嗽、肺痨咳嗽，皆可用之；久咳虚嗽宜蜜炙用。《本草正义》曰："百部虽曰微温，然润而不燥，且能开泄降气，凡嗽无不宜之，而尤为久嗽虚嗽必需良药。"百部既止咳平喘，又是抗结核效药。

12 冠心病胸憋（小陷胸汤）

韩某，女性，53岁。

【病史】

患者患冠心病3年。有烟酒嗜好史，常因生气、厚味诱发，胸憋痞闷，时感胀痛，每天发作2～3次，胃脘胀满，食纳减少，形体肥胖，痰出黄黏，口干心烦。始含硝酸甘油片、复方丹参滴丸可以缓解，近年止痛缓症效果不甚明显，发作时吸氧可稍缓解。曾服补气活血、芳香温通等中药也未奏效。转来心病专科门诊。

【检查】

舌苔黄腻，脉象滑数。慢性病容，精神较差，时作呵欠。心电图示：Ⅰ、aVL、V_3～V_5 ST段下移，前侧壁供血不足。血压140/85mmHg。血清总胆固醇380mg/dL，甘油三酯220mg/dL，低密度脂蛋白1.80mmol/L。

【辨证】

痰热互结，痹阻胸阳，气机不畅而有胸憋胀痛之苦，中阻脾运而致脘胀食少，口干饮少，肺失清肃，痰吐黄稠，干扰神明而有烦心之症。苔黄腻，脉滑数，为痰浊化热征象。病属胸痹，证乃痰热，精神之差系痰浊所困，症脉合参何虚之有？故投补气活血不会获效。

【诊断】

中医诊断为胸痹病，痰热互结，胸阳痹阻证。西医诊断为冠心病。

【治法】

清热祛痰，宽胸理气，宗《伤寒论》"小陷胸汤"加味。

【处方】

黄　连 10g	法半夏 10g	石菖蒲 10g	全瓜蒌 30g
郁　金 10g	丹　参 30g	莱菔子 10g	野菊花 10g
竹　茹 10g	枳　壳 10g	桑白皮 10g	车前草 30g

【结果】

上方每日 1 剂，水煎分 2 次服。连服 7 剂，黄痰已除，胸憋明显减轻，苔转薄黄腻，痰热渐清，守法续进，上方去法半夏，加薤白 10g，生牡蛎 30g，再服 7 剂，苔转薄黄，脉象小弦，情绪激动时稍有胸憋，已能自行缓解。痰热虽清，恐其复发，守法易药，上方去黄连、桑白皮，加云苓 10g，陈皮 10g，改为每晚服 1 煎。1 周后复查心电图，ST 段回升，疗效评定为显效。

【按语】

冠心病之治，绝非活血化瘀或补气活血一法。辨证论治是取效的保障，有其证，立其法，遣其药，乃取效之道。本案无瘀无虚之证，纯属痰热互结，故以清热祛痰立法，宽胸理气为辅，仲景的"小陷胸汤"十分切合，原方投用。清热者黄连，祛痰者瓜蒌、半夏，药精证符。再佐竹茹、桑白皮、车前草、野菊花之清化，石菖蒲、郁金之透窍，丹参、郁金之行气活血，互结之痰热得以化解，胸憋之苦随缓而获效。本例退腻苔为关键，加牡蛎、薤白是其所用。为善其后，佐入云苓、陈皮以截生痰之源，乃图本之策。

解读

冠心病胸憋，是指冠状动脉发生粥样硬化引起管腔狭窄或闭塞，导致心肌缺血缺氧或坏死而引起的心脏病，多见膻中或心前区憋闷疼痛。属中医"胸痹"范畴。

（1）分清虚实

一是患病年限。患者 53 岁，发病 3 年。二是发病原因。常因生气、厚味诱发。三是临床症状。胸憋痞闷，时感胀痛，每天发作 2～3 次，胃胀食少，形体肥胖，痰出黄黏，口干心烦。四是舌苔脉象。舌苔黄腻，脉象滑数。五是心电图显示。Ⅰ、aVL、V$_3$～V$_5$ ST段下移，前侧壁供血不足。综合分析，本案应辨为实证。

（2）辨证选方

痰热互结，痹阻胸阳，气机不畅而有胸憋胀痛之苦，中阻脾运而致脘胀食少；痰为阴邪，其性黏滞，痰浊蕴久，则可生热，热盛津伤，有热有浊，故口干饮少；痰热为患，壅肺则肺失清肃，痰吐黄稠；干扰神明而有心烦之症；舌苔黄腻，脉象滑数，为痰浊化热征象。病位在心，西医诊断为冠心病；中医诊断为胸痹病，属痰热互结，胸阳痹阻证，宗《伤寒论》小陷胸汤加味，清热祛痰，宽胸理气。

（3）处方加减

小陷胸汤（黄连、半夏、瓜蒌），功用清热化痰，宽胸散结，主治痰热互结证。沈师认为本案无瘀无虚，纯属痰热互结，故以清热祛痰立法，宽胸理气为辅，原方加味投用。清热者黄连，泄热除痞；祛痰者瓜蒌、半夏，清热化痰，宽胸散结；佐竹茹、桑白皮、车前草、野菊花之清化，石菖蒲、郁金之透窍，丹参、郁金之行气活血，莱菔子既能消食化积，又能降气化痰，枳壳行气开胸，宽中除胀；加牡蛎、薤白辅助祛痰湿，通胸阳之闭结；再佐云苓、陈皮以截生痰之源，乃图本之策。

（4）妙用药对

一是全瓜蒌、薤白。瓜蒌与薤白伍用，出自《金匮要略》中的瓜蒌薤白白酒汤，张仲景应用该药对作为治疗胸痹的主要方药。瓜蒌味甘性寒，善清肺热，润肺燥而化热痰、燥痰，又能利气开郁，导痰浊下行而奏宽胸散结之效。薤白味辛苦性温，辛散苦降，温通滑利，善散阴寒之凝滞，通胸阳之闭结，为治胸痹之要药。二药合用，一降一散，既可祛痰散结，又可通阳散寒，相得益彰，共畅胸中之气，奏通阳散结、行气祛痰之效。

二是黄连、半夏。黄连大苦大寒，功用清热燥湿，泻火解毒，尤善清中焦大肠湿热，主治脘腹痞满、呕吐吞酸、泄泻痢疾，又泻心经之火，用治心火亢盛所致神昏、烦躁之证，以及痈肿疔疮、目赤牙痛，湿疹湿疮。

半夏味辛性温，功用燥湿化痰，降逆止呕，消痞散结，尤善治脏腑之湿痰、寒痰，主治痰湿壅滞之咳嗽声重、呕吐、心下痞、结胸、梅核气，又能内服消痰散结，外用消肿止痛，治瘰瘤痰核，痈疽肿毒。二药合用，一苦一辛，一寒一热，辛开苦降，清热化痰，散结消痞。

（5）注意事项

一是方中黄连，大苦大寒，过服久服易伤脾胃，脾胃虚寒者忌用。二是饮食清淡，低盐、低脂饮食，保持心情开朗和坚持运动。三是定期进行检测，建议每半年进行一次血液生化检查，时常关注血脂和血糖控制水平。

（6）临证体悟

随着人们生活水平的提高、工作节奏的加快、饮食结构的改变、脂肪的过量摄入，以及气候环境的恶化与污染，冠心病的中医证类谱发生重大改变，"瘀血"少了，"痰浊"多了。法随证变，正如沈师所言：冠心病应当提倡从痰论治。

一是辨别虚实。冠心病辨痰之虚实，大都指的是广义之痰，辨证的关键看舌苔，苔薄为虚，苔腻为实。虚者伴心悸气短，神疲腰酸；实者伴憋闷纳呆，尿黄便干。虚者以气虚为主，或见肾亏；实者以痰浊瘀血为主，或有气滞。

二是辨证论治。冠心病实证以痰浊瘀血为主，或有气滞。属痰瘀互结者，宜祛痰化瘀，以温胆汤合血府逐瘀汤加减；属气滞生痰者，宜理气祛痰，以保和丸为主方合四逆散加减。冠心病气虚生痰者，宜补气祛痰，以香砂六君子汤为主方合温胆汤加减；属肾亏者，宜益肾祛痰，以沈师调肾阴阳方为主方合少量祛痰药。

三是祛痰五步。第一步三竹换用，竹茹、天竺黄、竹沥水；第二步佐以化湿，茵陈、泽泻、金钱草；第三步佐以散结，海藻、昆布、浙贝母；第四步佐以软坚，生龙骨、生牡蛎、海蛤壳；第五步给痰出路，分利两便，利尿选加石韦、车前草、白花蛇舌草、泽兰，润肠选加白菊花和当归、草决明、桃仁。

13 冠心病咳喘（麦味地黄丸）

陈某，男性，62岁。

【病史】

患者素有烟酒嗜好。患冠心病逾5载。2年前因"心肌梗死"施行"旁路移植"，缓解半年。近年经常胸痞隐痛，有时延及肩背，疼作短者2分钟，长则5分钟左右，每天发作4～5次。伴有干咳喘息，以劳累为主要诱因，日渐增重，发作时含服硝酸甘油或硝酸异山梨酯（消心痛），头胀难忍，改用速效救心丸，有时可以缓解，但发作不断。由病友介绍，来院门诊。

【检查】

舌红无苔，脉来细数，尺部沉弱。血压130/90mmHg。现感腰酸膝软，心悸气短，神疲乏力，晨起心痛1次，约5分钟，胸闷及背，干咳无痰，动则喘息，五心烦热，夜梦纷纭，纳便尚调。上个月查血糖正常。总胆固醇320mg/dL，甘油三酯230mg/dL。查心电图示：Ⅱ、Ⅲ、aVF、T波倒置，下壁供血不足。

【辨证】

腰为肾府，腰膝酸软必为肾亏之症。心主血脉，心悸气短必为心虚之象。再察五心烦热，苔净质红，脉沉细数，阴虚无疑，脉症参合，系心肾阴亏，无力推动，不荣则痛，故有胸痞隐痛之苦，动则益甚，喘促不足以息，虚则乏力，精神难振。病在心，根于肾，阴亏不足，虚热内生矣。

【诊断】

中医诊断为胸痹病，心肾阴亏，阴虚内热证。西医诊断为冠心病。

【治法】

滋阴养心，清热通痹，宗《医级》"麦味地黄丸"加减。

【处方】

生地黄 10g	麦　冬 10g	黄　精 10g	五味子 10g
泽　泻 10g	牡丹皮 10g	云　苓 15g	车前草 30g
首　乌 10g	川　芎 10g	延胡索 10g	川楝子 10g
川牛膝 15g	生杜仲 10g	槲寄生 15g	

【结果】

上方每日 1 剂，水煎分 2 次服。连服 7 剂，咳喘已止，心痛减轻，每日仅作 1 次，自觉体力增强，语音有力，心情平稳，阴亏渐滋，内热始清，加强养心之力，入三七粉 3g冲，炒酸枣仁 10g，连服半月，心痛仅有 2 次，痛时已短，1～2 分钟，夜梦亦少，去牛膝、川芎，投丹参 30g，生山楂 15g，三七粉增为 6g 冲服，减为每晚服 1 煎，上下午各服 3g 麦味地黄丸。连用近 2 个月，已无症状。苔薄白，脉弦细，复查心电图示：T 波大多直立，Ⅱ平坦。血脂正常，嘱常服麦味地黄丸善后巩固。

【按语】

中老年患冠心病肾亏者并不少见。此案系心肾阴亏而致胸痹心痛，麦味地黄正合其证。用麦冬之强心，六味之养阴，五味子之收敛，针对胸痹之咳喘甚为贴切，伍"阳中求阴"且有强心效应的槲寄生、生杜仲可增其效。金铃子散可止痛，川芎、牛膝调升降气机，也可通痹止痛。黄精、首乌、山楂、三七均可助主药养阴止痛且降血脂。全方理法方药明确，用药独特，疗效理想。

解读

冠心病咳喘，是指冠心病合并咳嗽、哮喘，主要是心源性哮喘，发作时的主要症状有阵发性的喘憋、咳嗽，咳粉红色泡沫痰，甚则胸痛彻背，短气喘嗽，不得安卧。属中医"胸痹"范畴。

（1）分清虚实

一是患病年限。患者 62 岁，病逾 5 载。二是发病原因。素有烟酒嗜好，又手术体虚。三是临床症状。心悸气短，腰酸膝软，神疲乏力，晨起心痛，胸闷及背，干咳无痰，动则喘息，五心烦热，夜梦纷纭，纳便尚调。四是舌苔脉象。舌红无苔，脉来细数，尺部沉弱。五是心电图示：Ⅱ、Ⅲ、aVF、T 波倒置，下壁供血不足。综合分析，本案应辨为虚证。

（2）辨证选方

心主血脉，心悸气短必为心虚之象；腰为肾府，腰膝酸软必为肾亏之症；五心烦热，苔净质红，脉沉细数，阴虚无疑，脉症参合，系心肾阴亏，无力推动，不荣则痛，故有胸痹隐痛之苦，动则益甚，喘促不足以息，虚则乏力，精神难振。病在心，根于肾，西医诊断为冠心病；中医诊断为胸痹病，属心肾阴亏，阴虚内热证，宗《医级》麦味地黄丸加减，滋阴养心，清热通痹。

（3）处方加减

麦味地黄丸（麦冬、五味子、熟地黄、山萸肉、山药、泽泻、牡丹皮、茯苓），功效滋补肺肾，主治肺肾阴虚之喘嗽。沈师认为此案系心肾阴亏而致胸痹心痛，麦味地黄正合其证。用麦冬之强心，六味之养阴，五味子之收敛，生地黄易熟地黄，滋阴降火，养阴生津，补而不腻，黄精易山萸肉滋肝肾之阴，收敛固涩，气阴双补，阴生阳长也；车前草易山药淡渗利湿，滋而不滞；伍"阳中求阴"且有强心效应的槲寄生、生杜仲，补肝肾，强筋骨；金铃子散可止痛，川芎、牛膝调升降气机，通痹止痛；加首乌、山楂、三七助主药养阴止痛且降血脂。

（4）妙用药对

一是麦冬、五味子。麦冬味甘柔润，性偏苦寒，长于养阴生津，润肺清心，是滋心阴的效药。五味子味酸收敛，甘温而润，能上敛肺气，下滋肾阴，又能补益心肾，宁心安神，为治疗久咳虚喘之要药。二药合用，一润一敛，润肺止咳，清心安神，既治肺肾两虚喘嗽，又治心肾阴亏之胸痹心痛。

二是生杜仲、槲寄生。生杜仲味甘性温，入肝肾经，补肝肾，强筋骨，肾虚腰痛尤宜。《神农本草经》曰："主腰脊痛，补中，益精气，坚筋骨……"槲寄生味甘苦而性平，苦能燥，甘能补，祛风湿又长于补益肝肾，强筋健骨。二药同用，补益肝肾，强筋健骨，通利关节，"阳中求阴"，且具强心效应，可增其效。

（5）注意事项

一是本案患者属心肾阴亏，大量补肾滋阴药易腻脾碍胃，故应加健脾消食药，以助消化。二是注意保暖，避免风寒刺激。三是清淡饮食，低盐低脂，适当锻炼，控制体重，避免肥胖。

（6）临证体悟

一是健脾补肾。麦味地黄丸原名八仙长寿丸，出自《寿世保元》，是在六味地黄丸的基础上，加上麦冬、五味子而成，故有滋补肺肾，止咳平喘之功，主要用于肺肾阴虚之虚烦劳热、咳嗽吐血、潮热盗汗、两颧发红等症，是治疗肺肾阴虚、咳嗽虚喘的有效方剂，又可化裁用于治疗心肾阴亏之胸痹心痛；但大量补肾滋阴药易腻脾碍胃，故应加健脾消食药如山楂，既可消食，又可降血脂、强心、增加冠脉流量及抗心肌缺血，使其补而不滞。

二是调肾阴阳。年老肾亏，不仅阴虚，而且阳衰。肾阳不能蒸腾，可致心阳虚衰，行血无力，久而气滞血瘀；亦可致脾土失温，气血生化不足，营亏血少，脉道不充，血行不畅。因此，临证治疗心肾阴亏之冠心病，要遵循张景岳所谓"善补阳者，必于阴中求阳，则阳得阴助而生化无穷；善补阴者，必于阳中求阴，则阴得阳助而泉源不竭"之义，用桂枝、淫羊藿、补骨脂等温肾阳，加枸杞、白芍、女贞子、旱莲草等滋肾阴。

14 冠心病盗汗（玉屏风散）

李某，男性，48岁。

【病史】

患者患冠心病已近2载，心区隐痛，持续3～5分钟，每天痛作2～3次，以劳累、受寒、生气为发作诱因，心悸气短，食纳不香，入睡困难，醒后盗汗，湿透衣被，二便通调。曾服活血化瘀中药，其效不著，反而气短加重。痛作时含服硝酸甘油临时止痛。经某医院心电图诊断为"劳累性心绞痛"。

【检查】

苔薄白，舌质淡，脉沉细。血液检查示：血液流变学中度异常，总胆固醇正常，甘油三酯轻度增高，120mg/dL。血压125/80mmHg。心电图示：V_3～V_5 T波倒置，前壁供血不足。

【辨证】

心气虚损，鼓动无力而心痛时作，时感心悸气短，表阳不固而有汗出湿衣之症。纳少眠难，苔白质淡，脉来沉细，均为气虚表现。前医只据"不通则痛"，未见瘀血证类，妄投化瘀之品，焉能取效？活血之品常伤正气，故气短反重，此乃中药之不良反应矣。

【诊断】

中医诊断为胸痹病，心气虚损，卫阳不固证。西医诊断为冠心病。

【治法】

补益心气，固表止汗，守《世医得效方》"玉屏风散"加味。

【处方】

生黄芪 15g　　　白　术 10g　　　防　风 5g　　　生牡蛎 30g

桂　枝 10g　　　白　芍 10g　　　云　苓 10g　　　生龙骨 30g

黄　精 10g　　　川楝子 10g　　　延胡索 10g　　　首乌藤 30g

三七粉 3g^冲　　　琥珀粉 2g^冲

【结果】

上方每日 1 剂，水煎分 2 次服。连服 7 剂，心痛显减，每日只作 1 次，痛时减为 1 分钟左右，盗汗已轻，不湿衣被，唯心悸气短如故。心气得复，鼓动有力，通则痛轻，治守前法，稍做调整，增强补心之力，去龙骨、牡蛎，加扁豆衣 10g，仙鹤草 10g，连服 10 剂，心痛已止，盗汗亦停，心悸气短明显缓解，苔薄白，脉小弦。原方 5 剂量，三七加为 6g，共研细末，装入 1 号胶囊，早晚各服 5 粒。坚持服药 2 个月，复查心电图已正常。精神体力明显增强，心痛盗汗未再复发。

【按语】

盗汗绝非仅仅阴虚所致，卫阳虚而不固，盗汗湿被者屡见不鲜。本案脉症无阴虚可究，心悸气短，食少心痛皆系心气虚损所致，验舌淡白，诊脉沉细，气虚无疑。生黄芪既补心气又固卫阳，一味两用，是为君药，辅以白术健脾而助气血生化之源，利于气充血旺。佐以防风走表，既祛表虚易感之风邪，又引芪术达表而固卫阳。再合和营收敛的"桂枝加龙牡汤"，营卫既和，胸阳得通，心痛见缓，表阳得固，盗汗显减，云苓、扁豆衣、仙鹤草均为心气虚损所设，增其补心之力，黄精气阴双补，阴生阳长也。金铃子散、三七粉冲服均为心痛所设，增其镇痛之功。首乌藤、琥珀粉养心宁神，神宁气复，为重要的佐使药。全方突出补气兼调营卫，辨证精当，论治灵活，其效乃显。

解读

冠心病盗汗，是指冠心病患者由于阴阳失调，腠理不固，而致汗液外泄失常的病证，临床表现为胸部闷痛，甚则胸痛彻背，寐中汗出，醒来即止。《明医指掌》曰："……盗汗者，睡而出，觉而收，如寇盗然，故以名之。"属中医"胸痹""盗汗"范畴。

（1）分清虚实

一是患病年限。患者48岁，病近2载。二是发病原因。劳累、受寒、生气。三是临床症状。心区隐痛，持续3～5分钟，每天痛作2～3次，心悸气短，食纳不香，入睡困难，醒后盗汗，湿透衣被，二便通调。四是舌苔脉象。舌质淡，苔薄白，脉沉细。五是心电图示：V_3～V_5T波倒置，前壁供血不足。综合分析，本案应辨为虚证。

（2）辨证选方

心气虚损，鼓动无力而心痛时作，时感心悸气短；表阳不固，营阴不能内守，而有汗出湿衣之症；纳少眠难，苔白质淡，脉来沉细，均为气虚表现。病位在心，西医诊断为冠心病；中医诊断为胸痹病，属心气虚损，卫阳不固证，守《世医得效方》玉屏风散加味，补益心气，固表止汗。

（3）处方加减

玉屏风散（黄芪、白术、防风），功用益气固表止汗，主治表虚自汗。沈师认为本案脉症无阴虚可究，心悸气短，食少心痛皆系心气虚损所致，验舌淡白，诊脉沉细，气虚无疑，故用玉屏风散加味补气敛汗。生黄芪既补心气又固卫阳，辅以白术健脾而助气血生化之源，利于气充血旺；防风走表，既祛表虚易感之风邪，又引芪术达表而固卫阳；再合"桂枝加龙牡汤"和营收敛，云苓、扁豆衣、仙鹤草增其补心之力，黄精气阴双补，阴生阳长也；金铃子散、三七粉冲服增其镇痛之功；首乌藤、琥珀粉养心宁神。

（4）妙用药对

一是生黄芪、白术。黄芪味甘性温，归脾肺经，善入脾胃，为补中益气要药；又最善补肺，实腠理，补气升阳，益卫固表，内可大补脾肺之气，外可益卫固表止汗。白术味甘苦性温，归脾胃经，最善补脾、健脾、燥湿，被前人誉之为"脾脏补气健脾第一要药"，健脾益气，固表止汗。两药合用，既可健脾补中，又能补益心气，固表止汗，使气旺表实，则汗不外泄，外邪亦难内侵。

二是首乌藤、琥珀粉。首乌藤味甘性平，入心肝二经，既能补养阴血，养心安神，主治阴虚血少之失眠多梦，心神不宁等症；又能通络止痛，祛风止痒。琥珀味甘性平，入心肝膀胱经，质重而镇，具有镇静安神功效，主治心神不宁，心悸失眠，健忘等症；又有利尿通淋作用。《名医别录》曰："主安五脏，定魂魄……消瘀血，通五淋。"二药合用，同气相求，使养心安神之功益增。

（5）注意事项

一是若属外感自汗或阴虚盗汗，本方不宜使用。二是原方炙黄芪，而沈师常用生黄芪，大补心脾肺之气，且补而不上火。三是少食耗阴伤气的食物，多食蔬菜、水果及鱼类，以补充维生素和矿物质。四是睡前用热水浸泡双足，并按摩足心涌泉穴，以加速血液循环，减缓病情。

（6）临证体悟

一是阳虚亦致盗汗。一般来说，自汗多属气虚不固，营卫不和；盗汗多属阴虚内热。然而盗汗亦可由阳虚、气虚所致。这主要是因为素体阳虚或久病年老耗伤阳气之人卫外失之固秘，肌腠疏松、藩篱失固而津液外泄引起盗汗。正如沈师所言：盗汗绝非仅仅阴虚所致，卫阳虚而不固，盗汗湿被者屡见不鲜。

二是汗多固当止汗。汗为心液，由阳气蒸化津液，出于体表而成。汗多易伤心气，而心气虚固摄作用减弱易致汗出，对于此类患者，固摄止汗非常重要，以防止进一步加重心气虚而致心悸气短，常用黄芪、白术合桂枝龙牡汤，主入心经，和营收敛，固摄止汗。

三是神宁则汗自止。心神得宁，常常利于止汗，故每每佐入宁心法，养心宁神，神宁汗止，然而对于虚实，宁心各异。虚者用养心的当归、琥珀、柏子仁、茯神、五味子、炒酸枣仁；实者用清心的竹叶、黄连、连翘、知母、炙远志、车前草。

四是注重后天之本。本案患者纳差，脾胃弱，健脾开胃是关键，不可用大补之药，而要用生黄芪、白术益气健脾，燥湿开胃，脾胃健运，利于气充血旺；加川楝子、延胡索，既可止虚实之痛，又可调畅气机，防止补药壅滞。

15 冠心病纳呆（温胆汤）

肖某，男性，71岁。

【病史】

患者3年前心痛难忍，在某医院急诊，后又收治入院，住院近月，确诊为"冠心病"。嗣后常因劳累、受寒心痛发作，每次痛作5～10分钟不等，每日必痛2～3次，以憋痛为主，痛时头重如裹，浑身困乏，平时口黏纳呆，大便干结，夜寐易醒。异山梨酯等各种西药久服无效，近年改用中药，大多活血化瘀，或补气活血，效果亦不明显。遂来心病专科门诊就治。

【检查】

苔黄腻，质较暗，脉弦滑。血压140/90mmHg。心电图示：ST段V_5下降，T波Ⅱ、Ⅲ、aVF低平，前壁、下壁供血不足。血总胆固醇360mg/dL，低密度脂蛋白1.5mmol/L。

【辨证】

痰浊闭塞证类可见胸憋头重，口黏纳呆，苔腻脉滑。本案悉具，加之便秘，苔黄，故其病因为痰浊化热，病机乃痹阻胸阳。无形痰浊又见质暗，有瘀阻表现，可辨证为痰瘀互结，但痰重瘀轻，应以痰浊为主。专施化瘀而无祛痰，其效难奏。如今冠心病无形痰浊闭阻者并不少见，但见苔腻便可确立。

【诊断】

中医诊断为胸痹病，痰浊闭塞，胸阳痹阻证。西医诊断为冠心病。

【治法】

祛痰清化，通痹止痛，拟《备急千金要方》"温胆汤"化裁。

【处方】

竹 茹 10g	枳 壳 10g	云 苓 15g	陈 皮 15g
石菖蒲 10g	郁 金 10g	丹 参 30g	全瓜蒌 30g
川 芎 10g	薤 白 10g	牡丹皮 10g	莱菔子 10g

【结果】

上方每日 1 剂，水煎分 2 次服。7 剂后憋痛虽有减轻，但痛时次数均无改变，口黏纳呆，困乏便秘亦无缓解，苔黄厚腻，脉仍弦滑。闭塞之痰浊未去，疗效难显，治重祛痰开痹，上方去川芎、牡丹皮，加茵陈 15g^{后下}，泽泻 10g，生牡蛎 30g，生龙骨 30g，海蛤壳 30g，再进 7 剂。苔腻减半，憋痛显轻，精神好转，口黏已除，食纳始增，痰浊渐去，守法续进，莱菔子改用 30g，加草决明 30g。连服 14 剂，苔转薄黄，心区憋痛解除，腑行通畅，食纳倍增，精神好转，嘱汤剂改为每晚服 1 煎。半月后停服汤剂，改服"加味保和丸"，每餐后即服 3g 以资巩固。月余介绍病友就诊，自诉恢复正常，复查心电图已无供血不足。

【按语】

胸痹病苔腻者，系痰浊闭塞之证，退苔腻乃取效之本，此案先投"温胆汤"祛痰除腻之力不足，其效不著，复诊时加大祛痰力度，伍茵陈、泽泻又加"三石"，苔腻减半，其效显著。胸痹病腑行不畅也会影响疗效，故用莱菔子 30g 伍入草决明 30g 和原方的全瓜蒌 30g，润肠通便之功明显，腑行通畅，疗效提高。为巩固其效，从和胃消导着手，餐后长服加味保和，截断"生痰之源"，振奋食欲，"胃气为本"本案可证矣。

——————————————— 解读 ———————————————

冠心病纳呆，是指冠心病患者伴脾胃功能虚弱，出现胸闷胸痛，消化不良，食欲不振，进食后有饱滞之感，苔腻脉滑等症状。属中医"胸痹"范畴。

（1）分清虚实

一是患病年限。患者 71 岁，病逾 3 年。二是发病原因。劳累、受寒心痛发作。三是临床症状。以憋痛为主，痛时头重如裹，浑身困乏，平时口黏纳呆，大便干结，夜寐易醒。四是舌苔脉象。质较暗，苔黄腻，脉弦滑。五是心电图示：ST 段 V_5 下降，T 波 Ⅱ、Ⅲ、aVF 低平，前壁、下壁供血不足。综合分析，本案应辨为实证。

（2）辨证选方

痰浊闭塞可见胸憋头重，口黏纳呆，苔腻脉滑；加之便秘，夜寐易醒，苔黄，故其病因为痰浊化热；无形痰浊又见质暗，有瘀阻表现，为痰瘀互结，但痰重瘀轻，以痰浊为主。病位在心、脾、胃，西医诊断为冠心病；中医诊断为胸痹病，属痰浊闭塞，胸阳痹阻证，拟《备急千金要方》温胆汤化裁，祛痰清化，通痹止痛。

（3）处方加减

温胆汤（竹茹、枳实、茯苓、陈皮、半夏、甘草），功用理气化痰，和胃利胆，主治胆郁痰扰证。沈师认为本案胸痹苔腻，系痰浊闭塞，退苔腻乃取效之本，选用温胆汤化裁，祛痰清化，通痹止痛。方中竹茹清热化痰，茯苓、陈皮健脾祛痰，截断生痰之源，枳壳易枳实，理气行滞；加丹参养血活血，痰瘀同治；石菖蒲透窍豁痰，郁金畅行气血；薤白、川芎、牡丹皮，通阳散结，活血止痛；莱菔子、全瓜蒌润肠通便；复诊时伍茵陈、泽泻又加"三石"，加大祛痰力度；半夏太燥、甘草滋腻，不利痰浊之祛，故去之。

（4）妙用药对

一是竹茹、枳壳。竹茹味甘性寒，善清热化痰，归胃经而和胃降逆，其质轻而中空，可宁神开郁。正如《药品化义》曰："竹茹，轻可去实，凉可去热，苦能降下，专清热痰，为宁神开郁佳品。"枳壳，其性微寒，辛而不燥，功用与枳实相同，但作用较缓和，长于行气开胸，宽中除胀。二药合用，相辅相成，畅中焦而逐痰郁，宽中除痞，和胃降逆，清热止呕。

二是茯苓、陈皮。茯苓味甘而淡，甘以益脾培土，淡以利水渗湿，善入脾经，能健脾补中，渗湿祛痰，其补而不峻，利而不猛，治其生湿之源，使湿无所聚，痰无由生。陈皮辛散苦降，芳香醒脾，其性温和，能行能降，燥而不烈，功善理气和胃，调中快膈，又苦燥祛湿，使气行湿化，脾健胃和。二药合用，理气健脾，燥湿祛痰。

（5）注意事项

一是调节饮食。过食膏粱厚味易产生痰浊，阻塞心络，故饮食宜清淡低盐，食勿过饱。二是劳逸结合。发作期应立即卧床休息，缓解期应从事适当体力活动或体育锻炼，增强体质，促进身心健康。

（6）临证体悟

一是抓住主症。温胆汤辛苦兼施，温凉并进，从而辛温而不热，清热而不寒，祛痰而不燥，健脾而不腻。沈氏女科在内伤实证中喜投"温胆汤"，用治痰浊化热证，温胆汤使用一定要抓住6个主症：头重、胸满、口黏、纳呆、苔腻、脉滑。其中尤以苔腻为要，可以"一捶定音"，所谓"但见苔腻一证便是，其余不必悉具"。

二是利湿祛痰。因为痰浊阻滞，气机不畅，胸闷难除；又痰浊易化热，热扰心神，烦躁难耐。因此，对于痰浊阻滞，气机痹阻，胸闷胸痛，一定要加大祛痰力度，伍茵陈、泽泻利湿泻浊，加"三石（生龙骨、生牡蛎、海蛤壳）"，清热祛痰。

三是健脾和胃。因痰阻心胸证多见于饮食失节，伤及脾胃，健运失司，湿郁痰滞，且痰性黏腻，易窒阳气，阻滞血运，造成湿浊痰阻为患。因此，餐后要长服加味保和，健运脾胃，以截断"生痰之源"，振奋食欲，注重"胃气为本"，利湿祛痰，治病求本。

16 冠心病心痛（血府逐瘀汤）

宋某，女性，55岁。

【病史】

患者患有糖尿病逾5载，一直口服格列喹酮（糖适平）控制。近年来阵发心区刺痛，牵彻后背，延及左指，每日发作5次左右，每次持续近10分钟，痛时含服硝酸甘油先则1片，现今2片，2～3分钟可以缓解，伴有心悸失眠，下肢轻微浮肿，纳便尚调。近旬查空腹血糖8.1mmol/L。总胆固醇9.36mmol/L（360mg/dL）。

【检查】

苔薄黄，质紫斑，脉弦涩。血压130/85mmHg。唇舌青紫，舌下静脉显露。心电图示：V_4～V_6 ST段下移，大于0.05mV，前壁供血不足。

【辨证】

心区刺痛，舌有紫斑，脉象见涩为瘀血痹阻心窍之征。痛有放射，脉来有弦为气滞之象。心悸失眠，瘀阻心脉，心神失宁，下肢浮肿，心动无力，饮停肌表之故。本案辨证为气滞血瘀，不通则痛，"阴弦"实证矣。

【诊断】

中医诊断为胸痹心痛，瘀血内阻，气机不畅证。西医诊断为冠心病心绞痛（劳力稳定型）。

【治法】

活血化瘀，行气止痛，宜《医林改错》"血府逐瘀汤"加减。

【处方】

当 归10g   川 芎10g   赤 芍10g   丹 参30g

红　花 10g	苏　木 10g	柴　胡 10g	葛　根 10g
石菖蒲 10g	郁　金 10g	桔　梗 10g	牛　膝 15g
全瓜蒌 30g	三七粉 3g^冲	琥珀粉 2g^冲	

【结果】

上方每日 1 剂，水煎分 2 次服。连服 14 剂，心区刺痛解除，唯心悸不减，偶感气短，夜寐仍差，舌紫减轻，脉来弦细，瘀血已通，通则不痛。心气轻损，兼顾扶正，上方去红花、苏木，加生黄芪 10g，炒酸枣仁 10g，首乌藤 30g，改为每晚服 1 煎，1 个月后，心痛未作，心悸失眠好转，气短未重。复查心电图已正常。停服汤剂，用"正心泰胶囊"善后，未再复诊。

【按语】

"血府逐瘀汤"为活血化瘀效方。由三部分组成，以"桃红四物汤"活血，投柴胡、枳壳行气，气行则血行，以桔梗、川牛膝调理升降气机，利于化瘀。结合本案证情，以苏木易桃仁，加大化瘀止痛之力。痰瘀常常互结，用全瓜蒌祛痰，痰瘀同治。柴胡^①升发清阳，葛根^②解肌止痛，三七、琥珀止痛定悸，安眠良药。全方配伍得当，集中化瘀，通而除痛。活血化瘀久服必伤心气，故有气短之生，宜中病即止，不可过用。心痛缓解，及时减其化瘀之品，适加扶正宁心的生黄芪、酸枣仁等而获效。胸痹病复发率高，"正心泰胶囊"在补气活血的基础上，加入槲寄生等补肾之品，组方不同于面市的心病中成药，故以其善后收功。

注：①柴胡，据文义补。

②葛根，据文义补。

解读

冠心病心痛为阵发性的前胸压榨性疼痛或憋闷感觉，主要位于胸骨后部，可放射至心前区和左上肢尺侧。属中医"胸痹心痛"范畴，又有"厥心痛""卒心痛"之称。

（1）分清虚实

一是患病年限。患者 55 岁，糖尿病史逾 5 载。二是发病原因。瘀血痹阻，心脉不畅。三是临床症状。心区刺痛，牵彻后背，延及左指，伴有心悸失眠，下肢轻微浮肿。四是舌脉表现。质紫斑，舌下静脉显露，苔薄黄，脉弦涩。五是血糖检查。空腹血糖 8.1mmol/L。六是心电图示：$V_4 \sim V_6$ ST 段下移，大于 0.05mV，前壁供血不足。综上分析，血脉瘀滞，本案应辨为实证。

（2）辨证选方

心区刺痛，舌有紫斑，舌下静脉显露，脉象见涩，为瘀血痹阻心窍之征；痛有放射，脉来有弦为气滞之象；心悸失眠，为瘀阻心脉，心神失宁；下肢浮肿，心动无力，饮停肌表之故。本案辨证为气滞血瘀，不通则痛，"阴弦"实证矣。西医诊断为冠心病心绞痛（劳力稳定型）；中医诊断为胸痹心痛，属瘀血内阻，气机不畅证，宜《医林改错》血府逐瘀汤加减，活血化瘀，行气止痛。

（3）处方加减

血府逐瘀汤（桃仁、红花、当归、生地黄、川芎、赤芍、牛膝、桔梗、柴胡、枳壳、甘草），功用活血化瘀，行气止痛，主治胸中血瘀证。沈师认为本案为心血瘀阻，血府逐瘀汤正合其证。用苏木（易桃仁）、红花、当归、川芎、赤芍活血化瘀，通脉止痛；柴胡疏肝行气；桔梗、川牛膝调理升降气机；痰瘀常常互结，用全瓜蒌祛痰，导痰浊下行，痰瘀同治；柴胡升发清阳，葛根解肌止痛；石菖蒲、郁金，活血透窍，行气止痛；三七、琥珀止痛定悸，安眠良药；而甘草滋腻，故去而不用。

（4）妙用药对

一是苏木、红花。苏木味辛能散，咸入血分，能活血祛瘀，通经止痛，为妇科瘀滞经产诸证及心腹瘀痛的常用药。沈师常用苏木治疗心痛诸证。《本草纲目》谓："苏方木乃三阴经血分药，少用则和血，多用则破血。"红花味辛性温，少用养血活血，多用则破血通经，为活血通经，祛瘀止痛的常用药物；且质轻上浮，走外达上，通经达络长于祛在经在上之瘀血。二药合用，协同相须，活血养血，祛瘀止痛之力倍增。

二是柴胡、枳壳。柴胡辛行苦泄，入肝经，性善条达肝气，疏肝解郁，升达清阳。枳壳辛开苦降，行气开胸，宽中除胀。二药合用，一升一降，有开有泄，理气行滞，柴胡得枳壳，疏肝理气之功增强，同时枳壳助柴胡通阳达郁，使郁于胸胁之阳气外达于四末，气行则血行，既解气分郁结，又行气化痰以消痞。

三是三七、琥珀。三七味甘微苦性温，功善活血散瘀止血，消肿止痛，又能化瘀生新，有止血不留瘀，化瘀不伤正的特点，故为血家要药，无论有无瘀滞，均可应用；并且有补虚强壮的作用。琥珀味甘性平，主入心肝二经，甘能补，质重而降，具有镇惊安神功效，常用于心悸、失眠等疾病。《名医别录》曰："主安五脏，定魂魄……消瘀血，通五淋。"二药合用，活血散瘀，宁心安神，为止痛定悸，安眠良药。

四是桔梗、川牛膝。桔梗味辛苦性平，入肺经，辛开苦降，性散上行，以升为主，能开宣肺气，祛痰止咳，清利咽喉；又可升清降浊，开宣肺气而通二便。川牛膝味苦甘性平，活血祛瘀力较强，性善下行，长于活血通经，其活血祛瘀作用有疏利降泄之特点，又能利水通淋，引血下行。二药合用，一入气分，一入血分，一提升，一下行，调和气血，行气逐瘀，且能活血之品直达血府，共消瘀滞。

（5）注意事项

一是本方祛瘀之品较多，非痛无瘀血之证，不宜使用，孕妇忌用。二是活血化瘀久服必伤心气，故有气短之生，宜中病即止，不可过用久服。三是患者应以低盐、低脂饮食为主，勿饱食，戒烟酒，保持心情舒畅，适量运动，不劳累，适寒温。

（6）临证体悟

一是病机瘀血痹阻心脉。瘀血阻络，气机不畅，因而在临床上常出现胸痛、胸闷、舌面有瘀点、唇暗、脉涩等症，血府逐瘀汤治疗血府血瘀诸症能切中病机，不仅能行血分之瘀滞，而且可解气分之郁结，活血而不耗血，祛瘀又能生新，使瘀去气行则诸证可消。血府逐瘀汤经过临床验证，既有活血祛瘀、行气止痛的作用，又有降低血压、降低血脂的作用。实为治疗冠心病、高血压、动脉硬化性疾病之良方也。

二是临床随症加减变化。一般胸痹心痛者，加丹参、泽兰、鸡血藤以活血通脉；胸痹心痛重者，加失笑散以祛瘀通络；疼痛难忍者，酌加三棱、三七、地龙以破瘀通脉；伴胸闷胀者，加降香、郁金、青皮、枳壳以行气消滞；伴胸满闷，苔厚腻，属痰盛者，酌加胆南星、全瓜蒌、二陈汤等化痰；伴心悸气短气虚者，加黄芪、党参、黄精补气；口干、舌红阴虚者，加生地黄、首乌、麦冬、玄参以养阴；气阴两虚者，加生脉散合黄芪、玉竹补气养阴；心神不宁者，加远志、百合、茯神、龙齿以安神。

三是选用养血活血之品。胸痹血行瘀滞，胸阳痹阻，心脉不畅，理应活血化瘀，通脉止痛，然而活血化瘀药物一定要选用养血活血之品，如丹参、鸡血藤、当归、赤芍、郁金、川芎、泽兰、牛膝、三七、益母草等，并加入枳壳、柴胡调畅气机，使气行则血行。而破血攻伐之品，虽有止痛作用，但易伤及正气，应慎用；同时，必须注意有无出血倾向或征象，一旦发现，立即停用，并予相应处理。

四是为什么苏木易桃仁。苏木虽为活血疗伤药，但因其药性平和，味辛能散，甘补和缓，咸入血分，能活血祛瘀，通经止痛。药理研究显示煎剂能使离体蛙心收缩增强，水煎醇提液可增加冠脉流量，促进微循环。而桃仁一则味苦，二则入心肝血分，善泄血滞，祛瘀力强，又称破血药；正如《本草经疏》曰："桃仁，性善破血，散而不收，泻而无补。过用之及用之不得其当，能使血下行不止，损伤真阴。"所以沈师常用苏木易桃仁，治疗心痛诸证。

五是补肾固本防止复发。胸痹好发于老年人，此时人之肾气逐渐衰退。年老肾亏，肾阳不能蒸腾，可致心阳虚衰，行血无力，久而气滞血瘀，因而应重视补肾固本。常用桂枝、淫羊藿、补骨脂温肾阳；生地黄、女贞子、旱莲草滋肾阴；黄精、山萸肉、杜仲、桑寄生补肾气。还可加服"正心泰胶囊"。本胶囊是在补气活血的基础上，加入槲寄生等补肾之品，组方不同于面市的其他心病中成药，故可以用其善后收功。

17　冠心病心悸（三参饮）

赵某，女性，66 岁。

【病史】

患者有原发性高血压史近 10 年，经常头晕发空，项紧肢麻。现服北京 0 号胶囊控制血压。2 年前恼怒激动，心情不畅，突感胸区憋痛，心悸怔忡，气怯难续，有明显的坠落感。嗣后心悸憋痛时作，气短加重，心烦口苦，口渴少饮，失眠梦集。血压升高则心悸加重。曾经某医院住院检查，诊为"冠心病心律失常，原发性高血压"，久服中西药乏效而来门诊。

【检查】

苔薄黄，质紫暗，脉来细而结促。血压 150/95mmHg，唇色较紫，心率 98 次／分，心律不齐，无明显杂音。心电图示：Ⅰ、aVL T 波倒置，$V_3 \sim V_5$ ST 段下移，侧壁、前壁供血不足。有室性期前收缩。

【辨证】

心悸怔忡，气短头空，苔薄脉细系气虚表现。项紧肢麻，舌紫暗，脉结促系瘀阻表现。心烦口苦，头晕梦集系心火表现。本案病位在心，病机属气虚血瘀兼杂心火，为本虚标实证。

【诊断】

中医诊断为胸痹心悸，气虚血瘀，心火上炎证。西医诊断为冠心病心律失常。

【治法】

补心气，化瘀血，清心火，投经验方"三参饮"加味。

【处方】

党　参15g	丹　参30g	苦　参10g	生龙骨30g
生黄芪10g	葛　根10g	川　芎10g	仙鹤草10g
黄　连10g	肉　桂3g	当　归10g	野菊花10g
石　韦10g			

【结果】

上方每日1剂，水煎分2次服。连服7剂，怔忡消失，心悸胸憋缓解。血压降为130/90mmHg，心烦如旧，夜寐仍差。心气未复，瘀血渐化，心火乃炎，减温补，增清心，上方去黄芪、仙鹤草，加生栀子10g，炒酸枣仁30g，车前草30g，琥珀粉3g^冲，续服7剂，心悸明显减轻，心率80次/分，夜寐转酣，心烦缓解。上方以生牡蛎30g代生龙骨，以生山楂15g代当归，改为每晚服1煎。1个月后电话告之，心悸已除，脉无结促，不愿再服苦药，嘱其菊花、枸杞子泡饮，自行调养。

【按语】

经验方"三参饮"，党参益气，丹参化瘀，苦参清热，《本草经百种录》载有："苦参专治心经之火。"三药之功正合本案。为增补气之力，"血为气母"，佐以"当归补血汤"和仙鹤草。为增清心之功，佐以交泰丸和野菊花、川芎、石韦，一则引入心经，二则使邪从尿泄，一升一降，调畅升降气机，又是止悸有特效的"药对"。葛根专治项紧头晕又可降压。琥珀针对梦集。全方攻补兼施，寒热并用而获效。

━━━━━━━━━ **解读** ━━━━━━━━━

冠心病心悸是指心脏冲动的频率、节律、起源部位、传导速度或激动次序的异常，包括心房纤颤、室性期前收缩、房性期前收缩、快慢综合征等，临床表现为自觉心中悸动，惊剔不安，甚则不能自主，常伴有胸闷、气短、失眠、健忘等症。属中医"心悸"范畴。

（1）分清虚实

一是患病年限。患者66岁，发病2年有余，有原发性高血压史近10年。二是发病原因。恼怒激动，肝火上炎，心情不畅。三是临床症状。心悸憋痛时作，气短加重，心烦口苦，口渴少饮，失眠梦集。四是舌脉表现。舌紫暗，苔薄黄，脉来细而结促。五是检查血压。血压150/95mmHg。六是心电图示：Ⅰ、aVL T波倒置，$V_3 \sim V_5$ ST段下移，侧壁、前壁供血不足，有室性期前收缩。综上分析，本案应辨为虚实夹杂证。

（2）辨证选方

心悸怔忡，气短头空，苔薄脉细系气虚表现，鼓动无力；项紧肢麻，舌紫暗，脉结促系瘀阻表现，血行不畅；心烦口苦，口渴少饮，头晕梦集系心火上炎，伤津扰神。本案病位在心，西医诊断为冠心病心律失常；中医诊断为胸痹心悸，属气虚血瘀，心火上炎证，投上海沈氏女科经验方"三参饮"加味，补心气，化瘀血，清心火。

（3）处方加减

三参饮（党参、丹参、苦参），功用益气活血，清热祛瘀，其中党参补益气血；丹参善通行血脉，祛瘀止痛；苦参清热利尿，专清心火，沈师认为三药之功正合本案。为增补气之力，佐以"当归补血汤"和仙鹤草；增清心之功，佐以交泰丸和野菊花，交通心肾，清热泻火；加川芎、石韦，调畅升降气机，又止心悸；葛根专治项紧头晕又可降压；生龙骨、琥珀镇静安神，针对梦集。

（4）妙用药对

一是党参、丹参。党参味甘性平，入气分，既能补脾肺之气，气能生血，气能生津，又能补血生津。丹参味苦性寒，苦能降泄，微寒清热，专于血分，长于清心凉肝，又能行血而散血中之瘀，祛瘀通经，清心除烦，凉血消痈，养血安神。二药合用，补气、行血、凉血、祛瘀，气血和调，凡气虚血热，心烦不寐者，用之合拍，可使心悸得除。

二是川芎、石韦。川芎辛散温通，既能活血化瘀，又能行气止痛，为"血中之气药"，具有通达气血功效，故治气滞血瘀之胸胁、腹部诸痛；石韦药性寒凉，既可清利膀胱而通淋，又可凉血止血，专治膀胱湿热见小便淋沥涩痛诸淋者，利尿强心。二药合用，一则引入心经，二则使邪从尿泄，一温一凉，一升一降，调畅气机，专止心悸。

三是生龙骨、琥珀。生龙骨味甘涩性平，主入心肝肾二经，质重，能镇静安神，为重镇安神的常用药。《本草纲目》曰："益肾镇惊。"琥珀味甘性平，主入心肝二经，质重而镇，是镇惊安神效药。《名医别录》曰："主安五脏，定魂魄……消瘀血，通五淋。"二药合用，镇静安神，用治心神不宁，心悸失眠，健忘多梦等症。

（5）注意事项

一是养成良好的作息习惯，保证充足的睡眠，尽量不要熬夜，放松心态。二是避免过度劳累，加重心脏负担。三是不要吸烟喝酒，因为烟酒会对心脏产生一定的兴奋作用，导致心律失常的症状加重。四是膳食平衡，多吃清淡、易消化的食物，尽量少吃辛辣、生冷，以及比较油腻的食物。

（6）临证体悟

心悸治疗常选用经验方"三参饮"，但临床往往虚实夹杂，证类不仅有瘀血、痰浊，而且有阳虚、阴虚。按照沈师治疗心悸的思路，止悸治法有治标治本之别，只有辨证论治，才可获效更捷。

一是治标抓痰瘀。因悸发之标与痰浊闭窍和瘀血阻络关系最密，故而抓住祛痰化瘀法，最宜投温胆汤合血府逐瘀汤。其主药有竹茹、枳壳、云苓、陈皮、石菖蒲、郁金、川芎、丹参、桃仁、红花、赤芍、全瓜蒌、薤白、柴胡、海蛤壳、水蛭粉、三七粉等，也可静滴复方丹参针或川芎嗪针。

二是治本重阴阳。快速型心悸以阴血不足为主，治重滋阴养心，投交泰丸合杞菊地黄汤，其主药有黄连、肉桂、枸杞子、野菊花、生地黄、当归、首乌、麦冬、琥珀粉等，也可静滴生脉针、参麦针；慢速型心悸以阳气不振为主，治重温阳宁心，投参附汤合阳和汤，其主药有参类、附片、鹿角霜、桂枝、生龙骨、生牡蛎、淫羊藿等，也可静滴参附针。

三是治悸三辅佐。一佐清心利尿，增强止悸之力。主药有竹叶、石韦、泽泻、车前草、连翘、玉米须、芦根、桑白皮等。二佐宁心安神，增加止悸之力。主药有炒酸枣仁、首乌藤、合欢皮、炙远志、生龙骨、生牡蛎等。三佐散剂长服，巩固疗效。主药有西洋参粉、三七粉、琥珀粉、冬虫夏草、黄连、肉桂、丹参、苦参、川芎、石韦。根据病证偏重，调适剂量，共研细末，装入胶囊，一天3次，每次2g，常服安全，可收巩固止悸疗效的目的。

四是治心火要药。苦参清热利尿，专清心火，正如《本草经百种录》载有："苦参专治心经之火。"而且苦参对心脏有明显的抑制作用，可使心率减慢，心肌收缩力减弱，心排血量减少；有抗心律失常作用，保护心肌缺血，明显扩张血管而降低血压等，又是中医清热燥湿的奇药；然而，苦参苦寒清热易伤胃，用量应控制在10g以内，防其苦寒亦可选伍和胃的神曲、木香、生鸡内金、砂仁、陈皮之类温胃消食。

18 冠心病心衰（真武汤）

任某，男性，60 岁。

【病史】

患者素有冠心病史，入冬以来经常感冒。1 周来低热不解，体温37.5℃上下，有汗心悸，喘息难卧，胸膈不舒，面浮肢肿，纳差尿少，头眩晕，身瞤动，振振欲擗地，形寒便溏。在某医院急诊留观，诊为"冠心病心力衰竭"，强心利尿，输液 3 天，喘息浮肿加重，要求加服中药而来院急诊，继续留观。

【检查】

苔薄白，根稍腻，质淡胖，脉沉细，尺微弱。体温 37.4℃，面目浮肿，面色苍白，下肢呈Ⅲ度凹性水肿。心肺听诊，无阳性体征发现。腹部无移动性浊音，肝大肋下 2 指，质地较硬，轻度触痛。心电图示：Ⅰ、aVL，$V_1 \sim V_5$ T 波倒置，前后侧壁广泛心肌缺血。

【辨证】

水为至阴，其本在肾，水唯畏土，其制在脾。脾虚失健，土不制水而反克，肾亏气化失司，水无所主而妄行，小溲不利，发为水肿。水气凌心遂有胸憋喘息，心悸眩晕之苦。脾阳不振而致身瞤动，欲擗地，纳差便溏之征。阳虚不足必有形寒，风寒未除而见低热。苔薄白，风寒阳虚均可见之；根稍腻，水气内停之故；质淡胖，脉沉细，尺微弱均系阳损之征。本案证属阳衰水停，表里俱病，位于心、脾、肾三脏。

【诊断】

中医诊断为胸痹心衰，脾肾阳虚，水气凌心证。西医诊断为冠心病心力衰竭。

【治法】

温肾健脾，利水宁心，宗《伤寒论》"真武汤"方意加减。

【处方】

桂　枝 10g	云　苓 15g	白　术 10g	鹿角霜 15g
白　芍 10g	泽　泻 10g	桔　梗 5g	槲寄生 15g
黄　精 10g	川　芎 10g	生黄芪 10g	车前草 30g

【结果】

上方每日 1 剂，水煎分 2 次服。连服 7 剂，低热退净，尿量倍增，浮肿祛其大半，喘息心悸遂有所减。阳气来复，水气渐退，守法再进，上方加薤白 10g，蛇床子 10g，炒葶苈子 10g，葛根 10g，续服 14 剂，浮肿退净，食纳转香，二便通调。嘱服"补心气口服液""正心泰胶囊" 1 个月，巩固其效。

【按语】

仲景创"真武汤"，用其温阳利水，为阳衰水停的效方，虑及附片温燥而用鹿角霜代之，既温而不燥，又能通阳，助利水气。本案又有脾阳不振，运化失健之证，投生黄芪、泽泻补充真武汤健脾之不足，成为脾肾双温方。风寒表证仍有，汗出而低热不解，伍入桂枝汤之意调和营卫。桔梗、川芎宣肺透窍，可开鬼门，车前利尿祛湿，可洁净腑，利于水气外泄而退浮肿。张介宾强调阴阳互根，调其平衡，有"阴中求阳"之训。两味强心药，黄精助脾阴，槲寄生滋肾阴，均为增效之特殊配伍。退水气之关键在于温通，故复诊时再配薤白头和蛇床子。葶苈子强心利尿，但其润肠对便溏不宜，故炒用且伍入具强心作用并能止泻的葛根。配方之妙尽在于此。心衰控制宜投"补心气口服液"和"正心泰胶囊"，固本防复。

━━━━━━━━━━━━━━ 解读 ━━━━━━━━━━━━━━

冠心病心衰亦称为充血性心力衰竭，是指各种原因导致心脏泵血功能受损，心排血量不能满足全身组织基本代谢需要的综合征，主要表现为呼吸困难、活动受限和体液潴留等。属中医"喘证""水肿""心悸"等范畴。

（1）分清虚实

一是患病年限。患者60岁，素有冠心病史。二是发病原因。既往宿痰，加之入冬以来经常感冒。三是临床症状。低热不解，有汗心悸，喘息难卧，胸膈不舒，面浮肢肿，纳差尿少，头眩晕，身瞤动，振振欲擗地，形寒便溏。四是舌脉表现。质淡胖，苔薄白，根稍腻，脉沉细，尺微弱。五是心电图示：Ⅰ、aVL，$V_1 \sim V_5$ T波倒置，前后侧壁广泛心肌缺血。综上分析，本案应辨为本虚标实证。

（2）辨证选方

脾肾阳虚，土不制水，气化失司，水无所主，小溲不利，发为水肿；水气凌心遂有胸憋喘息，心悸眩晕之苦；脾阳不振而致身瞤动，欲擗地，纳差便溏之征；阳虚不足必有形寒，风寒未除而见低热；质淡胖，苔薄白，根稍腻，脉沉细，尺微弱系阳损水停。本案表里俱病，位于心、脾、肾三脏，西医诊断为冠心病心力衰竭；中医诊断为胸痹心衰，属脾肾阳虚，水气凌心证，宗《伤寒论》真武汤加减，温肾健脾，利水宁心。

（3）处方加减

真武汤（茯苓、芍药、白术、生姜、附子），功用温阳利水，主治阳虚水泛证，沈师认为本案正合其证。方中茯苓利水渗湿，使水邪从小便而去，白术健脾燥湿，白芍敛阴舒筋以解筋肉瞤动，鹿角霜易附子，加桂枝，温心肾，暖脾土，通胸阳；加生黄芪、泽泻健脾利湿，桔梗、川芎宣肺透窍，车前利尿祛湿，利于水气外泄而退浮肿；黄精助脾阴，槲寄生滋肾阴，阴中求阳；生姜虽可祛水气，利膀胱，但辛散温通，不利热除，故去之。

（4）妙用药对

一是茯苓、白术。茯苓味甘而淡，甘则能补，淡则能渗，功擅渗湿而益脾，药性平和，既可祛邪，又可扶正，利水而不伤正气，实为利水消肿之要药。白术甘温补中，苦温燥湿，既长于补气以复健运，又能燥湿利尿以除湿邪，多用于脾虚湿困而偏于虚证者。二者合用，一燥一渗，运利结合，既健脾利水，又宣散水湿。

二是桔梗、川芎。桔梗辛散苦泄，质轻升浮，为"舟楫之剂"，善宣开肺气，化痰利气。《本经逢原》言："上升清肺气，利咽喉，为肺引经。"川芎辛温而燥，善于行走，活血行气，祛风止痛，上行头目，下行血海，升阳气，祛湿气，味辛升散而不守。二药合用，可开鬼门，宣肺透表，使肺气得宣，营卫调和，以求"上焦得通，濈然汗出"。

三是黄精、槲寄生。黄精味甘性平，补气养阴，健脾，润肺，益肾，使五脏调和，肌肉充盛，骨髓坚强，《日华子本草》曰："补五劳七伤，助筋骨，生肌，耐寒暑，益脾胃，润心肺。"药理研究显示其可增加冠脉流量，降低血脂及减轻冠状动脉粥样硬化程度。槲寄生味苦甘性平，苦能燥，甘能补，祛风湿，又长于补肝肾、强筋骨。药理研究显示其注射液对冠状血管有扩张作用，并能减慢心率。二药合用，一助脾阴，一滋肾阴，强心增效。

（5）注意事项

一是方中葶苈子泻肺平喘，利水消肿，有生用和炒用之别。一般生用治疗急性咽炎，但易致腹泻，其外壳的毛易引起咳嗽；炒用强心利尿，能使心肌收缩增加，心率减慢，增加输出量，降低静脉压，但其润肠对便溏不宜，故炒用宜伍入具强心作用并能止泻的葛根。二是严格限制患者下床活动，体位以半卧位为宜，增加休息时间。三是饮食要清淡，以低盐、低脂肪、低胆固醇、低热量、多纤维素为宜，避免膏粱厚味，暴饮暴食。

（6）临证体悟

一是辨别虚实。心衰患者由于心脏疾病长时间的发展，心气受损，进而伤及心阳。从心衰的病机来看，总以气、阳虚为本，血瘀、水饮停聚为标；气虚运血无力或阳虚鼓动无力，气化无权，可致血行不畅，水饮内停。血与水关系密切，"血不利则为水"，瘀水互结，更加郁遏阳气而形成恶性循环，出现本虚标实，虚实夹杂的证候。

二是四大治法。益气，用人参、党参、黄芪大补元气，通利血脉；温阳，用鹿角霜、肉桂、淫羊藿、补骨脂振奋心阳，温养肾气；利水，用汉防己、泽泻、猪苓、车前草利水消肿；化瘀，用桃仁、红花、川芎、苏木活血化瘀，和营通脉。心衰患者病至后期，大多阴阳两虚，甚者出现心阳欲脱之证，急当回阳救逆固脱，选用参附汤、参附龙牡汤、生脉饮等方。

19 冠心病心肌梗死（四逆加参汤）

杨某，男性，52岁。

【病史】

患者确诊冠心病近载。晨起便干用力，突然心痛剧烈，有压缩感，胸憋窒息，大汗淋漓，四肢厥逆。来院急诊救治。

【检查】

苔薄白，质淡胖，脉微欲绝。体温35.0℃，面色苍白，汗出如珠，四肢厥冷。血压70/40mmHg，心区听诊，心率102次/分，第一心音减弱。急查心电图示：Ⅱ、Ⅲ、aVF ST段明显抬高，弓背向上。验血白细胞$10×10^9$/L，中性粒细胞90%，血沉36mm/h，转氨酶180U/L。

【辨证】

元阳暴脱，阳衰阴盛而有心痛、油汗、厥逆、脉微之变，属危重症。

【诊断】

中医诊断为胸痹心厥，亡阳脱证。西医诊断为急性下壁心肌梗死。

【治法】

回阳救逆，急投《伤寒论》"四逆加参汤"加味。

【处方】

生白芍10g　　　干　姜15g　　　炙甘草10g　　　白人参100g^{浓煎兑服}

五味子10g　　　煅龙骨30g　　　三七粉6g^冲　　　制附片30g^{先煎半小时}

参附注射液60mL加入10%葡萄糖液中静滴，每分钟低于60滴，小壶每半小时注入参附注射液4mL，直至血压回升。

隔盐灸神阙，艾条灸关元，针刺内关双侧，用补法。

【结果】

上方 1 剂急煎，顿服，2～4 小时服 1 煎。1 小时后心痛开始缓解，大汗减少。血压回升到 90/60mmHg。汤剂改为 6 小时服 1 煎，参附注射液 60mL 稀释静滴维持，针灸每天 2 次。24 小时后血压 120/80mmHg，四肢回暖，面色返红，心痛已轻，汗出也止。每天参附注射液 60mg 稀释静滴 1 次，针灸 1 次，汤剂白人参减为 15g 另煎，每日 1 剂，水煎分 2 次服。静卧留观 14 天，查血象、心电图均已复常，要求出院，嘱每天西洋参 3g 煎饮送三七粉 3g，坚持长服，以防再梗。

【按语】

"四逆散[①]" 回阳急救首方，此案心肌梗死合并心源性休克，系亡阳脱证，适宜"四逆汤"救脱，故用原方且增其量，以便集中药力，力挽脱证。四逆加参合入"独参汤"之意，固脱之力骤增，必须重用人参，浓煎兑服方效。本案用独参 100g，甚至可达 200～300g，否则力薄难固。方中佐入白芍、五味、龙骨三味收涩之品，以敛耗散气阳，救脱危证，一面回其阳，一面敛其散，系有效之举。用三七粉旨在止痛，痛缓有利于患者情绪稳定。病情危急，汤剂难以应急，可用参附注射液静滴，其效立竿见影，急症急用；针灸固脱也具疗效，辅以灸回阳要穴神阙、关元，补升压验穴内关，针药兼施，发挥中医应急之优势。

①注：散应为汤，据方义改。

解读

冠心病心肌梗死系心肌缺血性坏死，是冠状动脉病变进一步发展的严重病证，临床表现为剧烈而持久的胸骨后疼痛，伴心悸、水肿、肢冷、喘促、面色苍白等症状，甚至危及生命。属中医"胸痹心痛""真心痛"等范畴。

（1）分清虚实

一是患病年限。患者 52 岁，确诊冠心病近载。二是发病原因。病久伤阳，阳不化阴。三是临床症状。突然心痛剧烈，有压缩感，胸憋窒息，大汗淋漓，四肢厥逆，晨起便干用力。四是舌脉表现。质淡胖，苔薄白，脉微欲绝。五是心脏听诊。心率102次/分，第一心音减弱。六是心电图显示：Ⅱ、Ⅲ、aVF ST 段明显抬高，弓背向上。综上分析，本案应辨为阳脱证，属危重症。

（2）辨证选方

元阳暴脱，失于温振鼓动；阳衰阴盛，胸阳不展，寒凝心脉，不通则痛，故突然心痛剧烈；元阳暴脱，阳衰阴亡，阳不敛阴，阴津外泄，故见油汗；阳气不能温煦周身四末，故见厥逆；不能鼓动血行，故有脉微之变，属危重症。西医诊断为急性下壁心肌梗死；中医诊断为胸痹心厥，属亡阳脱证，急投《伤寒论》四逆加参汤加味，回阳救逆。

（3）处方加减

四逆汤（附子、干姜、甘草），功用回阳救逆，主治心肾阳衰寒厥证。沈师认为此案心肌梗死合并心源性休克，系亡阳脱证，宜用"四逆汤"救脱，但原方应增其量，集中药力，力挽脱证。方中附子温壮元阳，破散阴寒，回阳救逆；干姜温中散寒，助阳通脉；炙甘草益气补中，缓姜、附峻烈之性，调和药性，使药力作用持久，加白人参大补元气；白芍、五味、龙骨三味以敛耗散气阳，用三七粉活血止痛，有利于患者情绪稳定。

（4）妙用药对

一是附子、干姜。附子大辛大热，入心脾肾经，上助心阳、中温脾阳，下补肾阳，为"回阳救逆第一品药"。干姜辛热燥烈，主入脾胃而长于温中散寒、健运脾阳，为温暖中焦之主药，又入心脾肾经，有温阳守中，回阳通脉之效。二药合用，一温先天以生后天，一温后天以养先天，相须为用，相得益彰，温里回阳之力大增。

二是五味子、煅龙骨。五味子味甘酸性温，归心肾肺经，其皮味甘，其核苦辛，而酸味独胜，五味俱全，上能敛肺而止咳，下能滋肾而摄精，外能收敛止汗，内能益气而生津，为固肾益肺之要药。龙骨味甘涩，性平微寒，质重沉降，入心肝经，可镇惊安神，平肝潜阳，收敛固涩，而煅龙骨能增强收涩固脱之功。二药合用，上可敛阴，下可固涩，煅龙骨得五味子涩而不滞，敛而不燥，相得益彰，以敛耗散气阳，救脱危证。

（5）注意事项

一是卧床休息，保持环境安静，减少探视，防止不良刺激，解除焦虑，持续吸氧。二是病情危急，汤剂难以应急，可用参附注射液静滴，急症急用；针灸固脱也具疗效，辅以灸回阳要穴神阙、关元，补升压验穴内关，针药兼施。三是气候的寒暑晴雨变化，对本病的发生、发展有明显的影响，注意空气流通，做到寒温适宜。

（6）临证体悟

一是回阳固脱。患者若出现心胸绞痛，面色苍白，大汗淋漓，四肢厥冷，脉微欲绝，系阴竭阳亡，急用独参汤灌胃或鼻饲；或参附注射液 50mL，不加稀释直接推注，每 15 分钟 1 次，直至阳气恢复，四肢转暖，改用参附注射液 100mL 继续滴注；待病情稳定后，改用参附注射液 100mL 加入 5% 或 10% 葡萄糖注射液 250mL 中静脉滴注，直至病情稳定，慢慢频服四逆散合生脉散口服液，益气救逆。

二是治病求本。冠心病心肌梗死系心脏血行瘀滞，胸阳痹阻，心脉不通相应部位所致，由于阻塞部位和程度的不同，所以表现出不同的临床症状。因此，在辨证治疗的基础上，选用蝮蛇抗栓酶、丹参注射液、血栓通、川芎嗪等活血中药，这些药物具有一定程度的抗凝和溶栓作用，并可扩张冠状动脉，提高疗效。

20 病毒性心肌炎（炙甘草汤）

杨某，男性，16岁。

【病史】

患儿2年前严冬，汗出当风，染上流感，引发病毒性心肌炎。中西药并治，发热消退，流感亦愈，唯心悸气短依存，每遇劳累感冒加重，精神渐差，体力渐降，四肢不温，晨起浮肿，纳谷不香，久经药治，未能根治。

【检查】

苔薄白，脉结代。面色不华，精神不振，自诉经常心区隐痛，头晕乏力。心脏听诊心音减弱，心率91次/分，心律不齐，心尖区Ⅱ级SM杂音。验血心肌酶谱，AST（谷草转氨酶）、CK（肌酸激酶）、LDH（乳酸脱氢酶）均增高。心电图示：窦性心动过速，频发室性早搏，呈二联律。

【辨证】

心气虚损，心阳不振而见心痛气短、心悸乏力；阳虚下陷而致头晕；心阳累及脾运而有肢冷纳差；虚不运水，晨起浮肿。苔薄白，脉结代，阳衰气损之征。本案邪毒伤正，累及心脾，气虚阳衰之患。

【诊断】

中医诊断为心悸，心气衰损，脾失健运证。西医诊断为病毒性心肌炎。

【治法】

补益心气，健运脾阳。仲景《伤寒论》有训："心动悸，脉结代，炙甘草汤主之。"

【处方】

党　参10g	当　归10g	麦　冬10g	补骨脂10g
桂　枝10g	生黄芪10g	黄　精10g	炙甘草10g
川　芎10g	木　香10g	山　楂15g	琥珀粉3g[冲]
石　韦10g	云　苓10g	泽　泻10g	

【结果】

上方每日1剂，水煎分2次服。连服7剂，心悸缓解，心痛解除，精神好转，纳谷增加，浮肿如旧。心气渐充，心阳始振，法证相当，守法易药，去炙甘草，加三七粉3g冲服，再进7剂。浮肿减退，心悸已轻，结代脉已少。原方5剂量，共研细末，装入1号胶囊，早晚各服5粒，共服近4个月，复查心肌酶谱、心电图，全部正常，家长不放心，又做24小时动态心电图也属正常，带补心气口服液去澳大利亚上学。

【按语】

"炙甘草汤"为治心动悸、脉结代效方，临床屡见报道，但原方不变，其效有限，主要加强补气养血及温通之力。如本案佐入生黄芪、黄精、当归及桂枝、补骨脂即为此意。炙甘草会影响退肿，投7剂虽效，但浮肿不退，复诊时去之，代以三七粉，既可养心缓急，又不碍浮肿。琥珀和血养心，利于退肿。木香、山楂健脾和胃，恢复脾运而增食欲；云苓、泽泻渗湿退肿；川芎、石韦调畅升降气机，专止心悸。全方不失炙甘草汤补气养血，缓急复脉方意，又据证调配。此乃遵古而不泥古，唯有创新其效更显。

―――――――――――― 解读 ――――――――――――

病毒性心肌炎是由病毒引起的心肌炎症，病变范围不等，严重程度不一，有自愈倾向，也有严重者可导致急性心力衰竭甚至猝死，反复发作者可发展为扩张型心肌病，临床主要表现为心悸、胸闷、气短、乏力、心律失常等症，多发于青少年及中年人。属中医"心悸""胸痹"范畴。

（1）分清虚实

一是患病年限。患者 16 岁，患病毒性心肌炎 2 年余。二是发病原因。汗出当风，染上流感而引发。三是临床症状。心悸气短，精神不振，头晕乏力，晨起浮肿，纳谷不香，面色不华，四肢不温。四是舌脉表现。苔薄白，脉结代。五是心肌酶谱。AST、CK、LDH 均增高。六是心电图示：窦性心动过速，频发室性早搏，呈二联律。综上分析，本案应辨为虚证。

（2）辨证选方

心气虚损，推动无力，心阳不振，不能温养心脉，故见心痛气短、心悸乏力；心脾阳衰，健运失职，故头晕、精神不振、肢冷纳差、晨起浮肿；苔薄白，脉结代，属阳衰气损，无力鼓动血脉，脉气不相接续之征。本案邪毒伤正，累及心脾，西医诊断为病毒性心肌炎；中医诊断为心悸，属心气衰损，脾失健运证，用《伤寒论》炙甘草汤加减，补益心气，健运脾阳。

（3）处方加减

炙甘草汤（炙甘草、生姜、桂枝、人参、生地黄、阿胶、麦冬、麻仁、大枣），功用益气滋阴，通阳复脉，主治阴血阳气虚弱，心脉失养证之心动悸、脉结代。沈师认为本方甚贴其证，用党参易人参，佐入生黄芪、黄精、当归及补骨脂，加强补气养血及温通之力；炙甘草补气健脾，复脉益心；麦冬养心阴，清心热，除烦安神；琥珀和血养心；木香、山楂健脾和胃增食欲；云苓、泽泻渗湿退肿；川芎、石韦调畅升降气机，专止心悸；复诊加三七粉，既可养心缓急，又不碍浮肿。生姜辛行温通，易于发散；生地黄、阿胶、麻仁、大枣虽可滋心阴，养心血，但过于厚味滋腻，不利于复脉退肿，故去之。

（4）妙用药对

一是炙甘草、桂枝。甘草甘缓，性平冲和，补脾益气，祛痰止咳，缓急止痛，益阴生阳，调和诸药，而炙甘草药性微温，补气健脾，复脉益心。桂枝味辛甘性温，行里达营，能助心阳，通血脉，止悸动。《本草备要》曰："温经通脉，发汗解肌。"二药合用，专入心营，辛甘相资，助阳而不燥，补营而不寒，养心血，益心气，通心阳，善治心悸，脉结代诸症。

二是茯苓、泽泻。茯苓味甘淡性平，淡渗利湿，兼有助脾运化之功。泽泻甘淡而寒，利水渗湿，泄热通淋，善逐三焦、膀胱之水。茯苓得泽泻，利水除湿之功倍增；泽泻得茯苓，利水而无伤脾气。二药合用，相须相使，一上一下，泻中有降，利中有补，可使中焦得运，水道通调，水湿之气从上顺下，出于膀胱之腑，可用于一切水湿停留之证。

三是川芎、石韦。川芎辛散温通，既能活血化瘀，又能行气止痛，为"血中之气药"，具有通达气血功效，故治气滞血瘀之胸胁、腹部诸痛。石韦药性寒凉，既可清利膀胱而通淋，又可凉血止血，专治膀胱湿热见小便淋沥涩痛诸淋者，利尿强心。二药合用，一则引入心经，二则使邪从尿泄，一温一凉，一升一降，调畅气机，专止心悸。

（5）注意事项

一是本方用药偏温，阴虚内热者慎用。二是患者应注意休息，有心脏扩大并有心功能不全者，应严格控制活动，绝对卧床休息，直至心肌病变停止发展，心脏形态恢复正常，才能逐步增加活动量；如出现胸闷、胸痛、烦躁不安时，应在医生指导下用镇静、止痛剂。三是心肌炎反复发作者需长期服用激素，并要注意观察副作用和毒性反应，如高血压、胃肠道消化性溃疡及穿孔、出血等。

（6）临证体悟

一是分期论治。病毒性心肌炎是由于病毒感染所致心肌的急性或慢性局限性或弥漫性的炎症改变。早期毒邪较盛，正气未虚，治宜清热解毒，健脾和胃，方选银翘散加减，佐透窍的桔梗，利湿的车前草；中期中气不足，余毒尚存，治宜益气健脾，兼清余热，方选补中益气汤加减；后期气阴亏虚，痰瘀阻络，治宜益气养阴，祛痰化瘀，方选炙甘草汤合血府逐瘀汤加减。病毒性心肌炎往往病情缠绵，容易复发，治疗切不可以一时之效而随意停药，即使症状全部消失，也要坚持服药3个月，定期复查，预防感染，达到最终康复。

二是复脉要药。甘草甘平柔润，补而不峻，归心肺脾胃经，功用补脾益气，祛痰止咳，缓急止痛，清热解毒，调和诸药。本方中用炙甘草，以其擅补心气，可"安魂定魄"（《日华子本草》卷5），缓以定悸；并长于补中益脾，化生气血，滋后天之本以裕气血生化之源。主要用于心气不足而致结代，心动悸者，如《伤寒类要》单用本品，主治伤寒耗伤心气之心悸，脉结代；若属气血两虚，宜配伍补气养血之品，如炙甘草汤。然甘草有助湿壅气之弊，湿盛胀满、水肿者不宜使用；大剂量久服可导致水钠潴留，引起水肿。

21 高血压性心脏病（生脉散）

贺某，女性，51岁。

【病史】

患者既往高血压病史近10年，血压经常在(180～190)/(100～120)mmHg之间波动，服北京降压0号，血压维持在140/90mmHg左右，一旦停药，血压又升，长服牛黄降压丸、脑立清、菊明降压丸等中成药，疗效平平。近半年来工作紧张，经常加班加点，十分疲劳。自觉胸闷发憋，心慌气短，眩晕耳鸣，时时欲仆，心烦性躁，手心汗出，午后烘热，食纳不香，其苦难言，由病友介绍来门诊求治。

【检查】

苔薄黄，质淡红，脉沉细数。形体消瘦，面色潮红。血压150/100mmHg。心脏听诊主动脉瓣区第二心音亢进，闻及Ⅲ级SM杂音。胸片示：主动脉弓屈曲延长，左室肥大，心脏呈靴形。心电图示：左室肥厚（$RV_5+SV_1 > 35mm$，Ⅰ，aVL，V_5 ST段下移，T波平坦）。

【辨证】

本案久病致虚。气虚失健，心慌气短，神疲纳少。阴虚亏损，烘热性躁，眩晕耳鸣，苔黄质红。血不养心，烦而手汗，气虚鼓动无力，胸憋发慌，脉沉而细。病在心脾两经，因于气阴双亏。

【诊断】

中医诊断为眩晕心悸，气阴两虚，虚火上亢证。西医诊断为高血压性心脏病。

【治法】

益气养阴，清心宁神，投《内外伤辨惑论》"生脉散"加味。

【处方】

麦 冬 15g	五味子 10g	草决明 30g	珍珠母 30g
葛 根 10g	野菊花 10g	净连翘 10g	琥珀粉 3g[冲]
云 苓 15g	西洋参 3g[另煎兑服]		

【结果】

上方每日 1 剂，水煎分 2 次服。连服 14 剂，血压降至 140/90mmHg，胸憋心悸明显缓解，食纳仍差，烘热依存。气虚渐复，阴亏未充，脾乃失健，再增滋阴健脾之力，原方加知母 10g，莱菔子 10g，续进 7 剂。自服 10 剂，烘热消失，食纳增加，眩晕耳鸣显减，血压降至 130/90mmHg，效不更方，每剂仍煎 2 次，每晚只服 1 次。半月后复诊，心悸已轻，血压一直稳定在 130/90mmHg 以下，已停服降压 0 号。上方加三七粉 6g，5 剂量，研细末装入 1 号胶囊，早晚各服 5 粒，坚持长服，巩固疗效，未再复诊。

【按语】

"生脉散"原名"生脉饮"，仅三味组方。人参益气，麦冬养阴，五味酸敛气阴，为气阴双补的效方，药精力宏，与本案证情贴切。其加味者有二则：阴虚生内热，以连翘、琥珀清心；野菊花、草决明、珍珠母清肝。脾失健运，投云苓、葛根健脾和胃，增其食欲。复诊时针对烘热纳呆，伍入知母，加大滋阴清热之功；莱菔子和胃消食，并助降压，再进获效。配以三七养血强心，丸剂缓图，以求防复。

莱菔子有明显的降压功效，消食导积并不破气，与参同用相助而不恶，已被临床所证实。本案加入莱菔子，血压一直平稳，停西药亦未反跳便是明证。可见高血压眩晕绝非"水不涵木""肝阳肝风"之一端。中医降压有疗效优势，但不能固守一方一法，重在辨证为要。

解读

高血压性心脏病是指由高血压引起的心脏长期负荷增高，以及与高

血压有关的血管紧张素Ⅱ、儿茶酚胺等因子过多综合作用下，所致的以左心室肥厚和扩张为主要特征的心脏病，临床常表现为呼吸困难、头晕、胸闷、咳粉红色泡沫痰等症状，如病情得不到控制会进一步出现水肿、少尿、肝大等，最终导致心力衰竭，严重威胁患者的生命健康。属中医"胸痹""怔忡""心悸""喘证"等范畴。

（1）分清虚实

一是患病年限。患者51岁，既往高血压病史近10年。二是发病原因。长期血压升高，近半年工作紧张，经常加班加点，十分疲劳。三是临床症状。自觉胸闷发憋，心慌气短，眩晕耳鸣，时时欲仆，心烦性躁，手心汗出，午后烘热，食纳不香。四是舌脉表现。质淡红，苔薄黄，脉沉细数。五是心脏听诊。主动脉瓣区第二心音亢进，闻及Ⅲ级 SM 杂音。六是胸片显示。主动脉弓屈曲延长，左室肥大，心脏呈靴形。七是心电图示：左室肥厚（$RV_5+SV_1 > 35mm$，Ⅰ，aVL，V_5 ST 段下移，T 波平坦）。综上分析，本案应辨为虚证。

（2）辨证选方

本案病久，气阴两虚，气虚无以行血，阴虚则脉络不利，故见胸憋发慌；气虚失健，心慌气短，神疲纳少；阴虚亏损，虚火上炎，故烘热性躁，苔黄质红；阴血亏虚，不能上荣，阳亢于上，故眩晕耳鸣；血不养心，烦而手汗，气虚鼓动无力，脉沉而细。病在心脾两经，西医诊断为高血压性心脏病；中医诊断为眩晕、心悸，属气阴两虚，虚火上亢证，投《内外伤辨惑论》生脉散加味，益气养阴，清心宁神。

（3）处方加减

生脉散（人参、麦冬、五味子），功用益气生津，敛阴止汗。沈师认为本案气阴两虚，用西洋参易人参益气生津，麦冬甘寒养阴，五味酸敛气阴，使气复津生，汗止阴存，药精力宏；阴虚生内热，加连翘、琥珀清心；野菊花、草决明、珍珠母清肝；脾失健运，投云苓、葛根健脾和胃，增其食欲；复诊时伍入知母，针对烘热纳果，加大滋阴清热之功；莱菔子和胃消食，并助降压；配以三七养血强心，丸剂缓图，以求防复。

（4）妙用药对

一是西洋参、麦冬。西洋参味甘，补心气，益脾气，药性偏凉，兼能养心阴，滋脾阴，既可补气养阴，又可清热生津，治疗气阴两虚之心悸心痛，失眠多梦。麦冬味甘微苦性寒，归肺胃心经，养心阴，清心热，兼能除烦安神，可用于心阴虚有热之心烦，健忘，心悸怔忡。二药合用，补心气，养心阴，清心热，益气养阴之功益彰。

二是菊花、珍珠母。菊花味甘苦性微寒，体轻达表，气清上浮，甘寒养阴，苦寒泄热，清宣疏泄，善祛风热，清肝泻火，平肝明目。珍珠母味咸性寒，入心肝经，寒能清热，平肝潜阳，既清肝火，又补肝阴；质重镇怯，有镇惊安神之功。二药合用，清肝明目，且可清热，用于肝阳上亢，风热上攻，头目眩晕，头痛目赤。

（5）注意事项

一是本方峻补，若属外邪未解，或暑病热盛，气阴为伤者，不宜使用。二是莱菔子有明显的降压功效，消食导积不破气，与参同用相助而不恶；莱菔子降压生用效果更好，若患者腹泻，则应慎用。三是本病注意控制饮水量与盐分摄入。

（6）临证体悟

一是中西配合，发挥各自优势。治疗高血压性心脏病，不仅要强调降压，更要重视心脏功能、心脏损伤的康复。一般而言，西药虽然短期控制血压疗效迅速，但副作用大，而且停药之后绝大多数患者血压反弹；中药控制血压作用缓慢而持久，不适症状减轻或消失，而且可干预心室的重构，其远期疗效优于西药。因此，重视中西配合，发挥各自所长，为防治高血压性心脏病提供了一条新的路径。

二是痰瘀同治，贯穿治疗始终。高血压性心脏病病程较长，病变复杂，往往"久病入络"，瘀阻心经络脉；同时"久病必虚"，阴阳失调，可致脂质代谢紊乱，水谷精微运化传导失常，痰浊内生，痰瘀互结，临床即可出现左室肥厚、动脉粥样硬化、冠心病等病理改变。因此，治疗高血压性心脏病离不开祛痰化瘀。常用的活血化瘀药如蒲黄、丹参、葛根、赤芍、牡丹皮、川芎、红花等，祛痰化浊药如苍术、白术、茯苓、泽泻、决明子等，这些药物不仅有一定的降压作用，而且具有良好的调脂、抗动脉粥样硬化的功效，这对防治高血压性心脏病损害肯定是有益的。

三是治病求本，注重滋水涵木。高血压性心脏病一般多见于老年人，患者多情志失调，肝肾不足，水不涵木，阴亏于下，阳亢于上，给予"滋水涵木"，常用杞菊地黄汤加减治疗。首先用枸杞子、生地黄、黄精滋补肝肾之阴，补而不腻；其次水不涵木，阳亢于上，用夏枯草、珍珠母、白菊花清肝平肝潜阳；最后用生杜仲、桑寄生从阳求阴，增加滋阴之力。全方紧扣肝肾阴虚证类，病情稳定，丸药缓图，以防复发。中医辨证论治不在于单纯降低血压和对症治疗，而重在调整机体的阴阳平衡，消除高血压性心脏病发生和发展的内在原因，从而提高临床疗效。

22 风湿性心脏病（苓桂术甘汤）

尹某，女性，32岁。

【病史】

患者患有风湿性关节炎，病史逾5载。近年关节酸楚虽有所缓，但经常胸憋心悸，劳累生气后更显，甚则脘胀浮肿，眩晕气短，唇色发紫，动则更甚，小便减少，食纳不振，腑行尚调。曾在某医院诊为"风湿性心脏病，心功能Ⅱ级"，长期服地高辛维持，服过复方丹参滴丸、地奥心血康等中成药效果不显，气短加重而停服。经病友介绍来门诊求治。

【检查】

苔白滑，质淡白，脉沉细。面色不华，两颧潮红。唇爪较紫，面部下肢轻度凹陷性水肿。心脏听诊，心率86次/分，心尖区闻及Ⅲ级双期杂音。胸片示：心影增大，呈梨状。心电图示：P波明显增宽。

【辨证】

脾阳不振，脾失健运，水湿内停而见脘满浮肿，气短乏力，动则尤甚，纳谷减少。水气凌心而见心悸胸憋，中阻水湿，清阳难升而见头晕目眩，唇紫爪青，饮停于内，中州不能气化而见小便不利。苔白滑，痰饮之征，质淡白，阳虚之象，脉沉细，脾虚无疑。本案痰饮为患，阳衰失健，病在心、脾、膀胱。

【诊断】

中医诊断为痰饮，脾阳不振，水湿内停证。西医诊断为风湿性心脏病（联合瓣膜病，Ⅱ°心力衰竭）。

【治法】

健脾利水，温阳化饮，宜《金匮要略》"苓桂术甘汤"去甘草加味。

【处方】

桂　枝 10g	云　苓 10g	泽　泻 10g	炒白术 10g
川　芎 10g	生黄芪 15g	泽　兰 10g	全瓜蒌 30g
薏苡仁 10g	干　姜 10g	扁豆衣 5g	仙鹤草 10g

【结果】

上方每日1剂，水煎分2次服。连服7剂，小便明显增加，浮肿减退，食纳转香，仍有胸憋心悸，眩晕口干，苔脉如旧。化饮之力明显，温阳之功不足，用干姜口干，恐其温燥而易薤白，加白芥子10g，续投7剂。诸症俱减，加生杜仲10g，桑寄生10g，改为每晚服1煎，连服近月，自觉已无恙，要求改服成药。以上方加西洋参3g，三七粉6g，5剂量共研细末，装入1号胶囊，早晚各服6粒。嘱其坚持长服，稳定情绪，避免感冒劳累，忌口咸食。后病友转告，一直稳定，已正常工作。

【按语】

张仲景在《金匮要略》中论及"病痰饮者，当以温药和之""短气有微饮，当从小便去之"，并组"苓桂术甘汤"为温阳化饮之主方。临床验证依然有效。辨证关键有三：阳虚、失健、停饮也。甘草有留钠停饮之虑故去之。其加味也从三处着手：一是生黄芪、扁豆衣、仙鹤草助脾运，干姜温阳气（后因口干易用薤白）；二是以川芎、生黄芪升清阳；三是以泽泻、泽兰、瓜蒌利水饮，此乃升清降浊，排出痰饮。伍用白芥子以其温性助阳，又可祛除经络之痰浊，而兼顾关节酸楚。杜仲、桑寄生从肾助脾，且能祛风湿强筋骨，对久痹有效。换散剂时加入西洋参、三七，既补气养血图其本，又强心健运治其心，为通治各类心脏病取效的药对。宿病痼疾最应图本巩固，防其复发。

———————————————— 解读 ————————————————

风湿性心脏病，是指由于风湿热引起心脏瓣膜损害而形成的心脏瓣膜病，临床表现轻者可无明显症状，严重者会出现气短、胸闷、心悸、乏力、咳嗽、粉红色泡沫样痰及水肿等，永久性治愈比较困难。属中医"痰饮""心悸"范畴。

（1）分清虚实

一是患病年限。患者32岁，有风湿性关节炎病史逾5载。二是发病原因。劳累、生气后，症状更加明显。三是临床症状。胸憋心悸，脘胀浮肿，眩晕气短，唇色发紫，动则更甚，小便减少，食纳不振，腑行尚调。四是舌脉表现。质淡白，苔白滑，脉沉细。五是胸片显示：心影增大，呈梨状。六是心电图示：P波明显增宽。综上分析，本案应辨为虚实夹杂证。

（2）辨证选方

脾阳不振，健运失职，水湿内停见脘满浮肿，气短乏力，纳谷减少；水气凌心见心悸胸憋；水湿中阻，清阳难升见头晕目眩，唇紫爪青；饮停于内，气化不利见小便不利；质淡白，苔白滑，脉沉细，为脾虚痰饮之征。西医诊断为风湿性心脏病（联合瓣膜病，Ⅱ°心力衰竭）；中医诊断为痰饮，属脾阳不振，水湿内停证，宜《金匮要略》苓桂术甘汤去甘草加味，健脾利水，温阳化饮。

（3）处方加减

苓桂术甘汤（茯苓、桂枝、白术、甘草），功用温阳化饮，健脾利湿，主治中阳不足之痰饮。沈师认为本案辨证关键有三：阳虚、失健、停饮也，用苓桂术甘汤非常贴切。方中重用甘淡之茯苓，健脾利水，渗湿化饮；桂枝温阳化气，平冲降逆；白术健脾燥湿；加生黄芪、扁豆衣、仙鹤草助脾运，干姜温阳气，川芎、生黄芪升清阳；泽泻、泽兰、薏苡仁、瓜蒌利水饮，排痰浊；伍用白芥子以其温性助阳，又可祛除经络之痰浊，而兼顾关节酸楚；杜仲、桑寄生从肾助脾，祛风湿强筋骨；换散剂时加入西洋参、三七，补气养血，强心健运；甘草有留钠停饮之虑，故去之。

（4）妙用药对

一是茯苓、桂枝。茯苓味甘而淡，甘以益脾培土，淡以利水渗湿，其补而不峻，利而不猛，治其生湿之源，使湿无所聚，痰无由生。桂枝辛甘而温，辛甘以助阳，甘温以化气，既可温扶脾阳以助运水，又可温肾阳、逐寒邪以助膀胱气化，而行水湿痰饮之邪，为治疗痰饮病、蓄水证的常用药。二药合用，一利一温，为温阳化气，利水平冲之常用组合。

二是西洋参、三七。西洋参味甘，补心气，益脾气，药性偏凉，兼能养心阴，滋脾阴，为治疗气阴两虚之心悸心痛，气短乏力的常用药。三七味甘微苦性温，功善止血妄行，又能化瘀生新，有止血不留瘀，化瘀不伤正的特点，并且有补虚强壮的作用。二药合用，既补气养血图其本，又强心健运治其心，为通治各类心脏病取效的药对。

（5）注意事项

一是重在预防与治疗链球菌感染。二是伴有心功能不全，应尽量卧床休息。三是饮食以低盐低脂肪饮食为宜，且要均衡营养，预防营养不良。四是方中干姜、白芥子均辛热燥烈，虽可温中散寒，健运脾阳，温暖中焦，但耗气伤阴，易使痰饮化热，故用量不宜过大。

（6）临证体悟

一是温阳利水。本案主要是由于脾阳不振，脾失健运，水湿内停而见脘满浮肿，气短乏力，动则尤甚，纳谷减少；水气凌心而见心悸胸憋；水湿中阻，清阳难升而见头晕目眩，唇紫爪青；饮停于内，气化不利见小便不利。治疗务以健脾化湿，温阳利水为大法，是为正治，临床常选用苓桂术甘汤加减治疗证属水气凌心型风湿性心脏病，配杜仲、桑寄生从肾助脾，补肾利水消肿。

二是随症加减。气虚者，常可选用人参、黄芪、白术等补气；血虚者，常可选用鸡血藤、当归等补血；阴虚者，常可选用麦冬、西洋参或玄参、沙参等滋阴；阳虚者，常可选用附子、桂枝、鹿衔草等温阳；水肿者，常可选用茯苓、车前草等利水消肿；血瘀者，常可选用川芎、丹参、赤芍、桃仁等活血化瘀；胸痛胸闷者，常可选用瓜蒌、薤白、木香、枳实等宽胸理气；纳差者，常可选用焦三仙、鸡内金、陈皮等健脾消食。

三是剔痰要药。白芥子味辛性温，既能散肺寒，通经络，化寒痰，逐水饮，治寒痰胸闷；又能温性助阳，可祛除经络之痰浊；还能温通经络，善散"皮内膜外"之痰，消肿止痛，治痰湿阻滞经络之肢体麻木或关节肿痛。《本草经疏》曰："白芥子味极辛，气温，能搜剔内外痰结及胸膈寒痰，冷涎壅塞者殊效。"但本品辛温走散，耗气伤阴，内服用量不宜过大，过量可引起呕吐、腹痛、腹泻，应中病即止。

23　肾性高血压（二仙汤）

曹某，男性，56 岁。

【病史】

患者患慢性肾小球肾炎已 6 年，查尿常有蛋白（＋）～（＋＋），偶有红细胞，每年体检查肾功能尚在正常范围，一直忌口咸食，谨防感冒，并常服六味地黄浓缩丸维持。近半年时常头眩项板，有发空感。血压始终高于 160/100mmHg，久服中西药，头晕可减，血压不降，腰酸腿软，时感形寒，失眠心烦，有时手心觉热，但四肢不麻，食纳尚可，小便不多，腑行较干。来门诊试治。

【检查】

苔薄黄，质淡胖，脉细数，尺部弱。血压 170/110mmHg，下肢轻度凹陷性水肿。心肺听诊无异常。验尿蛋白（＋＋），红细胞 5 ～ 10/HP，未见管型。血肌酐 1.2mg/dL，尿素氮 19mg/dL。

【辨证】

肾阳不足，气化不利，故尿少浮肿，腰酸形寒，舌质淡胖，尺部脉弱。肾阴亏损，阴虚内热，故手心觉热，心烦失眠，腑行发干，眩晕发空，舌苔薄黄，脉来细数。证属阴阳双虚，内热上炎，病位在肾，涉及心脾。

【诊断】

中医诊断为眩晕水肿，肾阳衰损，肾阴不足证。西医诊断为肾性高血压。

【治法】

温阳补肾，滋阴降火，守《上海经验方》"二仙汤"出入。

【处方】

巴戟天 10g	黄　柏 10g	淫羊藿 10g	蛇床子 10g
知　母 10g	当　归 10g	生杜仲 10g	桑寄生 10g
葛　根 10g	川续断 15g	车前草 30g	

【结果】

上方每日 1 剂，水煎分 2 次服。连服 7 剂，血压降为 150/100mmHg，眩晕颈强减轻，浮肿已消，腑行仍干，验尿蛋白（＋），红细胞 3～5/HP。舌苔如前，脉已不数，守方加益母草 10g，泽泻 10g，草决明 30g。自服 14 剂，血压降为 140/90mmHg，大便已润，验尿蛋白（±），红细胞 1～2/HP。嘱晨服"金匮肾气丸"6g，晚服上方 1 煎。2 个多月后，带病友就诊，称血压始终未高于 130/90mmHg，验尿已正常，验血肌酐 1.1mg/dL，尿素氮 17mg/dL，已无明显症状，苔薄白，脉弦细。停服汤剂，嘱仍服六味地黄浓缩丸，加正心泰胶囊善后。

【按语】

"二仙汤"调理冲任，原为妇女更年期综合征或高血压所设，既补肾阳，又滋肾阴，为调肾效方。一般误认为系妇女专方。实际临证，如见阴阳失调，肾亏虚证，无论男女投之均效，本案即为明证。

"二仙汤"系仙茅、淫羊藿（仙灵脾）之称。二仙合用势必温阳而燥，有碍滋肾方意，故以蛇床子易之，再合杜仲、桑寄生，其燥大减。本方滋阴妙在用知柏清降相火而保肾阴；合车前草清热利尿，既助清降，又不伤阴；川续断为腰酸专药，葛根为项强专药。全方配伍严谨，组方切证，其效明显。复诊时用益母草和血消尿中红细胞，泽泻利湿除尿中蛋白，草决明润肠助清降。加味在理，其效再显。最后以补肾的六味地黄丸，益气又补肾的正心泰胶囊收功。

肾性高血压难降且易反复。肾亏者不能单纯偏补，肾有二脏，寓于水火，是五脏中唯一双性者，故补肾重在阴阳双顾，即张介宾所谓"阳中求阴""阴中求阳"之理，补肾法改为调肾法更妥。

解读

肾性高血压是一种常见的继发性高血压，由于肾脏实质性病变和肾动脉病变而引起，病程长，病情复杂难治，大多预后不良，临床表现为血压升高，伴有头痛、眩晕、水肿、排尿异常等症状。属中医"眩晕""水肿"等范畴。

（1）分清虚实

一是患病年限。患者 56 岁，患慢性肾小球肾炎已 6 年。二是发病原因。久病肾亏，阴阳两虚。三是临床症状。头眩项板，有发空感，腰酸腿软，时感形寒，失眠心烦，有时手心觉热，但四肢不麻，食纳尚可，小便不多，腑行较干。四是舌脉表现。质淡胖，苔薄黄，脉细数，尺部弱。五是查血验尿。查血肌酐 1.2mg/dL，尿素氮 19mg/dL。验尿蛋白（++），红细胞 5 ～ 10/HP，未见管型。综上分析，本案应辨为虚证。

（2）辨证选方

肾阳不足，气化不利，故尿少浮肿；失于温煦，故腰酸形寒；肾阴亏损，阴虚内热，故手心觉热；热扰心神，故心烦失眠；热移下焦，故腑行发干；脑窍失养，故眩晕发空；质淡胖，苔薄黄，脉细数，尺部弱，为阴阳两虚之候。病位在肾，涉及心脾，西医诊断为肾性高血压；中医诊断为眩晕水肿，属肾阳衰损，肾阴不足证，守《上海经验方》二仙汤出入，温阳补肾，滋阴降火。

（3）处方加减

二仙汤（仙茅、淫羊藿、巴戟天、当归、知母、黄柏），功用温肾阳，滋肾阴，泻虚火，调冲任，主治肾亏阴阳两虚，虚火上炎证。沈师认为本案用"二仙汤"非常契合。方中用蛇床子易仙茅合淫羊藿温阳，巴戟天温肾阳，补肾精，强筋骨；当归温润养血，调理冲任，知柏清降相火而保肾阴，合车前草清热利尿，既助清降，又不伤阴；再合杜仲、桑寄生，滋补肝肾；川续断补益肝肾，强筋健骨，专治腰酸，葛根解肌，专治项强。复诊时用益母草和血消尿中红细胞，泽泻利湿除尿中蛋白，草决明润肠助清降；最后以补肾的六味地黄丸，益气又补肾的正心泰胶囊收功。

（4）妙用药对

一是蛇床子、淫羊藿。淫羊藿即仙灵脾，辛香甘温，主入肾经，长于补肾壮阳，兼有强筋骨和祛风湿作用。《本草正义》曰："淫羊藿，禀性辛温，专壮肾阳。"蛇床子味辛苦性温，辛能润肾，苦能除湿，温能散寒，且温能温里助阳，入肾经可温润肾元，又具燥湿祛风之功。二药合用，相得益彰，温肾壮阳，功专力宏，可用于肾阳不足、命门火衰所引起的阳痿早泄，宫冷不孕，尿频，腰膝无力，畏寒怕冷等证。

二是生杜仲、桑寄生。生杜仲味甘性温，入肝肾经，补肝肾、强筋骨，治肾虚腰痛或足膝痿弱等症。《本草正》曰："暖子宫，安胎气。"桑寄生味苦甘性平，苦能燥，甘能补，祛风湿，又长于补肝肾、强筋骨，用于治疗因肝肾不足出现腰膝酸痛，筋骨痿软等症。《神农本草经》曰："主腰痛，小儿背强，痈肿，安胎，充肌肤，坚发齿，长须眉。"二药同用，补肝肾，强筋骨，壮腰膝，祛风湿，治风湿腰痛冷重。

（5）注意事项

一是本方具有明显的降压作用，并且药力较猛，因此低血压及脾胃虚寒或素体阳盛者不宜使用。二是肾性高血压因病位在肾，用药时忌温燥、庞杂，恐伤于肾。三是服药剂量不要过大，控制在 100～150mL 较佳。四是饮食清淡，控制盐分摄入量，忌过咸食品引起水肿。

（6）临证体悟

一是调肾效方。肾性高血压难降且易反复。肾亏者不能单纯偏补，肾有二脏，寓于水火，是五脏中唯一双性者，故补肾重在阴阳双调，二仙汤既补肾阳，又滋肾阴，为调肾效方。不仅能治疗女性绝经前后诸证，还可以广泛应用于其他各科疾病，其核心病机为肾中精气亏虚，阴阳失调，冲任督脉损伤，体现了中医"异病同治"的治疗法则。凡证属肾精亏损，相火妄动，阴阳俱虚，平衡失调者，皆可加减用之。临床主治疾病很多，病证特点是以内分泌系统紊乱为核心，涉及精神神经系统、免疫系统等。

二是随症加味。血压高者，加夏枯草、葛根、钩藤等降压，且剂量要

大，一般可用至 30g，或用生大黄 5 ～ 10g 通腑降浊，增强降压效果；若
阴虚甚者，加女贞子、旱莲草滋阴补肾；阳虚甚者，加鹿角霜、补骨脂温
补肾阳；尿崩症者，加肉桂、牡蛎、山药、益智仁暖肾缩尿；两胁胀痛，
胸闷心烦者，加枳壳、柴胡疏肝行气止痛；脏躁、悲伤欲哭者，加甘麦大
枣汤养心安神，和中缓急；如夜寐不宁，精神状态不稳定者，加酸枣仁、
五味子安神；兼有瘀阻者加泽兰、益母草化瘀利水；兼夹湿热浊邪时，加
土茯苓、茵陈清化湿浊。

24　急性脑卒中（导痰汤）

葛某，男性，58岁。

【病史】

患者患有原发性高血压，病史5年以上。临近离休，思虑过度，近年来经常头重眩晕，口黏纳差，测血压均在150/100mmHg以上。常服西药降压药，血压未能复常。昨日工作劳累，生气激动，一夜难寐，梦集未止，凌晨突感头晕加剧，左半身麻木，起床取药，昏仆倒地。送来急诊留观。

【检查】

苔黄腻，脉弦滑。神志迷蒙，呼之能应但反应迟钝。瞳孔等大等圆，对光反应存在。左侧面瘫，口眼㖞斜，半身轻瘫，冷热痛觉障碍，吞咽困难。CT扫描示：脑腔隙性梗塞（内囊-壳-尾状核梗塞）。血压160/110mmHg。问诊2天未见腑行。

【辨证】

苔黄腻，脉弦滑，痰热之象，上蒙清空，眩晕头重，昏仆倒地，神识迷糊。阻滞经络，面瘫不遂。内停中焦，纳呆口黏，不见腑行。病位在脑（心主神明），病因痰热蒙塞清窍，阻滞经络，气血不畅。为中风中经络实证。

【诊断】

中医诊断为中风中经络，痰热蒙窍，阻滞经络证。西医诊断为脑卒中（腔隙性脑梗死，急性期）。

【治法】

豁痰开窍，清热通络，宗《济生方》"导痰汤"化裁。

【处方】

胆南星 10g	枳　壳 10g	天竺黄 10g	全瓜蒌 30g
云　苓 10g	陈　皮 10g	莱菔子 15g	草决明 30g
制大黄 10g	郁　金 10g	石菖蒲 10g	白僵蚕 10g
车前草 30g			

【结果】

上方每日 1 剂，水煎分 2 次服。服药前先吞 2 粒"安脑丸"，当晚排出大量褐色便，神志渐清，苔腻渐退，血压 140/95mmHg，想进流食，痰热随腑行而泄，应乘胜除尽并增通络透窍之力。上方加地龙 10g，水蛭粉 3g，装入胶囊吞服，并嘱家属煮第三煎温敷面瘫和不遂处。第二天排便 2 次，不成形。血压 130/90mmHg，头重眩晕明显减轻，苔腻退净，转成薄黄苔，脉弦不滑，左侧肢体感觉恢复，但活动仍不便。方切病机，续服 2 天，血压 130/90mmHg，稀便每日 1 次，无腹痛，面瘫好转，肢体活动稍利。痰热渐清，转补气活络，以复肢体活动。上方去胆南星、天竺黄、草决明，加生黄芪 15g，竹茹 10g，丹参 30g，三七粉 3g 装入胶囊吞服。观察 5 天，血压 130/90mmHg，一直稳定，患者要求回家调养，以生黄芪 30g，三七 30g，水蛭 15g，石菖蒲 15g，郁金 15g，制大黄 15g，共研细末装入 1 号胶囊，早晚各服 6 粒，同时服 2 粒安脑丸，用丹参 30g，苏木 10g，红花 5g，鸡血藤 15g，路路通 10g，生栀子 10g，川牛膝 15g，伸筋草 10g，煎水外洗面瘫、不遂处，由家属搀扶出院。1 个月后自己步行到门诊，苔薄黄，脉弦细，拿 CT 复查片子，腔隙性梗死范围明显缩小。嘱仍以前法巩固。未再复诊。

【按语】

时医治疗眩晕不遂，多以补气活血立法，守《医林改错》"补阳还五汤"变化。殊不知法随证变之理，痰热蒙窍，仍守其法，焉能奏效乎？本案痰热之患，既蒙清窍又阻经络，祛之要重三法：一宜清，二宜豁，三要通其腑。清化痰热用胆南星、天竺黄、瓜蒌、僵蚕，更以制大黄助其泄热，清力倍增。豁者有二意：透窍与剔络，故投石菖蒲、郁金与地龙、水蛭。治脑卒中，通腑是取效之关键所在，无论有无便干，早用通腑有益无害，况且本案已有2天不见腑行，重用草决明、全瓜蒌是润肠效药，加之车前草利尿，分利两便，痰热可泄，立竿见效。痰热清除再法转补气活血，重用生黄芪，转投温胆，再入丹参、三七。最后以丸散缓图，配以熏洗，恢复功能，防止再复。中医对急症同样具有疗效优势。精确辨证，据证立法，刻意组方，用心遣药，可以确保疗效。

解读

急性脑卒中又称"脑血管意外"，是一种急性脑血管疾病，颅内血管突然破裂或阻塞了血管导致血液不能流入大脑而出现脑组织损伤或功能障碍，临床表现以猝然昏仆，不省人事，伴有口眼㖞斜、语言不利、半身不遂为主要症状，起病急骤，变化迅速。属中医"中风"范畴。

（1）分清虚实

一是患病年限。患者58岁，有原发性高血压病史5年以上。二是发病原因。血压控制极不理想，加之临近离休，思虑过度；工作劳累，生气激动。三是临床症状。突感头晕加剧，左半身麻木，昏仆倒地，左侧面瘫，口眼㖞斜，半身轻瘫，冷热痛觉障碍，吞咽困难，纳呆口黏，不见腑行。四是舌脉表现。苔黄腻，脉弦滑。五是CT扫描示：脑腔隙性梗塞。六是身体检查。神志迷蒙，呼之能应但反应迟钝。七是血压检查。血压160/110mmHg。综上分析，本案应辨为实证。

（2）辨证选方

苔黄腻，脉弦滑，为痰热之象；上蒙清空，故见眩晕头重，昏仆倒地，神识迷糊；阻滞经络，面瘫不遂；内停中焦，纳呆口黏；热移下焦，不见腑行。病位在脑，西医诊断为脑卒中（腔隙性脑梗死，急性期）；中医诊断为中风中经络，属痰热蒙窍，阻滞经络证，宗《济生方》导痰汤化裁，豁痰开窍，清热通络。

（3）处方加减

导痰汤（半夏、天南星、枳实、橘红、赤茯苓、生姜、甘草），功用燥湿祛痰，行气开郁，主治痰厥证。沈师认为本案痰热之患，既蒙清窍又阻经络。用胆南星易天南星、枳壳易枳实，加天竺黄、瓜蒌、莱菔子、僵蚕清化痰热；石菖蒲、郁金与地龙、水蛭透窍与剔络；制大黄、草决明、全瓜蒌通腑，车前草利尿，分利两便，痰热可泄。半夏、生姜虽可燥湿化痰，但其性温燥对痰热不利，故去之。痰热清除再法转补气活血，重用生黄芪，转投温胆，再入丹参、三七。最后以丸散缓图，配以熏洗，恢复功能，防止再复。

（4）妙用药对

一是胆南星、全瓜蒌。胆南星味苦辛性凉，归肝胆经，走经络，苦能燥湿化痰，凉能清热，故善清热化痰，息风定惊，《药品化义》言其"主治一切中风"。全瓜蒌甘寒而润，归肺胃大肠经，善清肺热，润肺燥而化热痰、燥痰，用于痰热阻肺，咳嗽痰黄，质稠难咳，胸膈痞满；又能利气开郁，导痰浊下行而奏宽胸散结之效。二药合用，泄热化痰力强，多用于痰热内结，咳痰黄稠，胸闷气喘者，主治中风，癫痫，头风眩晕，痰火喘咳等证。

二是水蛭、地龙。水蛭咸苦入血，破血通经，逐瘀消癥，主要用于血滞经闭，癥瘕积聚等症。药理研究显示其有较强的抗凝血作用，降血脂，消斑块，促进脑血肿吸收，缓解颅内压升高，改善局部循环，保护脑组织免遭破坏。地龙味咸性寒，性走窜，既善于通行经络，治疗经络不利，半身不遂，又能息风止痉，清热定惊，走下入肾，而适用于热极生风所致的神昏谵语，痉挛抽搐，小儿惊风，以及清热结而利水道。二药合用，既活血通经络，又凉血消斑块。

（5）注意事项

一是急性脑卒中首先让患者注意侧身，嘴巴朝下，不要让呕吐物进入呼吸道；其次不要随意搬动患者，尽快叫救护车送往医院。二是加强口腔护理，及时清除痰涎，喂服或鼻饲中药时应少量多饮频服。三是恢复期要加强偏瘫肢体的被动活动，进行各种功能锻炼，并配合针灸、推拿、理疗、按摩等进行治疗。四是长期卧床的患者，保护局部皮肤，防止发生褥疮。

（6）临证体悟

中风一病，多属危急重症，临床较为常见。既有原始病因，又有诱发因素，病理基础为肝肾阴虚，病理因素为肝风、痰火和血瘀，病机主要为阴阳失调，气血逆乱，上冲于脑，不仅危及生命，而且给患者造成长期或终身的感觉、运动障碍，是目前致死率、致残率很高的疾病。因此，中风的预防与治疗非常重要。

一是防重于治。预防中风，首先要保持心情舒畅，情绪稳定，不要过于紧张，减少情志过极，避免七情伤害，这样有助于血压稳定，中风的风险就会降低；其次改变不良饮食习惯，戒烟限酒，饮食应均衡，避免过食肥甘厚味及辛辣刺激食品，控制体重，以尽量减少高脂血症的发生；最后可以适当地参加户外活动，比如快走、慢跑、跳广场舞等，通过这些运动可以改善身体的血液循环，减缓动脉粥样硬化的发展，防止中风发生。

二是豁痰醒神。中风治疗，一般均框于"平肝息风"或"补气活血"。然不知无论急性期、恢复期或后遗症期，大多患者均见苔腻或黄腻，甚则喉鸣痰多，形体肥胖，肢体麻木，而且常伴头重如蒙，胸脘痞满，或者纳呆脉滑，是为"痰浊蒙窍"之中风。此时，如果单以平肝息风或补气活血为治，疗效常不显著。加之痰浊不去，肝风难息，瘀血难化，上壅清窍，内蒙心神，神机闭塞。因此苔腻的中风（脑卒中），沈氏女科主张要治重"豁痰醒神"。

三是活血化瘀。痰和瘀是脑血管疾病两大致病因子和病理产物。痰和瘀又互为因果，常常互结，有痰必致瘀，主要表现在舌质的紫暗或紫斑，舌下静脉的显露，故配用活血化瘀药物，以提高临床疗效。常用化瘀序贯4法。第一步，活血养血：选用当归、丹参、生地黄、三七粉；第二步，活血化瘀：选用牡丹皮、赤芍、红花、苏木；第三步，活血通络：选用鸡血藤、泽兰、路路通、伸筋草；第四步，活血破瘀：选用地龙、水蛭、土鳖虫。

四是通腑泄热。中风患者，往往由于心情抑郁，又饮食不节，多见腹胀便干或便秘，此乃痰热腑实证；反过来腑实便秘，又是中风病情恶化的重要诱因；通腑可使大便畅通，痰热下泄，神识可清，又可急下存阴，以防阴劫于内，阳脱于外；而无论有无便干便秘，早用通腑有益无害。因此，通腑泄热法，是提高中风病疗效水平的重要措施。通腑泄热法分为3类。一类润肠通便：全瓜蒌、桃仁、火麻仁、何首乌、白菊和当归；二类泄热通腑：制大黄、知母、莱菔子、草决明、生栀子；三类泻火峻下：玄明粉、番泻叶、生大黄。

五是谨慎辨治。中风治疗之法，需辨证论治而非偏用一法一方。如张锡纯《医学衷中参西录·医论》云："今之治偏枯者，多主气虚之说，而习用《医林改错》补阳还五汤。"然而，中风偏瘫有因阴血亏虚、筋脉拘急，也有因气虚血瘀、筋脉弛缓，临床宜辨证论治，不宜偏用补气。"若不知如此治法，惟确信王清任（字勋臣）补阳还五之说，于方中重用黄芪，其上升之血益多，脑中血管必将至破裂不止也，可不慎哉！"

25　血管神经性头痛（乌梅汤）

傅某，男性，38 岁。

【病史】

偏左头痛近 2 载，每因生气、劳累、用脑过度时诱发，发作时头胀跳痛，短则 30 分钟，长则数小时，其苦难言，面色苍白，冷汗时出，四肢不温，恶心欲吐，心烦意乱，口苦性躁，难以入睡，纳便尚调。曾经各项检查均无异常发现，诊断为"血管神经性头痛"。西药仅临时止痛。中药曾服疏肝理气，平肝潜阳，活血化瘀，滋肾清降，补中升阳诸方，亦难奏效。

【检查】

苔薄黄但不燥，脉沉细而不数。

候诊过累，头痛发作，痛苦病容，面色苍白，头出冷汗，性躁心烦。血压 125/80mmHg。

【辨证】

足厥阴肝经上头循额，偏左头痛与厥阴显然相关，厥阴证乃寒热错杂：寒者面白肢凉，冷汗苔润，脉来沉细；热者心烦性躁，恶心欲吐，口苦苔黄。本案为厥阴头痛，病位在肝。

【诊断】

中医诊断为厥阴头痛，寒热错杂，虚实兼夹证。西医诊断为血管神经性头痛。

【治法】

温清并治，攻补兼施，投《伤寒论》"乌梅丸"原方，改为汤剂。

【处方】

肉　桂 3g　　　干　姜 5g　　　细　辛 3g　　　川　椒 3g

黄　连 5g　　　黄　柏 5g　　　党　参 10g　　当　归 10g

乌　梅 10g　　　制附片 10g^{先煎 30 分钟}

【结果】

上方每日 1 剂，水煎分 2 次服。连服 7 剂，偏头痛日渐减轻，面色红润，夜寐转酣，情绪稳定，苔薄白，脉弦细。嘱其改服乌梅丸，早晚各 1 丸，连服 1 个月，偏头痛未再复发。

【按语】

张仲景创"乌梅丸"专治"厥阴证"，近人多用于胆道蛔厥证。先师叶心清为著名临床学家，首创用其止偏头痛，实属奇法，常常奏效。

原方"乌梅丸"改为汤剂，仍由 10 味组成：热药五味，乃附片、肉桂、细辛、干姜和川椒；寒药两味，为黄连、黄柏；补气的党参，养血的当归及主药大乌梅。经方的特点是药精量轻，配伍严谨，只要切中病机奏效显著。乌梅汤证辨证关键是寒热错杂，虚实兼夹。寒热用量视偏重而定。本案寒轻热重，故寒药量重，热药量轻。其中要守古训，细辛不能过钱（3g 以下），川椒多用发麻，除云贵川诸省外其口感常难适应，故用量也在 3g 以内。为防附子乌头碱之毒，除必须炮制外还应先煎 30 分钟为妥。

━━━━━━━━━━━━━━━━━━ 解读 ━━━━━━━━━━━━━━━━━━

血管神经性头痛，是指血管性头痛和神经性头痛两种不同的病症。血管性头痛也称血管源性头痛，是由于头部血管舒缩功能障碍及大脑皮层功能失调，血液循环不畅，脑组织缺血缺氧所引起头部一侧或双侧阵发性跳痛、胀痛或钻痛，常伴视物不清、恶心呕吐、畏光等症状。神经性头痛又称紧张性头痛，是由精神紧张或者情绪紧张引起头皮的筋膜或者肌肉收缩导致的头痛，头部有"紧箍感"，表现为头皮不舒服，常伴胸闷心慌、烦躁、焦虑不安、失眠多梦等症状。属中医"头痛"范畴。

（1）分清虚实

一是患病年限。患者 38 岁，偏左头痛近 2 载。二是发病原因。每因生气、劳累、用脑过度时诱发。三是临床症状。头胀跳痛，其苦难言，面色苍白，冷汗时出，四肢不温，恶心欲吐，心烦意乱，口苦性躁，难以入睡，纳便尚调。四是舌苔脉象。苔薄黄但不燥，脉沉细而不数。五是全身检查。痛苦病容，面色苍白，头出冷汗，性躁心烦。六是血压检查。血压 125/80mmHg。综合分析，本案应辨为虚实夹杂证。

（2）辨证选方

足厥阴肝经上头循额，偏左头痛与厥阴显然相关，厥阴证乃寒热错杂证，寒者面白肢凉，冷汗苔润，脉来沉细；热者心烦性躁，恶心欲吐，口苦苔黄。本案为厥阴头痛，病位在肝，西医诊断为血管神经性头痛；中医诊断为厥阴头痛，属寒热错杂，虚实兼夹证，投《伤寒论》乌梅丸原方，改为汤剂，温清并治，攻补兼施。

（3）处方加减

乌梅丸（乌梅、桂枝、干姜、细辛、蜀椒、黄连、黄柏、人参、当归、附子），功效温脏安蛔，主治脏寒蛔厥证，而张仲景创乌梅丸专治厥阴证，沈师用其止偏头痛，实属奇法，辨证关键是寒热错杂，虚实兼夹。用乌梅酸甘敛阴，缓急止痛；热药附片、肉桂（易桂枝）、细辛、干姜和川椒，温脏祛寒，通络止痛；寒药黄连、黄柏，苦寒清热，泻火解毒；党参（易人参）、当归，补养气血。

（4）妙用药对

一是附子、干姜。附子辛甘大热，性刚燥，走而不守，为通行十二经的纯阳之品，上能助心阳以通脉，中能温脾以健运，下能补肾阳以益火，实属温里扶阳之要药。干姜辛温，守而不走，温中散寒，温肺化痰，回阳通脉，既能温上焦心肺，又能温中焦脾胃，更能温暖下焦诸脏腑之阳。二药合用，同具辛热，共奏温中散寒之功。

二是黄连、黄柏。黄连大苦大寒，归心脾胃胆大肠经，既善清泻心经之火，可用治心火亢盛所致神昏、烦躁之证，又长于清中焦湿热，治湿热阻滞中焦，气机不畅所致脘腹痞满，恶心呕吐。黄柏苦寒，归肾膀胱大肠经，既能清实热、退虚热，又能清热燥湿，泻火解毒，用于治疗下焦湿热。二药合用，同具苦寒，共奏清热燥湿，泻火解毒之功。

（5）注意事项

一是方中均是大寒大热之品，需中病即止，不可久服。二是外有表邪或内有实热积滞者忌服。三是血压偏高、心率较快、口舌生疮或有过敏体质的患者应慎用，若出现不适症状需及时减量服用或者停药。

（6）临证体悟

一是古方巧用。乌梅丸主治厥阴病，病机为枢机不利，阴阳气不相顺接，病象为寒热错杂。《伤寒论》曰"厥阴病欲解时，从丑到卯时"，这段时间，正值阴气将尽，阳气初生，证属厥阴，故常在下半夜出现或加重。《诸病源候论》云："阴阳各取其极，阳并于上则热，阴并于下则寒。"乌梅丸集酸甘苦辛，大寒大热之品于一体，土木两调，清上温下，调理厥阴枢机不利，切合病机。因此，凡丑到卯时出现或加重的病症，均可用乌梅丸加减治疗。

二是敛涩要药。乌梅味酸而涩，其性收敛，入肺经能敛肺气，止咳嗽；酸涩入大肠经，有涩肠止泻痢之功，为治疗久泻、久痢之常用药；极酸安蛔，治蛔厥腹痛；且味酸性平，善能生津液，止烦渴。而本品炒炭后，涩重于酸，收敛力强，能固冲止漏，可用于崩漏不止、便血等；外敷能消疮毒，可治胬肉外突、头疮等。药理研究表明，乌梅可治疗萎缩性胃炎，还可抗过敏，对过敏性鼻炎有效。一般煎服 3 ～ 10g，大剂量可用至 30g。

三是久煎减毒。附子辛甘大热，能上助心阳、中温脾阳、下补肾阳，为"回阳救逆第一品药"；气雄性悍，走而不守，能温经通络，逐经络中风寒湿邪，故有较强的散寒止痛作用。然而，附子中含多种乌头碱类化合物，具有较强的毒性，若内服过量，或炮制、煎煮方法不当，可引起中毒，引起心律失常、血压下降、肌肉麻痹等，严重者可致死亡。因此，要先煎 0.5 ～ 1 小时，久煎减毒，至口尝无麻辣感为度。

26 2型糖尿病（补中益气汤）

李某，男性，57岁。

【病史】

患者患糖尿病5年，口服"糖适平""二甲双胍"，空腹血糖波动在9.99～12.21mmol/L（180～220mg/dL）之间，形瘦神疲，气短乏力，动则汗出，气短更著，腰膝酸软，心烦性急，手心出汗，口干不饮，夜寐不安。服消渴丸和养阴清热中药效果不明显，经人介绍来专科门诊求治。

【检查】

舌苔薄白，脉沉细数。形体消瘦，面色不华，精神不佳，语音低怯。

【辨证】

病经5载，其气必虚，气短乏力，动则汗出，苔白脉细可证。兼有阴虚而见手心汗出，腰膝酸软，阴虚生内热而有心烦眠差，形瘦脉数之苦。其病气虚为主，兼有阴虚且生虚火，病位在心肾，名为消渴病。

【诊断】

中医诊断为消渴，气阴两虚，虚火上升证。西医诊断为2型糖尿病。

【治法】

补气为主，佐以养阴清火，宗《脾胃论》"补中益气汤"加减。

【处方】

生黄芪15g	当　归10g	白　术10g	生薏苡仁10g
知　母15g	黄　精15g	云　苓10g	五倍子10g
生地黄30g	葛　根15g	陈　皮10g	生龙骨30g
银柴胡5g	白人参3g^{另煎兑服}		

【结果】

上方每日1剂，水煎分2次服。连服7剂，汗出已止，心悸气短减轻，精神好转，仍感腰酸痹差，苔薄白，脉沉细。气阴得复，仍应守法，再增益肾宁神之品，加生杜仲10g，桑寄生10g，首乌藤30g，续进7剂，腰酸已轻，夜寐转酣，精神体力明显好转。验空腹血糖7.49mmol/L（135mg/dL）。上方去白术、银柴胡，加川续断15g，改为每晚服1煎，上下午各服杞菊地黄胶囊5粒。1个月后复诊，无明显症状可诉，复查空腹血糖6.66mmol/L（120mg/dL）。守法续进，嘱逐渐减少口服降糖药用量。1个月后再复诊，口服降糖药已停用，空腹血糖6.9mmol/L（125mg/dL）。嘱停汤剂，以杞菊地黄胶囊下午服8粒，补中益气丸上午服3g，长期坚持，巩固疗效。

【按语】

糖尿病中医称作"消渴病"，最早记载于《黄帝内经》，如《素问·奇病论》曰："肥者，令人内热，甘者，令人中满。故其气上溢，转为消渴。"常责之于阴虚燥热，分三消证治。上消多饮，肺热虚损，润肺为治；中消多食，胃阴不足，养胃为治；下消多尿，肾阴亏损，滋肾为治。殊不知，消渴病年迈日久，常以气虚表现突出，主诉气短乏力，心悸消瘦，验苔薄白，舌质不红，诊脉沉细而弱，其来不数，此时三多症状并不明显，有时也兼阴虚，仅为轻度的五心烦热，夜寐不安表现，如见口干，也不多饮，此类消渴为数不少，其治应由清热养阴转到补气养阴上来，以补气为主。

本案以气虚为主，兼有阴虚内热，投"补中益气汤"甚为贴切。补气重用参芪，但不可投以党参，以防更升血糖，佐白术健脾，当归养血，增强补气之力。养阴者重用生地黄30g，黄精一味则气阴双补，清降虚火用知母。补中益气汤有升清功效，但不用升麻、柴胡，易用葛根，不失升清更助降糖。银柴胡同柴胡之升，又可清热。云苓、生龙骨、五倍子三味，古称"玉锁丹"，专为降糖所设。老年糖尿病还应兼以补肾宁神，投杜仲、桑寄生，用首乌藤还可入炒酸枣仁。此等均属增效巧配。

解读

2 型糖尿病是常见的糖尿病类型，由于多发于成年，又称成人发病型糖尿病，该病由多种病因导致体内胰岛素分泌不足或者人体不能有效利用胰岛素，从而出现血糖水平持续升高，临床可表现为多饮、多食、多尿、消瘦或体重减轻等症状；同时，在高血糖的体内环境中，大血管、微血管、神经等都会发生病变，进而危害心脏、肾脏、眼睛等器官。属中医"消渴"范畴。

（1）分清虚实

一是患病年限。患者 57 岁，患糖尿病已 5 年。二是发病原因。久病体虚，形瘦神疲，精气不足。三是临床症状。气短乏力，动则汗出，气短更著，腰膝酸软，心烦性急，手心出汗，口干不饮，夜寐不安。四是舌脉表现。舌苔薄白，脉沉细数。五是血糖检查。空腹血糖波动在 9.99 ～ 12.21mmol/L（180 ～ 220mg/dL）之间。综上分析，本案应辨为虚证。

（2）辨证选方

病经 5 载，其气必虚，不能固摄津液，则气短乏力，动则汗出；气虚兼有阴虚生内热，迫津外泄，而见手心汗出，热扰心神，而有心烦眠差；阴精不足，腰膝酸软，形体消瘦；苔白，脉沉细数，为气阴双亏之象。病位在心肾，西医诊断为 2 型糖尿病；中医诊断为消渴，属气阴两虚，虚火上炎证，宗《脾胃论》补中益气汤加减，补气为主，佐以养阴清火。

（3）处方加减

补中益气汤（生黄芪、当归、白术、陈皮、人参、柴胡、升麻、甘草），功用补中益气，升阳举陷，主治脾虚气陷证。沈师认为本案以气虚为主，兼有阴虚内热，投"补中益气汤"甚为贴切。方中重用参芪补气，佐白术健脾，当归养血，增强补气之力；白人参补气健脾，陈皮理气和胃，补而不滞；银柴胡易柴胡，葛根易升麻，清热更助降糖；生薏苡仁易甘草，能健脾益胃，清肺肠之热，免甘草助湿壅气之弊；加知母、生地黄滋阴清热，黄精气阴双补，玉锁丹（云苓、生龙骨、五倍子）降糖。

（4）妙用药对

一是黄芪、葛根。黄芪味甘性温，善入脾胃，为补中益气之要药。因其能升阳举陷，故长于治疗脾虚中气下陷之久泻脱肛，内脏下垂。葛根味甘性凉，既发表散邪，解肌退热，又能鼓舞脾胃清阳之气上升，而达到生津止渴、止泻之功，常用于热病烦渴，阴虚消渴，更助降糖。二药相伍，可使清阳之气上升而浊阴之气下降，具有培中举陷，升清降糖之功。

二是生地黄、知母。生地黄苦寒入营血分，具有"寒而不滞，润而不腻"的特点，为清热、凉血、止血之要药；又其味甘性寒质润，能清热养阴，生津止渴，常用治热入营血，烦渴多饮。知母味苦甘而性寒质润，入肺胃肾经，清热泻火，生津润燥，上能泻肺火润肺燥而治肺热燥咳，中能清胃热而除烦止渴，下补肾阴泻虚火而退骨蒸，除烦止渴。二药合用，共奏清热凉血，养阴生津之功。

（5）注意事项

一是稳定情绪。保持乐观情绪，使脏腑的阴阳气血和顺，避免过度的精神刺激，诱发糖尿病。二是控制饮食。为防其变，控制饮食至关必要，尤其是限制主食的摄入，避免过量食用含糖量过高的食物，加重病情。三是忌用党参。党参虽能增强免疫，延缓衰老，消尿蛋白，消除溃疡，但能升高血糖。

（6）临证体悟

临床上治疗糖尿病，不能单纯地以西医为主导，西药虽可迅速降低血糖，但是在改善糖尿病症状、防治并发症方面，中医优势更加明显。

一是分消辨治。上消为肺燥，以烦渴多饮为主症，用消渴方、二冬汤、白虎汤加减等，清肺润燥，生津止渴；中消为胃火，以消谷善饥为主症，用玉女煎、调胃承气汤加减等，清胃泻火，养阴保津；下消为肾亏，以小便频多为主症，用六味地黄汤、钱氏白术散、桑螵蛸散加减等，养阴固肾，润肺滋源。

二是补气养阴。2型糖尿病"三多"症状并不明显，常以气短乏力为主诉，治疗应从"养阴清热"转到"养阴补气"。基本方：西洋参、生黄芪、生地黄、黄精、知母、葛根、五倍子。随症加减：肺燥胃火选加生石膏、玄参；肝火旺盛选加生栀子、生白芍；心火上炎选加首乌藤、黄连；水不涵木选加钩藤、天麻；脾肾阳虚选加肉桂、肉苁蓉。

三是重视活血。消渴病多合并络热血瘀，瘀阻于胸，则胸痹；瘀阻于脑，则出现中风；瘀阻于四肢，则出现四肢麻木，甚至脱疽；瘀阻于目，则出现视瞻昏渺。所以，对于糖尿病的多种并发症，在辨证论治基础上，适当配伍凉血化瘀通络之品，如三七、丹参、川芎、红花等，可改善血液循环，提高治疗并发症的疗效。

四是饮食宜忌。首先饮食要荤素搭配、粗细均衡；其次选用有降糖作用的食品，如猪胰、山药、茭白、生薏苡仁、葛根、豇豆、苦瓜、冬瓜、大蒜、芹菜；最后限制含糖量超过重量5%的食品，如南瓜、大葱、洋葱、蒜苗、冬笋、萝卜、鲜藕、鲜豌豆、鲜蚕豆、啤酒、葡萄酒、黄酒、红薯、土豆、芋头、粉条、马蹄及各种水果。

五是注意防复。糖尿病难治，常易反复，其因有二：生气和饮食。为防其变，稳定情绪，控制饮食至关必要，药物之助，仍重肝脾肾，疏肝者"加味逍遥丸"，健脾者"补中益气丸"，补肾者"杞菊地黄胶囊"，巧配生杜仲、桑寄生、首乌藤、炒酸枣仁补肾宁神。

27 肥厚性胃炎（半夏泻心汤）

吴某，男性，30 岁。

【病史】

患者平素性躁嗜酒。1 年前因家庭纠纷暴怒一场。嗣后常感两胁胀满，如有物顶撑，延及脘痛，纳差恶心，时有泛酸，晨起口苦，两便尚调。日渐消瘦，疑生肿瘤，终日惶惶。在某医院做胃镜，诊断为"肥厚性胃炎"。服西药无效，求治于中医而来门诊。

【检查】

苔薄黄腻，舌质红，脉弦数。腹软无肌卫，无触痛，肝脾未触及。

【辨证】

胁者肝之分野，肝郁则有胀满。气有余便是火，肝旺则口苦性躁。肝气犯胃，胃失和降，则泛酸恶心，脘痛纳差。苔黄质红，脉象弦数皆肝郁化热之征。病位肝胃，证属肝火胃逆。

【诊断】

中医诊断为脘胁痛，肝郁化火，胃失和降证。西医诊断为肥厚性胃炎。

【治法】

清肝解郁，和胃降逆，宗《伤寒论》"半夏泻心汤"化裁。

【处方】

黄　连 10g	黄　芩 10g	莱菔子 10g	姜半夏 10g
陈　皮 10g	蒲公英 10g	焦三仙各 10g	生牡蛎 30g
云　苓 10g	党　参 10g	生赭石 30g	

【结果】

上方每日 1 剂，水煎分 2 次服。连服 7 剂，泛酸除，恶心止，脘痛轻，纳谷增，胁胀如故，苔薄黄，脉小弦。胃已和降，肝郁依存，守法增疏肝之力，上方去赭石，加川楝子 10g，木香 10g，柴胡 10g，续进 7 剂，胁胀明显缓解，食纳增加，口苦解除，改为每晚服 1 煎，上下午各服逍遥丸 3g。1 个月后复诊，已无明显症状，心情平稳，纳便通调，诉胃镜复查胃炎基本已愈。嘱停汤剂，餐后各服保和丸 3g，早晚服逍遥丸，善后收功。

【按语】

仲景制"半夏泻心汤"以姜半夏、黄连为主药，辛开苦降，专调肝胃不和。一味党参振奋脾运以和胃而不恋邪。云苓、陈皮、木香和胃除湿，牡蛎、赭石降逆制酸，莱菔子、焦三仙消食开胃。黄芩、柴胡、川楝子理气解郁且清热。蒲公英苦寒，清热和胃且为寒性反佐，防姜半夏之温燥。全方调肝抓住清热解郁，和胃重于降逆消导。此乃肝胃不和证的治疗大法。

解读

肥厚性胃炎是由于胃体黏膜皱襞肥厚巨大所造成的，临床上主要以胃黏膜液分泌增多，胃酸分泌减少，蛋白质从胃液中丢失为特点，可以引起比较明显的低蛋白血症。大多数人无症状，或者表现为不同程度的消化不良，如饭后饱胀、打嗝、食欲下降、烧心、腹部不适或疼痛等。属中医"胃脘痛""胁痛"范畴。

（1）分清虚实

一是患病年限。患者 30 岁，平素性躁嗜酒。二是发病原因。1 年前因家庭纠纷暴怒一场。三是临床症状。两胁胀满，如有物顶撑，延及脘痛，纳差恶心，时有泛酸，晨起口苦，两便尚调，日渐消瘦。四是舌苔脉象。舌质红，苔薄黄腻，脉弦数。五是胃镜检查。诊断为"肥厚性胃炎"。综合分析，本案应辨为实证。

（2）辨证选方

肝气郁滞，气机不畅，因胁为肝之分野，则两胁胀满，如有物顶撑；

肝气犯胃，胃失和降，肝胃郁热，则泛酸恶心，脘痛纳差，日渐消瘦；肝胆互为表里，气有余便是火，肝火旺则胆火上承，晨起口苦；舌质红，苔薄黄腻，脉象弦数皆肝郁化热之征。病位肝胃，西医诊断为肥厚性胃炎；中医诊断为脘胁痛，属肝郁化火，胃失和降证，宗《伤寒论》半夏泻心汤化裁，清肝解郁，和胃降逆。

（3）处方加减

半夏泻心汤（半夏、黄连、黄芩、人参、干姜、甘草、大枣），功效寒热平调，辛开苦降，消痞散结，主治中气虚弱，寒热错杂于中焦之痞证。沈师认为本案肝郁化热，用本方化裁解郁清热贴切其证。姜半夏散结消痞，降逆止呕；黄连、黄芩苦寒泄热；党参易人参，振奋脾运以和胃而不恋邪；加云苓、陈皮、木香和胃除湿，牡蛎、赭石降逆制酸，莱菔子、焦三仙消食开胃，柴胡、川楝子理气解郁且清热，蒲公英苦寒，清热和胃且为寒性反佐，防姜半夏之温燥；干姜辛热燥烈，大枣、甘草滋腻，恐其影响脾胃运化，升清降浊，故去之。

（4）妙用药对

一是半夏、黄连。半夏味辛性温而燥，功专燥湿化痰，温化寒痰，降逆止呕，消痞散结，尤善治脏腑之湿痰。《药性本草》曰："消痰下气，开胃健脾，止呕吐，去胸中痰满。"黄连大苦大寒，功专清热泻火，燥湿解毒，长于清中焦湿热，治湿热阻滞中焦，气机不畅所致脘腹痞满，恶心呕吐。二药合用，一苦一辛，一寒一热，用半夏以辛开，兼理痰湿之壅结，除热中之湿，取黄连以苦降，并清痰湿所生之热，寒热平调，辛开苦降，寒去热清，升降复常，痞满可除，肝胃调和。

二是生牡蛎、生赭石。生牡蛎性凉，为咸涩之品，入肝肾经，为贝壳之属，含碳酸钙、磷酸钙和硫酸钙，质重体坠，既能重镇安神，平肝潜阳，敛阴止汗，又能软坚散结，制酸止痛。生赭石味苦性寒，归心肝经，为矿石类药物，质重沉降，长于平肝潜阳，重镇降逆，又入心肝血分，有凉血止血之效，降胃气而止呕、止呃、止噫；降肺气而化痰平喘。二药合用，质重沉降，相辅相成，共奏重镇降逆，平肝潜阳，制酸止痛之功。

（5）注意事项

一是本方主治虚实互见之证，若因气滞或食积所致的心下痞满，不宜使用。二是半夏温燥，阴虚口渴及阴虚燥咳、血证、热痰、燥痰慎用，用生半夏时必须煎熟，以避免中毒；同时，半夏反乌头。三是治疗脾胃病时，一忌峻补、二忌温燥、三忌滋腻，也就是临床用药要补而不滞、温而不燥、滋而不腻。

（6）临证体悟

一是寒热平调，消痞名方。脾胃居中焦，为阴阳升降之枢纽。脾为阴脏，其气主升，胃为阳腑，其气主降。肥厚性胃炎病程缠绵，病机较为复杂，既有寒热错杂，又有虚实相兼，以致中焦失和，升降失常，治疗本病以调理脾胃升降，行气消满除痞为原则，宜虚实兼顾，寒热平调。半夏泻心汤为消痞名方，全方寒温并用以和其阴阳，苦辛并进以调其升降，补泻兼施以顾其虚实，既可祛邪散结以消痞，又能调理脾胃气机之升降，恢复脾胃的正常生理特性，从而使胃脘痛、痞满等病证得到治愈。

二是临床提效，随症加减。若寒湿偏盛而苔白腻、脉缓，则重用干姜、法半夏燥湿祛痰，少用黄连、黄芩；热重于湿而苔黄腻，脉数，则重用黄连、黄芩苦寒清热，少用干姜、法半夏；脘胀甚，去大枣加枳壳、厚朴、苍术以下气消痞除满；胃痛较甚者，不论实证虚证，均可加川楝子、延胡索行气止痛；若消化不良、纳呆，加莱菔子、焦三仙消食开胃；若烧心、泛酸者，加蒲公英、连翘、黄连、海螵蛸、煅瓦楞。

三是半夏止呕，巧配化痰。半夏味苦降逆和胃，是止呕要药；又味辛温燥，可燥湿化痰，温化寒痰，尤善治脏腑之湿痰，特别是湿痰上犯清阳而致头痛、眩晕，甚则呕吐痰涎者，配天麻、白术化痰息风，如半夏白术天麻汤；还可消痞散结，《本经逢原》曰："半夏同苍术、茯苓治湿痰，同瓜蒌、黄芩治热痰，同南星、前胡治风痰，同芥子、姜汁治寒痰。惟燥痰宜瓜蒌、贝母，非半夏所能治也。"因此，半夏少用，不是不用，临床实践，应当多用。

28 萎缩性胃炎（良附丸）

谭某，男性，33 岁。

【病史】

患者素性好强，急躁易怒，近 2 载喜食生冷，以致胃脘凉痛，痛甚延及胁肋，进食加重，得温则舒，影响食纳，腑行常溏，时有眩晕，服用各种中西胃药可以临时缓解，但情绪波动、饮食不节即可诱发。日趋加重，曾在某医院做胃镜诊断为"萎缩性胃炎"。亲属治疗见效而同来门诊。

【检查】

舌苔薄白，脉象弦紧。腹部平软，无触痛。肝脾未触及。血压 120/80mmHg。

【辨证】

有饮冷史，胃脘凉痛，苔白脉紧，胃有寒凝。性躁胁满，眩晕脉弦，肝有郁滞。病在肝胃，因乃气滞寒凝。

【诊断】

中医诊断为胃脘痛，肝胃不和，气滞寒凝证。西医诊断为萎缩性胃炎。

【治法】

温中祛寒，行气止痛，宜《良方集腋》"良附丸"加味。

【处方】

高良姜 10g	香　附 10g	延胡索 10g	木　香 10g
川楝子 10g	桂　枝 10g	乌　药 10g	丹　参 30g
赤　芍 10g	白　芍 10g	蒲公英 10g	云　苓 10g
乌　梅 10g			

【结果】

上方每日 1 剂，水煎分 2 次服。连服 7 剂，胃脘凉痛明显减轻，胁满已除，偶有胃脘灼热，食纳仍差，苔薄白，脉小弦。胃寒渐去，肝郁得解，然运化无力，佐入健运之品，加炒白术 10g，焦三仙各 10g，再进 7 剂，胃脘灼热解除，纳谷有增。原方加三七粉 6g，5 剂量，共研细末，装入 1 号胶囊，早晚各服 6 粒。又近月余，胃痛未复，纳便通调，胃镜复查萎缩性胃炎明显好转。嘱继续配服胶囊，稳定情绪，免进生冷，以资根治。

【按语】

高良姜温中，制香附行气，两味主药贴切病机。桂枝、乌药助其温中祛寒，木香、川楝子、延胡索助其行气止痛，白芍配桂枝有桂枝汤方意，调其营卫可增祛寒止痛之力。赤芍合丹参，有化瘀之功，活血可助行气。蒲公英、川楝子均为寒性反佐，防其温热太过，伤及阴分，蒲公英又是消胃炎良药。云苓[①]、乌梅专治胃脘，是萎缩性胃炎的有效药对。复诊时加入白术、焦三仙健运和胃，食纳始增。全方既温中，又行气，守"良附丸"方意而不泥古，针对西医病理加以拓展，但不失辨证之意，这是辨证论治活用，中西医配合应用的实例。

注：①云苓应为蒲公英。据《上海沈氏女科全科临证方略》第 134 页更改。

━━━━━━ 解读 ━━━━━━

萎缩性胃炎是病变扩展至腺体深部，腺体破坏、数量减少，固有层纤维化，黏膜变薄，临床主要表现为中上腹不适、饱胀、钝痛、烧灼痛等，也可呈食欲不振、嗳气、泛酸、恶心等消化不良症状。属中医"胃脘痛""痞满""吐酸"范畴。

（1）分清虚实

一是患病年限。患者 33 岁。患病近 2 载。二是发病原因。素性好强，急躁易怒，近 2 载喜食生冷。三是临床症状。胃脘凉痛，痛甚延及胁满，进食加重，得温则舒，影响食纳，腑行常溏，时有眩晕。四是舌苔脉象。舌苔薄白，脉象弦紧。五是胃镜检查。萎缩性胃炎。综合分析，本案应辨为虚实夹杂证。

（2）辨证选方

喜食生冷，寒气积于中焦，阳气受到遏制，以致胃脘凉痛，苔白脉紧；恼怒伤肝，肝失疏泄，气机不畅，故性躁胁满，眩晕脉弦，弦脉主痛。病在肝胃，西医诊断为萎缩性胃炎；中医诊断为胃脘痛，属肝胃不和，气滞寒凝证，宜《良方集腋》良附丸加味，温中散寒，行气止痛。

（3）处方加减

良附丸（高良姜、香附），功用行气疏肝，散寒止痛，主治肝胃气滞寒凝证。沈师认为本方高良姜温中，制香附行气，加桂枝、乌药助其温中祛寒，木香、川楝子、延胡索助其行气止痛，白芍配桂枝调其营卫，可增祛寒止痛之力；赤芍合丹参，有化瘀之功，活血可助行气；蒲公英、川楝子均为寒性反佐，防其温热太过，伤及阴分，且蒲公英清热解毒，为消胃炎良药；蒲公英、乌梅专治烧心。

（4）妙用药对

一是高良姜、香附。高良姜味辛性温，温中暖胃，散寒止痛。香附味辛性平，理气行滞，利三焦，解六郁，李杲言其"消食下气"。二药合用，香附得高良姜辛热之助，则散寒行气；高良姜得香附行气之助，则可散寒除郁，使温中散寒，理气止痛效力显著。《本草求真》曰："良姜，同姜、附则能入胃散寒；同香附则能除寒祛郁。"一个温胃，一个行气，祛寒止痛，是治疗肝郁气滞，胃部寒痛的有效药对，又是著名的方剂良附丸。

二是蒲公英、乌梅。蒲公英味苦性寒，既能清解火热毒邪，又能泄降滞气，故为清热解毒、消痈散结之佳品，主治内外热毒疮痈诸证，苦寒不伤胃，又是治疗胃炎之良药。乌梅味酸性平，善能生津液，止烦渴，和胃止呕，外敷能消疮毒，《本草求真》曰："……入于死肌、恶肉、恶痣则除。"二药合用，清热解毒，消痈散结，生津止渴，专治烧心，是沈师治疗萎缩性胃炎的有效药对。

（5）注意事项

一是患者应保持良好的饮食习惯，定时定量，饮食有节，细嚼慢咽。二是多吃清淡和易消化的食物，忌食辛辣或者寒凉食物。三是避免烟、酒、浓茶及咖啡等。因这些可刺激胃黏膜，使其充血糜烂，严重时还会发生溃疡，加重病情。四是萎缩性胃炎，属于胃癌的癌前期病变，患者需要定期检测幽门螺杆菌并进行治疗。五是本方对虚寒性及火郁性胃痛不宜使用。

（6）临证体悟

一是注意木土相联。胃痛病程缠绵，致病因素复杂，迁延日久易形成肝胃不和。肝胆主疏泄，脾胃主升降。肝木疏土，助其运化之功；脾土荣木，成其疏泄之用。木郁土壅或肝气横逆，常侮犯脾胃，治当疏肝和胃，用柴胡疏肝散加减；反之脾胃气壅而阻抑肝气疏泄或脾胃虚弱招致木来侮土，治宜扶土抑木，用香砂六君子汤加减。

二是辨别胃痛性质。实痛属热，虚痛喜按，胀痛为气滞，刺痛属血瘀，饱痛为食阻，麻痛发沉属痰浊，阵痛顶撞为虫积。实痛以暴痛拒按，苔黄脉弦滑为主，常选投蒲公英、连翘、柴胡、川楝子、延胡索、丹参、三七、生薏苡仁、全瓜蒌、大黄、乌梅、南瓜子等；虚痛以隐痛喜按，舌淡白脉沉细为主，常选投生黄芪、当归、党参、白术、白芍、饴糖等。

三是善用通法止痛。中医虽有"不通则痛""通则不痛"之说，但绝不能局限于狭义的"通"法，正如叶天士所谓"通字须究气血阴阳"。胃痛属于胃寒者，散寒即所谓通；属于食停者，消食即所谓通；属于气滞者，理气即所谓通；属于热郁者，泄热即所谓通；属于血瘀者，化瘀即所谓通；属于阴虚者，益胃养阴即所谓通；属于阳虚者，温运脾阳即所谓通。

四是丸药调理善后。慢性萎缩性胃炎是消化系统常见病、多发病、难治病，且易复发，不仅要及时治疗，更要善后调养，所谓"三分治七分养"，在病情稳定后以丸药缓图，巩固疗效。丸药用获效的方剂加为5倍的药量，共研细末做成水丸或装入1号胶囊，每天2次，每次3g，连服2～3个月。平时午餐、晚餐后服加味保和丸，以助消化、增食欲。

29 十二指肠溃疡（香砂六君子汤）

黄某，女性，45岁。

【病史】

患者患溃疡病2载左右，溃疡灶位于十二指肠壶腹部，常感胃脘隐痛，胁部胀满，食欲不振，阵发泛酸，晨起便溏，入暮肢肿，餐前1小时左右脘部隐痛发凉，稍进食即缓解。每于情绪激动，思虑过度时加重。神疲乏力，气短肢困，日渐消瘦。在某医院上消化道钡餐造影示：十二指肠壶腹部见有0.5cm大小的龛影。曾经中西药治，疗效不显，来院门诊，要求汤剂治疗。

【检查】

苔薄白，舌质淡，脉沉细，关小弦。慢性病容，面色欠华，腹软无压痛，肝脾未触及。

【辨证】

肝郁不舒，胁满泛酸，木旺克土，脾虚失健，胃脘隐痛，便溏肢肿，苔白质淡，脉沉细关小弦，均系肝旺脾虚之征。本案属肝脾不调，不调者，肝郁脾虚也。

【诊断】

中医诊断为胃脘痛，木旺克土，肝郁脾虚证。西医诊断为十二指肠壶腹部溃疡。

【治法】

抑木扶土，疏肝健脾，宗《时方歌括》"香砂六君子汤"出入。

【处方】

党　参10g	云　苓10g	陈　皮10g	炒白术10g
木　香10g	砂　仁10g	蒲公英10g	川楝子10g
石菖蒲10g	郁　金10g	延胡索10g	生牡蛎30g

【结果】

上方每日1剂，水煎分2次服。连服7剂，脘痛缓解，泛酸已除，便溏如旧。守法再佐健脾之品，加煨葛根10g，白及10g。续进7剂，便溏即止。上方10剂量，共研细末装入1号胶囊，早晚各服6粒，坚持服用近半年，钡餐复查龛影消失。

【按语】

"香砂六君子汤"是抑木扶土效方。本案肝郁脾虚，正合方意。投之去炙甘草和法半夏，以防甘碍抑木，燥损脾虚。伍入金铃子散既助抑木又能止痛；牡蛎制酸；石菖蒲、郁金疏肝行气，加强扶土之力，现代药理研究证实这个药对有调整大脑皮层功能，对稳定情绪，放松脑力有利，可以帮助克服致痛的诱因。蒲公英苦寒但不伤胃，用作寒性反佐，现代药理研究证实其能促进溃疡面的愈合。中西医应当配合，取长补短，组方中要提倡采用现代药理研究的成果，但以不违背辨证论治为原则，这是提高临床疗效的一个途径。

================ 解读 ================

十二指肠溃疡属于消化性溃疡的一种，是常见的消化道疾病，主要表现为饥饿性疼痛和腹部疼痛等，可有钝痛、灼痛、胀痛、剧痛、饥饿样不适，这可能与胃酸刺激溃疡壁的神经末梢有关，而且具有长期性、节律性和周期性等特点，患者在进食之后会出现疼痛缓解和反酸等症状，易引发消化道出血及穿孔等严重并发症。属中医"胃脘痛""痞满""吐酸"等范畴。

（1）分清虚实

一是患病年限。患者45岁，患溃疡病2载左右。二是发病原因。每于情绪激动，思虑过度时加重。三是临床症状。胃脘隐痛，食欲不振，阵发泛酸，晨起便溏，入暮肢肿。四是舌苔脉象。舌质淡，苔薄白，脉沉细。五是钡餐造影显示。十二指肠壶腹部见有 0.5cm 大小的龛影。综合分析，本案应辨为肝郁脾虚，虚实兼夹证。

（2）辨证选方

肝郁不舒，不得疏泄，故胁满泛酸；木旺克土，脾虚失健，运化不力，水湿停留，而致胃脘隐痛，食欲不振，便溏肢肿；质淡苔白，脉沉细关小弦，均系肝旺脾虚之征。病位在肝脾，西医诊断为十二指肠壶腹部溃疡；中医诊断为胃脘痛，属木旺克土，肝郁脾虚证，宗《时方歌括》香砂六君子汤出入，抑木扶土，疏肝健脾。

（3）处方加减

香砂六君子汤（木香、砂仁、人参、白术、茯苓、甘草、半夏、陈皮），功用益气健脾，行气化痰，主治脾胃气虚，痰阻气滞证。沈师认为本案肝郁脾虚，正合方意。用本方疏肝行气，和胃止痛，益气健脾，培补其本，加川楝子、延胡索抑木止痛；牡蛎制酸；石菖蒲、郁金疏肝行气，蒲公英苦寒寒性反佐，且能促进溃疡面的愈合；炙甘草甘碍抑木，法半夏燥损脾虚，故去之。

（4）妙用药对

一是木香、砂仁。木香味辛苦性温，味辛能行，味苦主泄，芳香气烈而味厚，归脾胃大肠经，气香醒脾，善通行脾胃之滞气，既为行气止痛之要药，又为健脾消食之佳品；还可祛胃肠积滞之湿热，为治湿热泻痢、里急后重之要药。砂仁辛散温通，气味芬芳，其化湿醒脾，行气温中之效俱佳，古人曰其"为醒脾调胃要药"。二药合用，同为芳香之品，理气开胃，醒脾化湿，既可解除脘腹痞闷，又使全方补而不滞，可治脾胃气虚，湿阻气滞，脘腹胀痛，呕恶食少，肠鸣泄泻等症。

二是党参、茯苓。党参味甘性平，补中益气，生津养血，助脾胃运化。《本草正义》云"党参，力能补脾养胃，润肺生津，健运中气，本与人参不甚相远，其尤可贵者，则健脾运而不燥，滋胃阴而不湿"，作用平和。茯苓味甘淡性平，甘则能补，淡则能渗，药性平和，善入脾经，健脾补中，渗湿利水，又能宁心，可补可利。《本草求真》云："茯苓入四君，则佐参术以渗脾家之湿，入六味，则使泽泻以行肾邪之余，最为利水除湿要药。书曰健脾，即水去而脾自健之谓也。"二药合用，补而不壅，补中寓利，相得益彰，增强健脾祛湿之力。

（5）注意事项

一是调畅情绪，精神紧张和忧虑、沮丧、恐惧、愤怒等精神因素均可导致溃疡病的发生或加重。二是营养搭配，避免过寒过热。三是不要吃辛辣刺激之物，以防溃疡复发出血。四是本方治疗肝郁脾虚，对于湿热内盛壅滞者，不宜使用。

（6）临证体悟

一是舍症从舌。沈师辨其脾胃虚寒首抓舌脉，然后再究其症，如舌脉与症不符，或无症可辨时，强调"舍症从脉"，更要"舍症从舌"，特别以舌苔薄而淡白，定其虚寒之有，所谓"但见一证便是，不必悉具"，用香砂六君子汤加减，益气健脾，行气化痰；同时，重用生黄芪易党参，既可补气又能固表，还可托毒，药理研究显示其有抗幽门螺杆菌的作用，一举数得，功效更全面，可谓"扶正祛邪"矣。

二是注重配伍。一为脾肾同本，土火互联，伍入调肾的杜仲、桑寄生等益火生土，利于脾胃虚寒的振复；二为肝脾、肝胃的相生、相克，伍入柔肝的当归、白芍，疏肝的川楝子、香附，抑木扶土，平肝和胃，减轻脾胃压力，利于健运之复；三为寒性反佐和补而不滞。虚寒之治"寒者热之"，中焦怕寒又畏热，故常以桂枝、乌药热性反佐；中焦补虚常要顾及运化，补而不滞，常伍陈皮、木香、鸡内金，运脾和胃。

三是消炎要药。蒲公英苦寒，既能清解火热毒邪，又能泄降滞气，故为清热解毒，消痈散结之佳品，其所含的蒲公英甾醇、蒲公英素等生物碱对幽门螺杆菌有良好的杀灭作用，保护胃黏膜，抗胃溃疡而具健胃功效，对各类胃炎、溃疡病有奇效。正如沈师认为"是消胃炎良药""蒲公英苦寒但不伤胃，用作寒性反佐，药理研究证实其能促进溃疡面的愈合"。陈士铎十分推崇蒲公英，其在《本草新编》中有云："蒲公英亦泻胃火之药，但其气甚平，既能泻火，又不损土，可以长服久服而无碍。"

四是溃疡妙药。白及质黏味涩，为收敛止血，敛疮生肌之要药，可治体内外诸出血证和外疡的消肿生肌；又寒凉苦泄能消散血热之痈肿。《本草汇言》曰："白及，敛气、渗痰、止血、消痈之药也。此药质极黏腻，性极收涩……封填破损，痈肿可消，溃败可托，死肌可去，脓血可洁，有托旧生新之妙用也。"《本草求真》谓其："去腐、逐瘀，生新。"药理研究显示其对胃黏膜损伤有明显保护作用，溃疡抑制率可达94.8%。

30 胃肠神经官能症（保和丸）

赵某，男性，29岁。

【病史】

素性急躁，经常酗酒，饮食不节。近年胃脘胀痛，纳谷不香，时有嗳气，腑行干结，夜寐梦集，在某医院各项检查均无阳性发现，被诊为"胃肠神经官能症"。久经中西药治，胀痛不除，情绪更躁，门诊求服汤药。

【检查】

苔黄厚腻，舌质红，脉沉细，关小弦。面赤，性急，腹部平软，无压痛，肝脾均未触及。

【辨证】

素体肝郁，兼伤饮食，食阻胃脘而有胀痛纳呆，嗳气便结之苦，验苔厚腻，食积之苔，食积最易化热，故夜梦不断，苔黄质红。脉见沉细与症不符，时医曾据脉投归脾之类，胀痛更甚。当以苔为准，辨为实证，病因食阻化热，病位以胃为主，涉及心肝。

【诊断】

中医诊断为胃脘痛，食阻内停，化热扰神证。西医诊断为胃肠神经官能症。

【治法】

消食和胃，清肝宁神，投《丹溪心法》的"保和丸"加味。

【处方】

| 云　苓 10g | 陈　皮 10g | 法半夏 10g | 莱菔子 15g |
| 连　翘 10g | 川楝子 10g | 延胡索 10g | 焦三仙各 10g |

　　栀　子10g　　　　鸡内金30g　　　木　香10g　　　首乌藤30g
　　草决明30g

【结果】

上方每日1剂，水煎分2次服。连服7剂，腑行通肠，胃脘胀痛大减，嗳气停止，纳谷转香，苔薄黄腻，脉仍沉细。食积渐消，胃气和降，症情缓解，守法加竹茹10g，枳壳10g，改为每晚服1煎，再服7剂，半个月后复诊，胃脘不痛，纳便通调，夜寐转酣。嘱每餐后服3g"加味保和丸"，以防再复，稳定情绪，节制饮食。未再复诊。

【按语】

胃为仓廪之官，主纳谷，善和降，暴食酗酒伤胃，受纳无度，食阻中焦，胃失和降而诸证皆现。此即《素问·痹论》所言："饮食自倍，肠胃乃伤也。"消食积从和胃着手是其大法。焦三仙为主药，由山楂、神曲、麦芽组成，可消肉谷一切食积，辅以"二陈汤"，加强和胃之功，再以木香、枳壳醒脾，脾运振奋，胃气得和。食阻化热多见，本案性躁肝胃之热均显，栀子、川楝子、草决明、竹茹、连翘，投之清化，热除则胃和也。便结不通，热难清，积不消，通腑是重要之佐，方用莱菔子、草决明，均以润肠通便著称。一味首乌藤佐以宁神。全方药味不杂，和胃主题突出，辅佐得法，奏效明显。再以"加味保和丸"善后防复，近年疾苦，得以解除。

解读

胃肠神经官能症是指胃肠功能紊乱，在排除器质性病变前提下，精神因素为本病发生的主要诱因，胃神经官能症的患者多表现为泛酸、嗳气、厌食、恶心、呕吐、剑突下灼热感、食后饱胀、上腹不适或疼痛；肠神经官能症又称肠易激综合征，多表现为腹痛、腹泻、便秘、左下腹痛时可扪及条索状肿物等。属中医"胃脘痛""腹痛"范畴。

（1）分清虚实

一是患病年限。患者29岁，近年胃脘胀痛。二是发病原因。年轻气盛，素性急躁，经常酗酒，饮食不节。三是临床症状。胃脘胀痛，纳谷不香，时有嗳气，腑行干结，夜寐梦集。四是舌苔脉象。舌质红，苔黄厚腻，脉沉细，关小弦。综合分析，本证应辨为实证。

（2）辨证选方

平素性急，肝郁气滞，暴饮暴食，恣啖酒肉，脾失健运，以致食积停滞难化，中焦气机受阻，故见胃脘胀痛纳呆，嗳气；食积最易化热，上扰心神，下灼肠津，故现夜梦不断和便结之苦；苔黄厚腻，为食积生湿，壅而化热；舌质红，脉沉细，关小弦，为肝郁食积之象。病位以胃为主，涉及心肝，西医诊断为胃肠神经官能症；中医诊断为胃脘痛，属食阻内停，化热扰神证，投《丹溪心法》保和丸加味，消食和胃，清肝宁神。

（3）处方加减

保和丸（山楂、神曲、半夏、茯苓、陈皮、连翘、莱菔子），功用消食和胃，主治食滞胃脘证。沈师用保和丸加味消食导滞，清肝宁神，消食积用焦三仙为主药，辅以"二陈汤"，加强和胃之功，再以木香、枳壳醒脾，振奋脾运，鸡内金消食健胃；用栀子、川楝子、草决明、竹茹、连翘，既可散结以助消积，又可清解食积所生之热；用莱菔子、草决明，润肠通腑；加首乌藤宁神促眠。

（4）妙用药对

一是山楂、神曲。山楂，味酸甘性温，功善助脾健胃，消食化积，能治各种饮食积滞，尤为消化肉食油腻积滞之要药。神曲味甘辛性温，辛以行散消食，甘温健脾开胃，为发酵之物，能消食健脾和中，尤善消谷积、化酒食陈腐之积。《药性论》曰："化水谷宿食，癥结积滞。"二药合用，山楂消肉积，偏于活血化瘀；神曲消谷积，重在健脾导滞，相须配对，可提高消食破积、破滞除满之力；炒焦后用，能增强消食化积的作用。

二是莱菔子、连翘。莱菔子辛甘而平，归脾胃经，味辛行散，消食化积，尤善行气消胀，长于消谷面之积，又能降气化痰，止咳平喘。连翘味苦性微寒，苦能清泄，寒能清热，既能清热解毒，消痈散结，亦兼清心利尿，为疮家之圣药，又可散结以消食积，清解食积所生之热。二药合用，食积得化，热清湿去，胃气得和。

（5）注意事项

一是饮食不能过饱，吃到七八分饱即可，少食多餐，多食用含丰富膳食纤维的果蔬。二是胃肠以通为用，故应保持大便通畅。三是体虚无积滞者，本方不宜服用。四是本方消食导滞，孕妇慎用。

（6）临证体悟

一是暴饮暴食致食积，用消食名方。《素问·痹论》曰："饮食自倍，肠胃乃伤也。"饮食积滞，阻塞胃气，病因清楚，病情并不复杂，病程有长有短，亦可与其他病相混杂。临床但见食积，必用保和丸为主方加味，消食导滞，理气健脾，清热通便，可使食积得化，胃气得和，诸症得愈；特别是对于厌食、不食，以及小儿食积症非常有效，而且价廉，应当推广。保和丸为消食轻剂，适用于食积不甚，正气未虚之证，亦可长期服用。

二是食积易变生他证，应随症加减。如食积生湿重者，可合"平胃散"；如化热甚者，可加蒲公英、制大黄；如食积生痰者，可加桔梗、炒葶苈子；抑或痰阻气滞，上犯清窍，发为抽动，加胆南星、川贝母；如食积大便秘结，可加全瓜蒌、大腹皮、火麻仁、桃仁；食积气滞，脾气不能升清而见便溏、泄泻，加炒白术、山药；胃气不能降浊而见痞满、腹胀，加枳壳、莱菔子；食积寐差，加竹叶、首乌藤。

三是麦芽健胃消食积，回乳又催乳。麦芽味甘性平，健胃消食，尤能促进淀粉性食物的消化，主治米面薯芋类积滞不化，《本草纲目》曰："消化一切米面诸果食积"；又有回乳和催乳之功，用治妇女断乳或乳汁郁积之乳房胀痛等；然而回乳和催乳的双向调节作用，关键不在于生用或炒用，而在于剂量大小的差异，即小剂量催乳，大剂量回乳，如用于抑制乳汁分泌（回乳）用量应在 120g 以上。注意授乳期妇女，不宜大量使用。

31 无黄疸型肝炎（膈下逐瘀汤）

王某，男性，45 岁。

【病史】

患者患无黄疸型肝炎近 2 个月。自觉肝区刺痛，乏力纳差，眩晕耳鸣，失眠梦集，晨起口苦，大便较干，小溲色黄。曾在某医院住院近月，西医治疗症状不缓，指标不降，本月查肝功：GPT（谷丙转氨酶）520U/L，TTT（麝香草酚浊度试验）8U。求治中医而来门诊。

【检查】

苔薄黄，质暗红，有紫斑，脉弦涩。面目皮肤无黄染，腹平软，无肌卫，肝大肋下 2 指，质小硬，脾未触及。

【辨证】

胁为肝之分野，胁部刺痛，肝郁瘀阻，质暗紫斑，脉来弦涩，肝瘀无疑。肝郁化热，症见眩晕口苦，失眠耳鸣，便干尿黄，舌苔薄黄。横逆中土，健运失司而有纳差乏力之苦。病因肝热瘀阻。

【诊断】

中医诊断为胁痛，肝热瘀阻，健运失司证。西医诊断为无黄疸型肝炎。

【治法】

行气活血，醒脾止痛，宗《医林改错》之"膈下逐瘀汤"化裁。

【处方】

| 桃　仁10g | 红　花10g | 当　归10g | 川楝子10g |
| 赤　芍10g | 川　芎10g | 牡丹皮10g | 莱菔子15g |

木　香 10g　　枳　壳 10g　　香　附 10g　　车前草 30g

延胡索 10g　　草决明 30g　　茵　陈 15g^{后下}

【结果】

上方每日 1 剂，水煎分 2 次服。连服 7 剂，胁痛明显缓解，大便已畅，食纳增加，仍有梦集。瘀阻渐去，脾运渐健，守法增大化瘀宁神续进，上方加丹参 30g，首乌藤 30g，再进 14 剂，胁痛已止，质暗好转，紫斑减轻，脉来弦细。改为每晚服 1 煎，半个月后复诊，已无主诉，纳便通调，精神振作，肝脾未触及。复查肝功：GPT40U/L，TTT5U，嘱停汤剂，服丹七片善后，未再复诊。

【按语】

瘀阻膈下而胁痛者最宜"膈下逐瘀汤"，以"桃红四物"活血化瘀，用香附、川楝子、延胡索行气止痛。因肝郁已经化热，故不用温性的乌药，改投清肝活血的牡丹皮、赤芍。木香、枳壳功能醒脾，恢复脾运；草决明、莱菔子润肠；车前草利尿，使邪有出路；茵陈清肝利湿，为治肝炎要药。全方以化瘀为主，清肝行气，通利两便，贴切病机，配伍得当，疗效显著。肝炎并非单纯湿热内蕴，其治不只清热利湿一法，辨证论治方能奏效。

解读

无黄疸型肝炎可见于各型病毒感染，临床上症状相对较轻，起病较为缓慢，主要表现为全身乏力、食欲下降、恶心、腹胀、肝区疼痛、肝大、有轻压痛或叩痛等，患者多恢复较快，病程一般多在 3 个月内，有些病例无明显症状。属中医"胁痛""郁证"范畴。

（1）分清虚实

一是患病年限。患者 45 岁，患无黄疸型肝炎近 2 个月。二是发病原因。肝郁瘀阻。三是临床表现。自觉肝区刺痛，乏力纳差，眩晕耳鸣，失眠梦集，晨起口苦，大便较干，小溲色黄。四是舌苔脉象。质暗红，苔薄黄，有紫斑，脉弦涩。五是全身检查。面目皮肤无黄染，腹平软，无肌卫，肝大肋下 2 指，质小硬，脾未触及。综合分析，本案应辨为实证。

（2）辨证选方

胁为肝之分野，胁部刺痛，肝郁瘀阻，质暗紫斑，脉来弦涩；肝失条达，气滞血瘀，清阳不升，故眩晕耳鸣；瘀而化热，则口苦，舌苔薄黄；热扰心神失眠，热移下焦，故便干尿黄；横逆中土，健运失司而有纳差乏力之苦。病位在肝脾，西医诊断为无黄疸型肝炎；中医诊断为胁痛，属肝热瘀阻，健运失司证，宗《医林改错》膈下逐瘀汤化裁，行气活血，醒脾止痛。

（3）处方加减

膈下逐瘀汤（桃仁、红花、当归、赤芍、川芎、牡丹皮、五灵脂、乌药、枳壳、香附、延胡索、甘草），功用活血祛瘀，行气止痛，主治瘀血阻滞膈下证。沈师用膈下逐瘀汤加减，化瘀为主，清肝行气。方中"桃红四物"活血化瘀，香附、延胡索，加川楝子行气止痛；枳壳，加木香功能醒脾，恢复脾运；草决明、莱菔子润肠；车前草利尿，使邪有出路；茵陈清肝利湿；因肝郁已经化热，故不用温性的乌药；五灵脂虽可活血止痛，化瘀止血，但因其甘温，有益火之虑，甘草滋腻，有助湿壅气之弊，故一并去之。

（4）妙用药对

一是桃仁、红花。桃仁苦甘而平，苦能泄降导下以破瘀，味甘和畅气血以生新，质重而降，偏入里善走下焦，长于破脏腑瘀血，为治疗各种瘀血阻滞病证的常用药。《珍珠囊》谓其："治血结、血秘、血燥，通润大便，破蓄血。"红花味辛性温，辛散温通，少用养血活血，多用则破血通经，且质轻上浮，走外达上，通经达络，长于祛在经在上之瘀血，为活血化瘀、通经止痛之要药。《本草汇言》称其为"破血、行血、和血、调血之药"。二药合用，一升一降，一散一收，活血祛瘀之力大增，入心则可散血中之滞，入肝则可理血中之壅，故能治疗一切血脉瘀滞之证。

二是牡丹皮、赤芍。牡丹皮辛苦而寒，功善凉血活血，既能行瘀血，安络血，入血分清热化滞，又能清透阴分伏邪。《本草纲目》言牡丹皮

"和血、生血、凉血，治血中伏火，除烦热"。赤芍苦寒清降，主入肝经，善走血分，除血分郁热而凉血散瘀。《神农本草经》称赤芍"主邪气腹痛，除血痹，破坚积，寒热疝瘕，止痛，利小便，益气"。二药合用，凉血活血散瘀，共奏清肝活血之功。

（5）注意事项

一是保持情绪稳定，注意休息隔离，避免过怒、过悲、过劳及过度紧张。二是营养均衡，饮食清淡易消化，少食肥甘油腻的食物，以防助湿增病。三是肝炎一定要忌酒，避免加重损肝。四是本方活血祛瘀药较多，故孕妇及月经量多且淋沥不尽者忌用。

（6）临证体悟

一是分期论治。在急性期以清利湿热为主，辅以祛痰化瘀，利湿热重用茵陈、板蓝根和车前草，祛痰用莱菔子、全瓜蒌、竹茹，化瘀宜投丹参、赤芍、桃仁；慢性期湿热已非主要，出现脾肾之虚，要重视扶正，健脾调肾，健脾重用参、芪、茯苓、白术，肝肾同源，调肾用枸杞子、生地黄、黄精等，佐以阳中求阴，选用蛇床子、生杜仲、桑寄生等，滋阴养肝选加沙参、麦冬、白芍、菊花等。

二是疏肝柔肝。胁痛的基本病机是肝气郁结、肝失条达，治疗宜疏肝解郁、行气止痛、养血柔肝，而不宜辛燥伤肝。一要尽量选用轻灵平和之品，如香附、苏梗、佛手、绿萼梅之类；二要注意配伍养血柔肝药物，固护肝阴，以利肝体，如生地黄、白芍、当归等；三要"见肝之病，知肝传脾，当先实脾"，选加白术、茯苓、陈皮等。

三是肝炎要药。茵陈味苦，性微寒，苦泄下降，寒能清热，善清利脾胃肝胆湿热，使湿热之邪从小便而出，为治肝炎要药。《神农本草经》谓其"主治风寒湿热邪气，热结黄疸"。药理研究表明茵陈能增加胆汁分泌，调节幽门括约肌舒缩功能，并能减轻肝细胞炎症，防止肝细胞坏死，促进肝细胞新生；能显著降低实验动物转氨酶。因此，肝炎无论有无黄疸，茵陈必用。

32 细菌性痢疾（三仁汤）

赵某，男性，28岁。

【病史】

患者昨日贪食生冷，晨起发热汗出，腹痛阵作，里急后重，泻下脓血，赤多白少，肛门灼热，渴欲饮水，头重烦躁。不思饮食，疲乏肢困，遂来肠道门诊就诊。

【检查】

苔黄腻，舌质红，脉弦数。体温38.0℃，查粪有黏冻血液，红细胞满视野，白细胞10～20个，大便培养有痢疾杆菌。左下腹压痛。

【辨证】

暑湿饮冷，发热汗出不退。湿热下注，腹痛泻痢，肛门灼热，苔黄腻，脉弦数，热毒入血，下利脓血，舌红脉数。暑湿困脾，肢困纳呆，暑湿上逆，头重且烦。暑湿热毒熏灼肠胃气血，化为脓血。湿热下注而成下利。

【诊断】

中医诊断为痢疾，暑湿热毒，湿热下注证。西医诊断为细菌性痢疾。

【治法】

清暑解毒，凉血止利，宜《温病条辨》"三仁汤"加减。

【处方】

杏　仁 10g	蔻　仁 10g	生薏苡仁 10g	鲜藿香 30g^{后下}
木　香 10g	竹　叶 10g	金银花炭 10g	车前草 30g
黄　连 10g	云　苓 10g	煨葛根 10g	六一散 30g^包

【结果】

上方每日 1 剂，水煎分 2 次服。服 1 剂热退泻减，连服 5 剂，大便成形，已无脓血。查粪红细胞 0～3 个。湿热渐清，上方加焦三仙各 10g，陈皮 10g，再进 5 剂，纳便正常，复查大便培养，细菌未见生长。

【按语】

菌痢夹湿投"白头翁汤"之类，热毒可清，影响暑湿内停，其效反而受阻。湿热兼有，应注意祛湿为主，上、中、下三焦分利，故用三仁。不能过用温燥，如苍术、清半夏、厚朴之类，以防助热。也不能苦寒太过以免恋湿，故用竹叶、黄连之类。血痢必须凉血，金银花炭是主药。暑湿也宜清利，鲜藿香、六一散最适合。止利主药为煨葛根。醒脾健运离不开木香、云苓、陈皮、焦三仙。车前草清热利尿，一则可泄暑湿之邪，二则可行"利小便以实大便"之法。古训"痢无止法"，治当"通因通用"。单纯热毒易解，热毒夹暑湿难除，湿性黏缠，较易反复，化湿而不温燥，清利而不寒凉，湿邪一去，其痢易止。

━━━━━━━━━━ 解读 ━━━━━━━━━━

细菌性痢疾简称菌痢，是由志贺菌引起的肠道传染病，患者会出现腹痛、腹泻、里急后重等主要症状，大便为黏液脓血便，常年散发，夏秋季多见，是我国的常见病、多发病，儿童和青壮年是高发人群。属中医"痢疾"范畴。

（1）分清虚实

一是患病年限。患者 28 岁，发病 2 天。二是发病原因。昨日贪食生冷。三是临床症状。发热汗出，腹痛阵作，里急后重，泻下脓血，赤多白少，肛门灼热，渴欲饮水，头重烦躁，不思饮食，疲乏肢困。四是舌苔脉象。舌质红，苔黄腻，脉弦数。五是全身检查。体温 38.0℃，左下腹压痛。六是粪便检验。有黏冻血液，红细胞满视野，白细胞 10～20 个，大便培养有痢疾杆菌。综合分析，本案应辨为实证。

（2）辨证选方

暑湿饮冷，壅而化热，故发热汗出不退；暑湿困脾，脾失健运，故肢困纳呆，暑湿上逆，头重且烦；暑湿热毒，灼伤津液，故渴欲饮水；湿热下注，肠中气机阻滞，大肠传导失常，故腹痛泻痢，里急后重，肛门灼热；熏灼肠道，脉络受伤，气血瘀滞，故泻下脓血，赤多白少；苔黄腻，脉弦数，湿热之象。病位在肠，西医诊断为细菌性痢疾；中医诊断为痢疾，属暑湿热毒，湿热下注证，宜《温病条辨》三仁汤加减，清暑解毒，凉血止利。

（3）处方加减

三仁汤（杏仁、白蔻仁、生薏苡仁、滑石、白通草、竹叶、厚朴、半夏），功用宣畅气机，清利湿热，主治湿温初起及暑温夹湿之湿重于热证。沈师认为湿热兼有，应注意祛湿为主，三焦分利，故用三仁汤加减。方中杏仁宣利上焦肺气，气行则湿化，白蔻仁芳香化湿，行气宽中，畅中焦之脾气，薏苡仁甘淡性寒，渗湿利水而健脾，使湿热从下焦而去；加鲜藿香、六一散清利暑湿，竹叶、黄连清热，煨葛根止利，金银花炭凉血，木香、云苓、陈皮、焦三仙醒脾健运，车前草清热利尿。半夏、厚朴虽可行气化湿，散结除满，但因过于温燥，以防助热；通草甘寒淡渗，利湿清热，但木通古称"通草"，有毒，木通、通草易于混淆，故一并去而不用。

（4）妙用药对

一是竹叶、黄连。竹叶味辛甘性寒凉，体轻气薄，辛能散郁，甘能缓脾，寒能清热，凉能清心，轻能走上，上能清心火而除烦，中能泻胃火，下能利小便而渗湿热。《本草正》曰："退虚热烦躁不眠，止烦渴，生津液，利小水，解喉痹，并小儿惊痫。"黄连大苦大寒，善理心脾之火，为泻心火、除湿热之佳品；其清热作用偏于中焦，能清心除烦，燥湿止利。《本草通玄》曰："泻心火而除痞满，疗痢疾而厚肠胃，去心窍之恶血，消心积之伏梁。"二药合用，清热不恋湿，共奏清热除烦，泻火解毒之功。

二是滑石、生甘草。滑石味甘淡性寒，体滑质重，气轻能解肌，质重能清降，寒能泄热，滑能利窍，淡能渗湿，既可清解暑热，以治暑热烦渴，又可通利水道，使三焦湿热从小便而泄，以除暑湿所致的小便不利及泄泻。生甘草甘平偏凉，能清热泻火，益气和中，一可甘寒生津，使利小便而津液不伤；二可防滑石之寒滑重坠以伐胃，使滑石之功得以彻表彻里，清暑利湿而不伤正，安和中焦又不致留邪。二药合用，清暑利湿，能使三焦暑湿之邪从下焦渗泄，使痢疾可愈。

（5）注意事项

一是注意饮食卫生，既不过食生冷不洁及变质之物，又要饮食节制。二是痢疾患者适当禁食；病情稳定，以清淡易消化饮食为宜，忌食油腻荤腥之品。三是痢疾大便次数增多，易引起水、电解质紊乱，需及时补充水液，防止脱水。四是在痢疾流行季节，可适当食用生蒜瓣，每次2瓣，每日2～3次。

（6）临证体悟

一是祛邪导滞。古训"痢无止法"，治当"通因通用"。痢疾的基本病机是邪气壅滞肠中，只有祛除邪气之壅滞，才能恢复肠腑传导之职，避免气血之壅滞，脂膜血络之损伤。因此，清除肠中之湿热、疫毒、冷积、饮食等滞邪尤为重要。痢疾初起之时，以实证、热证多见，宜清热化湿解毒，用芍药汤加减；久痢虚证、寒证，应补虚温中，调理脾胃，用连理汤加味，兼以清肠，收涩固脱；下痢兼有表证者，宜和解表里，外疏内通，用葛根芩连汤加减；夹食者可配合保和丸消除积滞。

二是调和气血。调和气血即是顺畅肠腑凝滞之气血，祛除腐败之脂脓，恢复肠道传送功能，促进损伤之脂膜血络尽早恢复，以改善腹痛、里急后重、下痢脓血等临床症状。若痢下白多赤少，舌苔白腻，属湿重于热，湿邪伤及气分，用苍术、厚朴、茯苓、陈皮等健脾燥湿；若痢下赤多白少，口渴喜冷饮，舌苔黄腻，属热重于湿，热邪伤及血分，用白头翁、秦皮、黄连、黄柏等清热解毒；不论是痢下脓血还是便中带血，均要加槐角、生地榆、牡丹皮凉血止血。正如刘河间所说"调气则后重自除，行血则便脓自愈"。

三是顾护胃气。"人以胃气为本，而治痢尤要"。这是由于治疗痢疾实证初期、湿热痢、疫毒痢的方药中，苦寒之药较多，长时间大剂量使用，有损伤胃气之弊；同时，忌过早补涩，以免闭门留寇，病势缠绵不已；更要忌峻下攻伐，忌分利两便，以免重伤阴液，戕害正气。虚证久痢，虚实错杂，若单纯补益，则积滞不去，贸然予以通导，又恐伤正气，故应虚实兼顾，扶正祛邪；中焦气虚，阳气不振者，应温养阳气；阴液亏虚者，应养阴清肠。尤应留意湿热的留滞不尽，佐入黄连、黄芩之类，兼以清热利湿。因此，治痢应注意顾护胃气；且痢疾最易复发，痢止后可再服香砂六君及香连丸，以防复发。

四是血痢要药。金银花味甘性寒，归肺心胃经，气味芳香，既可清热解毒，散痈消肿，透热达表，疏散风热，又能解血分热毒，凉血止利，故常用治热毒痢疾，下痢脓血；药理研究显示其具有广谱抗菌作用，对金黄色葡萄球菌、痢疾杆菌等致病菌有较强的抑制作用，有明显的抗炎及解热作用。而金银花炭，是取净生金银花置锅内，武火清炒（但火力不可过大，易使原料着火）至焦褐色如炭状为度，以增强止血之功，具有清热利肠、化滞和血、凉血止利作用，可用治湿热中阻，损伤肠络脂膜，下痢脓血，血多于脓，腹痛，里急后重等症。正如沈师所言：血痢必须凉血，金银花炭是主药。

33 慢性肾小球肾炎（滋肾通关丸）

洪某，女性，38岁。

【病史】

患者患"慢性肾炎"逾3载。腰酸浮肿，神疲乏力，眩晕耳鸣，手足心热，心烦失眠，食纳不香，小便黄短，查尿蛋白（+++），血压120/80mmHg，西医诊断为"慢性肾小球肾炎"。中西医药久治不愈，浮肿始终未退，午后更显，尿蛋白（++）～（+++）之间波动，体力更见下降，而来院门诊。

【检查】

苔薄黄腻，舌质较红，脉细滑，尺部弱。面色不华，下肢凹陷性水肿（++），肾区无叩击痛，血压125/80mmHg，查尿蛋白（+++），红细胞3～5个。

【辨证】

苔黄质红，脉细滑，五心烦热，眩晕耳鸣，失眠腰酸，系相火上浮所致。浮肿尿少，苔腻纳差，系湿热下注所致。病虽在肾，未见虚证，相火湿热之患也。

【诊断】

中医诊断为浮肿，相火上浮，湿热下注证。西医诊断为慢性肾小球肾炎。

【治法】

滋肾清降，泄利湿热，投《兰室秘藏》"滋肾通关丸"加味。

【处方】

知 母 15g 黄 柏 15g 生薏苡仁 10g 车前草 30g

泽　泻 10g　　　泽　兰 10g　　　桑白皮 10g　　　益母草 10g

肉　桂 5g　　　　海　藻 15g　　　鸡血藤 10g　　　老鹳草 10g

王不留行 10g　　　白花蛇舌草 30g

【结果】

上方每日 1 剂，水煎分 2 次服。连服 7 剂，下肢浮肿明显减退，腰酸已除，烦热缓解。验尿蛋白（++），红细胞 1～2 个，脉仍细滑，尺脉不弱，腻苔渐退，相火渐降，湿热渐利，守法缓进，上方去鸡血藤、老鹳草、泽兰，加丹参 30g，冬瓜仁 10g，川牛膝 15g，石韦 10g，再进 14 剂。下肢浮肿轻微，纳眠正常，两便通调，验尿蛋白（+），红细胞消失，苔薄黄，脉弦细。改为每晚服 1 煎，连服 7 剂，验尿蛋白（±），改服知柏地黄丸，早晚各 6g，嘱坚持 1 个月，未再复诊。

【按语】

"滋肾通关丸"由滋阴降火的知母、黄柏和引火归原的肉桂三味组成，一般以 3:3:1 比例投量。此方清热降火不伤胃，温通肾气不伤阴，旨在增强气化功能，使"州都之官""气化则能出焉"，为退下焦湿热而浮肿的良方。

慢性肾炎常以温补脾肾为治，多投附桂参芪之类，此案并非脾肾阳衰，却以相火上浮，湿热下注为患，如以温补为治，势必助长相火，留恋湿热而加重浮肿，当以滋肾通关立法，然滋肾同湿热为治，常有矛盾难解之处，《兰室秘藏》组建的"滋肾通关丸"即统一了两者的矛盾，以知母、黄柏清降相火而收滋肾目的，又不影响湿热之清，少佐肉桂振奋命门气化，利于湿热之泄，又不助相火之浮。车前草、桑白皮、生薏苡仁、冬瓜仁、泽泻、石韦均为清利湿热之佳品。泽兰活血行水，丹参凉血祛瘀，王不留行功专通利消肿，益母草行血消水，川牛膝导血下行，既降相火上浮，又助湿热下利。方中动用诸多行血之品，意在血行气畅，气行湿除，皆利于浮肿之消退。老鹳草清热利湿，佐以鸡血藤，专治湿阻腰酸；海藻苦咸入肝肾，《神农本草经》云"下十二种水肿"；白花蛇舌草除解毒外，功专清泄湿热，最宜湿热下注的浮肿。全方组合严谨，滋肾清降，泄利湿热而通关消肿，功专力宏，奏效明显。

解读

慢性肾小球肾炎简称慢性肾炎，可发生于任何年龄，但以中青年为主，男性多见，多数起病缓慢、隐匿，临床表现呈多样性，个体间差异较大，蛋白尿、血尿、高血压、水肿等，可有不同程度的肾功能减退，病情时轻时重、迁延，渐进性发展为慢性肾衰竭。属中医"水肿""淋证"范畴。

（1）分清虚实

一是患病年限。患者 38 岁，患慢性肾炎逾 3 载。二是发病原因。久病肾虚，湿热下注。三是临床症状。腰酸浮肿，神疲乏力，眩晕耳鸣，手足心热，心烦失眠，食纳不香，小便黄短。四是舌苔脉象。舌质较红，苔薄黄腻，脉细滑，尺部弱。五是全身检查。面色不华，下肢凹陷性水肿（++），肾区无叩击痛。五是尿液检查。尿蛋白（+++），红细胞 3～5 个。综合分析，本案应辨为虚实夹杂证。

（2）辨证选方

质红苔黄，脉细滑，五心烦热，眩晕耳鸣，神疲腰酸，系相火上浮所致；湿热内阻，脾失健运，气机运行不畅，见苔腻纳差；热扰心神，则心烦失眠；浮肿尿少系湿热下注，三焦壅滞，气滞水停所致。病在肾，西医诊断为慢性肾小球肾炎；中医诊断为浮肿，属相火上浮，湿热下注证，投《兰室秘藏》滋肾通关丸加味，滋肾清降，泄利湿热。

（3）处方加减

滋肾通关丸（知母、黄柏、肉桂），功用清热化气，通利小便，主治湿热蕴结膀胱，症见小便不通，小腹胀满等。沈师认为，本方清热降火不伤胃，温通肾气不伤阴，旨在增强气化功能，使"州都之官""气化则能出焉"，为退下焦湿热而浮肿的良方。用知母、黄柏滋阴降火，清热燥湿，少佐肉桂温阳化气，加白花蛇舌草、车前草、桑白皮、生薏苡仁、冬瓜仁、泽泻、石韦解毒清利湿热，泽兰活血行水，丹参凉血祛瘀，王不留行、海藻通利消肿，益母草行血消水，川牛膝导血下行，既降相火上浮，又助湿热下利；老鹳草清热利湿，佐以鸡血藤，专治湿阻腰酸。

（4）妙用药对

一是知母、黄柏。知母味苦甘性寒质润，苦寒能清热泻火除烦，甘寒质润能生津润燥止渴，善治外感热病，高热烦渴。黄柏苦寒沉降，清热燥湿，泻火解毒，善退虚热，长于清泻下焦湿热。二药合用，滋阴清热润燥，泻火解毒除湿，用治阴虚火旺，潮热盗汗，腰酸遗精等。《本草正义》载："古书言知母佐黄柏滋阴降火，有金水相生之义。盖谓黄柏能制膀胱、命门阴中之火，知母能消肺金，制肾水化源之火，去火可以保阴，是即所谓保阴也。"

二是老鹳草、鸡血藤。老鹳草味辛苦性平，辛能行散，苦而能燥，性善疏通，有较好的祛风湿，通经络，清热毒作用，主治风湿痹痛，麻木拘挛，筋骨酸痛。鸡血藤味苦微甘性温，苦而不燥，温而不烈，行血养血，舒筋活络，为治疗经脉不畅，络脉不和病证的常用药。《本草纲目拾遗》曰："其藤最活血，暖腰膝，已风瘫。"二药合用，利湿通络，专治湿阻腰酸。

（5）注意事项

一是平时避免冒雨涉水，或湿衣久穿不脱，以免湿邪外侵。二是控制自身的饮水量，过多饮水会增加肾脏负担，加重病情。三是避免摄入过多盐分，以免导致水钠潴留，加重水肿。

（6）临证体悟

一是消炎良方。滋肾通关丸，功用清下焦湿热，助膀胱气化，主治湿热蕴结膀胱，癃闭不通，小腹胀满。《绛雪园古方选注》云："……以黄柏泻膀胱之热，知母清金水之源，一燥一润，相须为用；佐以肉桂，寒因热用，伏其所主而先其所因，则郁热从小便而出，而关开矣。"现常用于男性前列腺炎、前列腺肥大、急性膀胱麻痹，妇女各种妇科炎症等。

二是利尿活血。水肿的治疗要依据患者的不同表现辨证论治，特别是对于顽固性水肿，应注意活血利水药的应用。沈师治疗肾炎，认为不论何种证类均应配以利尿解毒和活血化瘀两法，多年临床证实，确能提高疗效。利尿解毒常选用车前草、白花蛇舌草、桑白皮、泽泻、生薏苡仁、云苓、冬瓜皮、冬瓜子，但不宜用太过苦寒的药物；活血化瘀常选用丹参、益母草、王不留行、川芎、地龙、泽兰、生山楂、三七，但不宜用破血逐瘀的药物。

三是慎用攻泻。水肿病证，首先要辨清阳水、阴水。阳水以祛邪为主，发汗、利水或攻逐，同时配合清热解毒、理气化湿等法；阴水以扶正为主，健脾温肾，同时配合利水、养阴、活血、祛瘀等法。其次慎用攻下逐水法。妄用攻泻之剂，虽然水肿能得到减轻，腹胀松动，但攻泻后常见腹痛、泄泻、恶心呕吐等症，使脾阳大伤，正气更虚，不久肿势又起，甚至反剧；即使再想施用攻泻，不但正气不能支持，而且多次攻伐，也不能再使尿量增加，肿势减退，因此，慎用攻下逐水。

四是药毒伤肾。水肿日久，脾肾多虚，分清泌浊功能失司，湿浊、水毒、瘀血内停，尤其是肾性水肿，患者检查大多伴有肾功能下降，代谢缓慢，对于此类患者，一定要考虑药物对肾脏的毒副作用，合理选择药物，调整剂量及用药时间。近年研究发现，含有马兜铃酸的中药，如马兜铃、关木通、木防己、青木香、天仙藤、寻骨风等有肾毒性，可导致肾脏损伤，应尽量避免使用。

34 泌尿系感染（三妙丸）

宫某，女性，29岁。

【病史】

反复发作尿急尿痛已近2载，劳累或经期发作更频，尿量不多，尿呈茶色，反复检查，肾功能正常，中段尿培养有变形杆菌，尿常规蛋白（±）～（＋），白细胞20个以上。腰酸下坠，服西药可缓解，但易复发，排卵期带下黄稠，腥味较重，纳差便干，心烦梦集。结婚3年未孕。来院门诊求治不孕症。

【检查】

苔黄腻，脉濡软。体温36.9℃，尿蛋白（＋），白细胞20～30个，肾区无叩击痛，四肢无凹陷性水肿。

【辨证】

腻苔濡脉为湿热之象，下注者，腰酸下坠，尿痛短赤，带下稠腥，中阻者纳呆便干，上扰者心烦梦集。病在三焦，下焦为著，湿热为患。

【诊断】

中医诊断为热淋，湿停三焦，湿热下注证。西医诊断为泌尿系感染。

【治法】

渗湿降浊，泄湿清热，投《医学正传》"三妙丸"加味。

【处方】

黄　柏15g	苍　术10g	薏苡仁15g	川牛膝15g
竹　叶10g	丹　参30g	瞿　麦10g	车前草30g
石菖蒲10g	郁　金10g	川续断15g	草决明30g

【结果】

上方每日 1 剂，水煎分 2 次服。连服 7 剂，尿量增加，尿色转淡，尿痛缓解，经事已停。嘱服"三妙丸"，行经前再服汤剂直到经净。患者坚持服用 2 个月经周期，查尿正常，3 次中段尿培养均无细菌生长。嘱再坚持服 2 个周期，半年后陪病友门诊，称已怀孕不到 2 个月，后足月生子，体重 3.5kg。

【按语】

黄柏清热，苍术燥湿，川牛膝下导，三味组成"三妙丸"，为湿热下注专方。湿热以清泄为要，生薏苡仁、车前草、竹叶、瞿麦清热利湿及草决明润肠通便，分利两便而泄湿热，石菖蒲、郁金行气活血，使湿热利于外泄，川续断系腰痛专药。全方既清又泄，专利湿热而解热淋。服法也具特色，病发于经期，汤剂经期服用，直达病所，丸药平时缓图，以求除根。热淋解除，自然得子，乃"治病求本"之法。

──────────── 解读 ────────────

泌尿系感染即尿路感染，是指各种病原微生物在尿路中生长、繁殖而引起的炎症性疾病，临床主要表现为小便频数短涩，淋沥刺痛，小腹拘急引痛，多见于育龄期妇女、老年人、免疫力低下及尿路畸形者。属中医"淋证"范畴。

（1）分清虚实

一是患病年限。患者 29 岁，反复发作尿急尿痛已近 2 载。二是发病原因。久病伤肾，劳累或经期免疫力低下而发作更频。三是临床症状。尿急尿痛，腰酸下坠，排卵期带下黄稠，腥味较重，纳差便干，心烦梦集。四是舌苔脉象。苔黄腻，脉濡软。五是尿液检查。尿蛋白（+），白细胞 20 ～ 30 个。综合分析，本案系湿热下注，应辨为实证。

（2）辨证选方

湿热痹阻筋脉，则腰酸下坠；湿热壅滞中阻，气机运行不畅，则纳差苔腻；湿热下注，气化不利，则尿痛短赤，便干，下注于带脉，则带下稠腥；湿热上扰心神，则心烦梦集；苔黄腻，脉濡软，系湿热之象。病在三焦，西医诊断为泌尿系感染；中医诊断为热淋，属湿停三焦，湿热下注证，投《医学正传》三妙丸加味，渗湿降浊，泄湿清热。

（3）处方加减

三妙丸（黄柏、苍术、川牛膝），功用清热燥湿，主治湿热下注之痿痹。沈师认为本案方证病机合拍，用治热淋。方中黄柏苦燥湿，寒清热，其性沉降，清下焦湿热；苍术辛散苦燥，健脾燥湿；牛膝补肝肾，强筋骨，引药下行；加生薏苡仁、竹叶、瞿麦，清热利湿通淋；车前草、草决明，分利两便而泄湿热；石菖蒲、郁金行气活血，使湿热利于外泄，川续断补益肝肾，强筋健骨，专治腰痛。

（4）妙用药对

一是苍术、黄柏。苍术辛苦温，辛散苦燥，外能解风湿之邪，内能燥湿健脾，故湿邪为病，不论表里上下，皆可随症配用。黄柏性寒以胜热，苦以燥湿，善行下焦，祛下焦湿热，泻膀胱相火，补肾水不足，为泻肾火，退虚热，除下焦湿热要药。二药配合，相使为用，清热燥湿之功尤为显著，常用于下焦湿热之足膝红肿热痛，湿热带下，湿疮淋沥并见小便短赤，舌苔黄腻等病症。

二是车前草、草决明。车前草味甘性寒，清热解毒，凉血止血，利水通淋，渗湿止泻，甘寒而利，善通利水道，清膀胱热结；又利水湿，分清浊而止泻。决明子味甘苦咸性微寒，归肝大肠经，清肝明目而治肝热目赤肿痛，羞明多泪；又入大肠经而能清热润肠通便，用于内热肠燥，大便秘结。二药合用，通利水道，清热润肠，分利两便而泄湿热。

（5）注意事项

一是注意外阴清洁，不憋尿，多饮水，每2～3小时排尿1次，房事后即行排尿清洗，以防止秽浊之邪从下阴上犯膀胱。二是养成良好的饮食习惯，饮食应清淡易消化，忌食肥甘厚味辛辣酒醇之品，以免滋生湿热。

（6）临证体悟

一是淋证辨治分清虚实之异。淋证是内科常见病证，辨治当分清虚实。初起湿热蕴结，责之于"膀胱湿热"，气化不利多属实，治宜清热利湿通淋，用四妙丸加减，常用药物有车前草、竹叶、知母、黄柏、栀子、石韦、通草、白花蛇舌草等；病久脾肾两亏，责之于脾气下陷，肾气不固或肾阴亏损，膀胱气化无权属虚，治宜培补脾肾，偏于中气下陷者，用补中益气汤加减；偏于肾阴虚者，用七味都气丸加减；偏于肾阳虚者，用金匮肾气丸加减，常用药物有山萸肉、补骨脂、五味子、菟丝子、生龙骨、生牡蛎、芡实、鹿角胶等。故曰：淋证辨治之要，在乎虚实之异。

　　二是正确认识忌汗忌补之说。淋证治法，古训忌汗、忌补，如《金匮要略》曰："淋家不可发汗。"《丹溪心法·淋》曰："最不可补气之药，气得补而愈胀，血得补而愈涩，热得补而愈盛。"然而临床实际，未必都是如此。淋证初期多属膀胱有热，此时辛温发表，不仅不能退热，反有劫营伤阴之弊。但淋证确由外感而发，症见恶寒发热、鼻塞流涕、咳嗽咽痛者，仍可配伍辛凉解表之剂。淋家忌补之说，是指实热之证而言。诸如脾虚肾亏，自当健脾益气、补肾固涩，不必有所禁忌。因此，沈氏女科主张淋证初期，绝对忌补。患病后期，转为虚证，无忌补之说。在施补时，仍应顾及湿热之本而佐清利之品。

　　三是妇科炎症配合坐浴之治。妇科炎症包括宫颈炎、宫颈糜烂、阴道炎、急慢性盆腔炎等属湿热下注，带下黄稠，浸淫下焦，瘙痒难忍，除中药内服外，用蛇床子散（蛇床子、花椒、明矾、百部、苦参）加减，偏热加薄荷或白菊花，偏凉可加肉桂，煎取药液1000～2000mL，药液不可过烫，也不宜过浓，趁热置于盆器内。患者先熏后坐浸于药液中，起到清热解毒、杀虫止痒、消肿止痛及软化局部组织的治疗作用。每日1次，每次15～20分钟。坐浴后一般不再用清水冲洗，亦无须拭干，待其自然吸收，以利于充分发挥药效。特别注意：阴道出血，或患处溃烂及月经期不可坐浴。

　　四是沈师三妙丸用川续断之妙。川续断味苦辛性微温，归肝肾经，作用有三，既可补养肝肾，强健筋骨，治久痹腰痛，风湿节楚；又可止血安胎，调理冲任，治崩漏胎动；还可通利血脉，接骨疗伤，治跌仆创伤，损筋折骨。而沈师在三妙丸方中妙用川续断，既是腰痛专药，由于"肾主骨"，"腰为肾府"，内妇骨伤，腰膝受损者均不离川续断，专治腰膝酸痛；又辛温发散，能助膀胱气化，增强利水作用。药理研究显示川续断乙醇提取物能显著抑制多种炎症反应；虽为补剂，但有活血祛瘀止痛作用，配伍清热解毒之品，可治痈肿疮疡，血瘀肿痛，又具引经及反佐之用，以免清热利湿太过。

35 风湿性关节炎湿重（茵陈四逆散）

苗某，女性，30 岁。

【病史】

患者四肢关节酸沉发板已逾 3 载。晨起尤著，稍事洗漱等活动则见缓解，但动甚加重。经血沉、抗"O"检查，均属正常，西医医院诊为"风湿性关节炎"。用药治、针灸、理疗均乏效。日渐增重，心境烦郁，纳谷不香，经常头沉难寐，二便尚调。同病友前来门诊。

【检查】

苔薄黄腻，脉弦滑细。关节无畸形，不变色，活动自如，触之不凉。

【辨证】

《素问·痹论》云："风寒湿三气杂至，合而为痹也。其风气胜者为行痹，寒气胜者为痛痹，湿气胜者为着痹。"本案关节以酸沉发板为主，晨起湿阻经络，症情明显，稍事活动，湿气流通反而缓解。苔腻脉滑，证属着痹，湿阻经络筋骨为患。

【诊断】

中医诊断为着痹，气滞夹湿，痹阻筋骨证。西医诊断为风湿性关节炎湿重。

【治法】

理气化湿，疏通经络，宜经验方"茵陈四逆散"加味。

【处方】

| 柴　胡 10g | 枳　壳 10g | 白　芍 10g | 茵　陈 15g^{后下} |
| 陈　皮 15g | 地　龙 10g | 泽　兰 10g | 鸡血藤 10g |

石菖蒲 10g 　　　郁　金 10g 　　木　瓜 10g 　　生薏苡仁 15g

【结果】

上方每日 1 剂，水煎分 2 次服。连服 7 剂，关节酸沉、头部发沉均见减轻，心境好转，食纳仍差。加重和胃通络之力，上方去白芍，加莱菔子 10g，伸筋草 10g，路路通 10g，再进 7 剂。关节酸沉发板已不明显，夜寐好转，食纳增加，苔薄黄，脉弦细，守法续进，改为每晚服 1 煎，半月后，改服木瓜丸，早晚各 6g，三七粉早晚各 3g。1 个月后复诊，关节不再酸沉，纳寐正常，嘱再服木瓜丸、三七粉 1 个月，以资巩固。

【按语】

着痹治重化湿通络。茵陈清利湿邪是为主药，因活性成分为挥发油要后下存性。肝主筋，行气之品有助于祛除痹阻筋骨之湿，"四逆散"正合其治，且名为"茵陈四逆散"，清利湿邪还辅以生薏苡仁、木瓜，其力更著。方中鸡血藤合伸筋草舒筋活络。石菖蒲合郁金透窍和中，理气活血，地龙合泽兰剔络通痹，化瘀利水，均有利于湿邪之化。路路通、三七粉和络，治疗关节酸沉发板，莱菔子消食开胃，振奋运化，增加食欲。全方紧紧抓住化湿通痹，佐以行气活血，剔络利水，和胃消导，疏利经络湿邪，着痹乃除。

解读

风湿性关节炎，是一种常见的急性或慢性结缔组织炎症，湿重临床表现以关节酸痛、重着、漫肿者为主症。属中医"痹证"范畴。

（1）分清虚实

一是患病年限。患者 30 岁，四肢关节酸沉发板已逾 3 载。二是发病原因。湿邪阻滞经络。三是临床症状。四肢关节酸沉发板，日渐增重，晨起尤著，稍事洗漱等活动则见缓解，但动甚加重，心境烦郁，纳谷不香，经常头沉难寐，二便尚调。四是舌苔脉象。苔薄黄腻，脉弦滑细。五是全身检查。关节无畸形，不变色，活动自如，触之不凉。综合分析，湿气胜，湿为阴邪，本案应辨为实证。

（2）辨证选方

湿为阴邪，重浊黏滞，气血受阻，经络不和，故关节以酸沉发板为主，晨起湿阻经络，症情明显，稍事活动，湿气流通反而缓解；湿邪留滞经脉，血行不畅，则心境烦郁，经常头沉难寐；湿浊中阻，腻脾碍胃，脾失健运，则纳谷不香，苔腻脉滑。西医诊断为风湿性关节炎湿重；中医诊断为着痹，属气滞夹湿，痹阻筋骨证，宜沈氏经验方"茵陈四逆散"加味，理气化湿，疏通经络。

（3）处方加减

茵陈四逆散（茵陈、柴胡、芍药、枳实、甘草），功用透邪解郁，疏肝健脾，化湿通络，主治阳郁厥逆，关节酸沉发板等证。沈师用茵陈清利湿邪，柴胡、枳壳（易枳实）、白芍相伍，理气化湿，祛除痹阻筋骨之湿，加生薏苡仁、木瓜清利湿邪，鸡血藤合伸筋草舒筋活络，石菖蒲合郁金透窍和中，理气活血，地龙合泽兰剔络通痹，化瘀利水；路路通、三七粉和络，治疗关节酸沉发板，莱菔子消食开胃，振奋运化，增加食欲；甘草有腻脾碍胃之弊，故去之。

（4）妙用药对

一是地龙、泽兰。地龙味咸性寒，走下入肾，能清热结而利水道；又其性走窜，善于通行经络止痛，适用于多种原因导致的经络阻滞，血脉不畅，肢节不利，用治风寒湿痹，肢体关节麻木，疼痛尤甚，屈伸不利等症。泽兰辛散苦泄温通，行而不峻，既能活血化瘀，又能利水消肿，对瘀血阻滞，水瘀互结之水肿尤为适宜。二药合用，剔络通痹，化瘀利水，均有利于湿邪之化。

二是路路通、三七粉。路路通味苦性平，入肝经，通行十二经，祛风通络，利水除湿，善治风湿痹痛，麻木拘挛者，又能通行经脉而利水道，善祛经络之瘀滞而止痛，可治跌打损伤、瘀肿疼痛。三七味甘苦性微温，入肝经血分，功善止血，又能化瘀生新，有止血而不留瘀，化瘀不伤正的特点，活血散瘀止血，消肿止痛，为止血散瘀之上品。二药合用，活血通络，利水除湿，治疗关节酸沉发板。

（5）注意事项

一是注意防风、防寒、防潮，避免居住暑湿之地。二是内衣汗湿应及时更换，垫褥、被子应勤洗勤晒。三是均衡饮食，避免发胖，以减轻关节负荷。四是居住环境应温暖向阳，通风干燥，避免阴暗潮湿。

（6）临证体悟

一是通痹大法。痹证是以风、寒、湿、热、痰、瘀痹阻经络气血为基本病机，其治疗应以祛邪通络为基本原则，根据邪气的偏盛，分别予以疏风、散寒、除湿、清热、祛痰、化瘀，兼顾"宣痹通络"。治风宜重视养血活血，即所谓"治风先治血，血行风自灭"；治寒宜结合温阳补火，即所谓"阳气升则阴凝散"；治湿宜结合健脾益气，即所谓"脾旺能胜湿，气足无顽麻"；久痹正虚者，滋补肝肾、健脾益气、舒筋活络。

二是重视引经。为提高治痹之效，要善用引经药，使药到病所，颈椎选用葛根、升麻，舒筋活络，祛风止痛；胸椎疼痛多属胸阳不展，选用桂枝、薤白，温阳止痛；腰背疼痛多以肾虚为主，选用川续断、独活、狗脊、生杜仲、桑寄生，补肾强腰；上肢疼痛多以风邪为主，选用桑枝、羌活，通达经络，祛风胜湿；下肢疼痛多以湿邪为主，选用牛膝、木瓜、防己，引药下行，除湿止痛；足跟痛选用骨碎补、鹿角霜，温阳散寒，补肾止痛。

三是除湿通络。着痹属湿邪兼夹风寒，留滞经络，闭阻气血。湿为阴邪，重浊黏滞，故肢体关节、肌肉酸楚、重着、疼痛，肿胀散漫；湿邪停留，气血受组，经络不和，故肌肤麻木不仁，关节活动不利，治重除湿通络。关节肿胀甚者，加萆薢、木瓜、土茯苓、五加皮利水通络；肌肤麻木不仁，加桑枝、鸡血藤、海桐皮、豨莶草祛风通络；小便不利、浮肿者，加茯苓、泽泻、滑石、车前草利水祛湿。

四是顾护脾胃。脾胃为后天之本，气血生化之源，脾主四肢肌肉，喜燥恶湿。《素问·痹论》中记载"湿气胜者为着痹也"。故湿痹多为寒湿所伤，寒邪伤胃，湿邪腻脾，气机运行不畅，均可导致患者胃脘痞满，不思饮食，关节沉重。常用健运脾胃之药有生黄芪、白术、茯苓、陈皮、山药、薏苡仁等，使脾得健运，湿邪自化。正如《医学心悟》所言"盖土旺则能胜湿，而气足自无顽麻"。

36 风湿性关节炎热重（四妙勇安汤）

谭某，男性，36岁。

【病史】

患者1年前冲凉水澡后突感四肢关节红肿热痛，影响步履，咽痛口干，饮水不多，纳谷不香，小便较黄，腑行尚畅。在某医院查血沉38mm/h，抗"O"1∶640，诊断为"风湿性关节炎"，服西药止痛剂，痛楚缓解不明显，西医主张激素治疗，因惧怕副作用，要求中药试服，遂来门诊。

【检查】

苔黄质红，脉象弦数。体温36.8℃，咽红充血，心肺听诊无异常发现，关节红肿发热感，未见风湿小结，血沉36mm/h，抗"O"1∶640。

【辨证】

热毒痹阻经络，不通则痛，关节红肿发热，屈伸不便，火性上炎，咽痛口干。纳呆尿黄，苔黄质红，脉来弦数系热毒之征。本案病位在四肢经络，病因热毒阻络。

【诊断】

中医诊断为热痹，热毒阻络，气血不畅证。西医诊断为风湿性关节炎热重。

【治法】

清热解毒，凉血止痛，宜《验方新编》"四妙勇安汤"加味。

【处方】

| 玄 参 15g | 当 归 10g | 牡丹皮 10g | 忍冬藤 30g |
| 赤 芍 10g | 丹 参 30g | 生地黄 10g | 生薏苡仁 15g |

陈　皮 15g　　　　地　龙 10g　　　延胡索 10g　　　川楝子 10g

连　翘 10g　　　　黄　柏 10g

【结果】

上方每日 1 剂，水煎分 2 次服，再煎第三次，凉敷红肿关节处。连用 7 剂，关节红肿显退，酸楚减轻，咽痛口干已除，苔薄黄，脉弦细。热毒渐清，经络得畅，加重和络再进，上方去连翘、黄柏，加鸡血藤 10g，三七粉 3g^冲。再进 7 剂，节楚已除，红肿亦退，验血沉 25mm/h，抗 "O" 1∶200 以下。嘱原方每晚服 1 煎巩固，未再复诊。

【按语】

"四妙勇安汤"由金银花、玄参、当归、甘草四味组成，原治脱疽溃烂方，金银花易为忍冬藤，甘草去之，用其清热解毒之功，可治热痹，唯应辅入凉血活络之品方止痹痛。如入"犀角地黄汤"去犀角，加丹参、鸡血藤、三七、地龙。热痹清热是谓正治，乃投连翘、黄柏。金铃子散止痹阻之痛为效方。重用陈皮，一则行气助血，增强止痛之力，二则有天然皮质样激素作用，对风湿痛有效无害。全方清热为主，活络为辅，移治热痹，病机贴切，也能获效。

━━━━━━━━━━　解读　━━━━━━━━━━

风湿性关节炎，是一种常见的急性或慢性结缔组织炎症，热重临床表现以关节肿胀，肌肤焮红，灼热疼痛为主症。属中医"痹证"范畴。

（1）分清虚实

一是患病年限。患者 36 岁，四肢关节红肿热痛 1 年余。二是发病原因。凉水冲澡，寒湿侵袭，阻滞脉络。三是临床症状。四肢关节红肿热痛，屈伸不便，步履蹒跚，咽痛口干，饮水不多，纳谷不香，小便较黄，腑行尚畅。四是舌苔脉象。苔黄质红，脉象弦数。五是血液检查。血沉 36mm/h，抗"O"1∶640。综合分析，风湿热邪壅滞经脉，气血闭阻不通，本案应辨为实证。

（2）辨证选方

热毒痹阻经络，气血运行不畅，不通则痛，则关节红肿发热，屈伸不便，影响步履；火性上炎，热盛伤津，则咽痛口干；热毒伤胃，脾运失健，则纳呆；湿热下注则尿黄；质红苔黄，脉来弦数系热毒炽盛之征。本案病位在四肢经络，西医诊断为风湿性关节炎热重；中医诊断为热痹，属热毒阻络，气血不畅证，宜《验方新编》四妙勇安汤加味，清热解毒，凉血止痛。

（3）处方加减

四妙勇安汤（金银花、玄参、当归、甘草），功用清热解毒，活血止痛，主治热毒炽盛之脱疽。沈师认为方证病机合拍，用以治疗热痹。方中以忍冬藤易金银花，清热疏风、通络止痛，玄参清热凉血、泻火解毒、养阴生津，当归活血祛瘀，疏通血脉，加丹参、赤芍、牡丹皮、鸡血藤、三七、地龙凉血活络，连翘、黄柏清热解毒，生地黄清热凉血、养阴生津，薏苡仁健脾利水、渗湿除痹，金铃子散行气止痹阻之痛。重用陈皮，一则行气助血，增强止痛之力，二则有天然皮质样激素作用，对风湿痛有效无害；甘草滋腻，不利清热解毒，故去之。

（4）妙用药对

一是玄参、当归。玄参味苦而甘，苦能清火，甘能滋阴，长于滋阴降火，凉血解毒，为足少阴肾经之君药，主治温热病热入营血，身热，烦渴，舌绛，发斑，骨蒸劳嗽，虚烦不寐，津伤便秘，目涩昏花，咽喉肿痛，瘰疬痰核，痈疽疮毒。当归味甘而辛性温，甘补辛散，苦泄温通，为血中之气药，既能补血，又能活血。《本草纲目》曰："治痈疽，排脓止痛，和血补血。"二药合用，一清一活，共奏清热凉血、泻火解毒、活血祛瘀，疏通血脉之功。

二是川楝子、延胡索。金铃子散出自《太平圣惠方》。川楝子苦寒降泄，善入肝经，可疏肝经之郁，清肝经之热，偏走气分，以治胸腹胁肋关节肌肉疼痛。延胡索苦辛而温，其苦以入血，辛以入气，温则畅行，善行气活血，能行血中之气滞，气中之血滞，专于一身之诸痛，偏行血分。二者相使合用，一泄气分之热，一行血分之滞，气血并行，共奏疏肝、行气、泄热之效，尤善于止痛。

（5）注意事项

一是方中药物多苦寒，有伤阳败胃之弊，脾胃虚寒者当慎用。二是饮食以清淡可口为宜，忌食辛辣、煎炒、油腻和烟酒等食品，多吃蔬菜、水果或清凉饮料。三是患者关节红肿明显，疼痛剧烈，可适当将患肢抬高，减少衣物穿着，减少压迫，局部可覆以冷水袋降温。

（6）临证体悟

一是把握病机。热痹是感受火热之邪，或阴血亏耗，邪气入里，或风寒湿邪郁久化热而致。热为阳邪，其性属火，火性急速，故发病较急；热毒壅滞，痹阻经络，气血运行不畅，导致关节疼痛、肿胀等，以致热毒瘀更难消解，使病情变得顽固难愈。脱疽虽与热痹病名不同，病位与临床特点也有所差异，但两者均具有邪热阻络、气血郁滞不通这一共同病机，故可遵治病求因之法则，异病而同治。

二是随症加味。若皮肤有红斑者，加牡丹皮、赤芍、紫草以清热凉血，活血化瘀；热盛伤阴，口渴心烦者，加玄参、生地黄、麦冬以清热生津；关节肿胀明显，属湿热重者，加防己、泽泻、黄柏以清热利湿；热毒炽盛，化火伤津，深入骨节，而见关节红肿，触之灼热，痛如刀割，筋脉拘急，入夜尤甚，壮热烦渴，舌红少津，脉象弦数，治宜清热解毒，凉血止痛，选用五味消毒饮合犀黄丸。

三是热痹要药。忍冬藤为忍冬科植物忍冬的干燥茎枝，又名金银花藤，味甘性寒，归肺胃经，清热疏风，通络止痛，常用于温病发热，热毒血痢，风湿热痹，关节红肿热痛，屈伸不利等症。《本草纲目》言其治"一切风湿气及诸肿毒、疥癣、杨梅、诸恶疮，散热解毒"，称其既是"治风除胀解痢逐尸"之良药，又为"消肿散毒、治疮之良剂"。然而，治疗热痹要重用，一般用量30～60g。不仅可以治热痹，还可降血沉，而且苦寒不伤胃。

37　风湿性关节炎正虚（防己黄芪汤）

郝某，男性，59岁。

【病史】

患者患风湿性关节炎近10载。四肢关节游走痛楚，甚则影响行动，经常心悸气短，神疲乏力，晨起面浮，入暮肢肿，时感胸憋，形寒汗多，气候变化、季节交换和劳累发作加重。食欲不振，大便溏薄，小便量少。由病友介绍来门诊求服中药治疗。

【检查】

苔薄白，舌质淡，脉沉细，寸关小弦。面色不华，四肢不温，关节不肿胀，无畸形，活动自如，作响有声，下肢Ⅰ°凹陷性水肿。心率72次/分，律齐，心尖区Ⅱ°SM杂音，Ⅲ°SD杂音。

【辨证】

久痹致虚，乃气血不足，肝肾阴亏，故节楚浮肿，心悸气短，乏力便溏，纳谷不香。营卫不和，气血不调，故形寒汗多，时有胸憋。弦脉主痛，沉细乃虚，苔白质淡，气虚阳衰之象。虚则不荣，经络流畅不润而可致痛。本案属正虚不荣，乃虚痹也。

【诊断】

中医诊断为虚痹，气血不足，营卫不和证。西医诊断为风湿性关节炎正虚。

【治法】

益气健脾，调和营卫，宜《金匮要略》"防己黄芪汤"加味。

【处方】

生黄芪 15g	防 己 10g	白 术 10g	炙甘草 10g
桂 枝 10g	白 芍 10g	陈 皮 15g	生杜仲 10g
云 苓 10g	薏苡仁 10g	泽 泻 10g	桑寄生 10g
当 归 10g	三七粉 3g^冲		

【结果】

上方每日 1 剂，水煎分 2 次服。连服 7 剂，小便增加，浮肿减退，大便成形，节楚缓解，汗多纳呆如旧。正气来复，守法增加醒脾固表之力，上方加木香 10g，防风 5g，去炙甘草，连服 14 剂。汗出显少，浮肿退尽，关节痛楚已轻，精神好转，胸憋心悸偶发。改为上方每晚服 1 煎，上下午各服参苓白术丸 3g。1 个月后复诊，除劳累后仍感胸憋心悸外，余无不适。心脏听诊杂音依存，上方加西洋参 3g，5 剂量，共研细末，装入 1 号胶囊，每天 3 次，每次 6 粒常服。未再复诊。

【按语】

张仲景组"防己黄芪汤"，仅防己、生黄芪、白术、炙甘草四味，功专益气健脾，利水祛湿，为风湿常用效方。本案属虚痹，辅以杜仲、桑寄生，补益肝肾，入当归、三七配芪术，补益气血，用桂枝汤调和营卫。云苓、陈皮、薏苡仁、泽泻、木香健脾利湿。全方扶正者重在肝肾气血，祛邪者专于利湿和血，此乃治虚痹有效之大法。后入防风，取"玉屏风散"方意，为汗多所设，入西洋参合三七补气和血为心病所设，长服对风心病有效。复诊时不用炙甘草，虑其甘味助湿，增重浮肿，初诊用草因其甘以缓急，有肾上腺皮质样激素作用，对关节痹痛有效。

━━━━━━━━━ 解读 ━━━━━━━━━

风湿性关节炎，是一种常见的急性或慢性结缔组织炎症，正虚临床表现以关节屈伸不利，肌肉瘦削，腰膝酸软，或畏寒怕冷，或骨蒸劳热，心烦口干，质淡红，苔薄白或少津，脉沉细弱或细数为主症。属中医"痹证"范畴。

（1）分清虚实

一是患病年限。患者 59 岁，患风湿性关节炎近 10 载。二是发病原因。病久体虚，气候变化、季节交换和劳累发作加重。三是临床症状。四肢关节游走痛楚，甚则影响行动，经常心悸气短，神疲乏力，晨起面浮，入暮肢肿，时感胸憋，形寒汗多，食欲不振，大便溏薄，小便量少。四是舌苔脉象。舌质淡，苔薄白，脉沉细，寸关小弦。五是心脏检查。心尖区 Ⅱ° SM 杂音，Ⅲ° SD 杂音。综合分析，本案应辨为虚证。

（2）辨证选方

久痹致虚，乃气血不足，肝肾阴亏，筋骨失养，故四肢关节游走痛楚；心脉失养，气机不畅，故心悸气短，时有胸憋；脾不健运，则乏力便溏，纳谷不香；营卫不和，气血不调，故形寒汗多；弦脉主痛，沉细乃虚，苔白质淡，气虚阳衰之象；虚则不荣，经脉失养而可致痛。西医诊断为风湿性关节炎正虚；中医诊断为虚痹，属气血不足，营卫不和证，宜《金匮要略》防己黄芪汤加味，益气健脾，调和营卫。

（3）处方加减

防己黄芪汤（防己、黄芪、甘草、白术），功用益气祛风，健脾利水，主治表虚不固之风水或风湿证。沈师用方中防己祛风行水，黄芪益气固表，兼可利水，白术补气健脾祛湿，既助防己祛风行水之功，又增黄芪益气固表之力；加杜仲、桑寄生补益肝肾，入当归、三七配芪术，补益气血，用桂枝汤调和营卫，云苓、陈皮、薏苡仁、泽泻、木香理气健脾，利水消肿；后入防风，取"玉屏风散"方意，祛风固表止汗，入西洋参合三七补气和血。复诊时不用炙甘草，虑其甘味助湿，增重浮肿，初诊用甘草因其甘以缓急，有肾上腺皮质样激素作用，对关节痹痛有效。

（4）妙用药对

一是防己、黄芪。防己味苦辛性寒，味辛能散，苦寒降泄，既能祛风除湿止痛，又能清热利水，善走下行而泻下焦膀胱湿热。《本草求真》曰："防己辛苦大寒，性险而健，善走下行，长于除湿、通窍、利道，能泻下焦血分湿热，及疗风水要药。"黄芪味甘性温，入肺脾二经，大补脾肺之气，具升发之性，能补气升阳，固表止汗，利水消肿，又善走肌表，是治疗表虚及虚性水肿的要药。二药合用，一升一降，一补一泻，升降调和，补泻兼顾，祛除风湿而不伤正，益气固表而不恋邪，使风湿俱去，表虚得固，共奏益气固表，健脾利水之效。

二是生杜仲、桑寄生。生杜仲味甘性温，补肝肾，强筋骨，肾虚腰痛尤宜。《神农本草经》曰："主腰脊痛，补中，益精气，坚筋骨……"桑寄生味甘苦而性平，苦能燥，甘能补，祛风湿又长于补益肝肾、强筋健骨，对痹证日久，伤及肝肾，腰膝酸软，筋骨无力者尤宜。二药同用，相须配对，补益肝肾，强筋健骨，祛风除湿，通利关节，使药力大增，疗效加强，临床常用于治疗肝肾不足所致的腰腿疼痛，两足无力之证。

（5）注意事项

一是久病患者，往往情绪低落，容易产生焦虑心理和消化功能低下，患者应保持乐观心境和摄入富于营养、易于消化的饮食。二是关节疼痛变形者，避免受寒，防止受压。三是关节不利或强直者，应鼓励或协助患者加强功能锻炼，按时做被动运动。

（6）临证体悟

一是调和气血。痹证日久，耗伤气血，阴虚血少，筋脉失养，"不荣则痛"，加生黄芪、党参、当归、生地黄、丹参、芍药、鸡血藤等补虚行血止痛；痹证日久不愈，气血运行受阻，瘀血停滞，脉络痹阻，关节肿大变形，疼痛顽固，不能屈伸，加桃仁、红花、三七、当归尾、川芎、赤芍、三棱、莪术等活血化瘀止痛；痹证久病入络，抽掣疼痛，肢体拘挛，加全蝎、蜈蚣、地龙、水蛭、乌梢蛇等搜风剔络止痛，从而使气血和，经脉通，痹痛除，此即"气血流畅，痹痛自已"之意。

二是滋补肝肾。痹病日久，累及肝肾。肝主筋，肾主骨，肝肾不足，筋脉失于濡养，腰膝疼痛，低热心烦，或午后潮热，加龟甲、女贞子、旱莲草等滋补肝肾；在滋补肾阴时，稍佐温阳之品如鹿角霜、蛇床子、淫羊藿、菟丝子、肉苁蓉、巴戟天类；肾阳虚，畏寒怕冷，关节疼痛拘急，在温补肾阳时，稍配滋阴之品，如枸杞子、生地黄、女贞子、旱莲草之辈；

肾气虚，腰膝酸软，乏力较甚者，加黄精、续断、枸杞、桑寄生、杜仲等补肾益气。

三是综合疗法。痹证是一种临床常见病、多发病，同时也是一种顽疾，因其病因病机复杂，临床治疗往往不彻底，常缠绵难愈，需长期治疗。首先可以将药物做成膏剂、丸剂、散剂、冲剂、胶囊、酒剂等，便于患者持久服药；其次配合针灸、推拿、膏药外敷；最后辅助温热疗法、光线疗法、物理疗法、体育疗法等，三者联合使用，可大大缩短治疗时间，降低复发率，提高治愈率。

38 缺铁性贫血（酸枣仁汤）

尤某，女性，68 岁。

【病史】

素体虚弱，经常心悸气短，面白纳差，夜梦纷纭，时有惊吓，醒后盗汗，阵发烘热，烦躁不安，近年来疲乏明显，诸症加重。在某医院检查，血红蛋白仅为 60g/L，诊断为"缺铁性贫血"。服西药补铁近半载，血红蛋白在 60～80g/L 之间波动。食纳更差，改服中药补气养血，效果也不明显，随癌症亲属来门诊求治。

【检查】

苔薄黄，舌尖红，脉细数。贫血貌，唇爪淡白，精神不振，验血红蛋白 70g/L，心尖区 II°SM 杂音，余无阳性体征发现。

【辨证】

烘热心悸且烦，舌尖红，此乃心阴不足，血不养心之征。夜梦惊吓盗汗，诊脉细数，心之阴血不足，神失所舍也。病位在心，阴血不足。

【诊断】

心悸，阴血不足，心神不宁证。缺铁性贫血。

【治法】

养心宁神，宗《金匮要略》"酸枣仁汤"加减。

【处方】

知　母 10g	云　苓 10g	首乌藤 30g	炒酸枣仁 10g
生黄芪 10g	当　归 10g	石　韦 10g	鸡血藤 10g
川　芎 10g	生龙骨 30g	琥珀粉 3g^冲	

【结果】

上方每日 1 剂，水煎分 2 次服。连服 7 剂，夜梦明显减少，烘热心悸减轻，验血红蛋白涨为 100g/L。再增养心之力，加大枣 10 枚擘，浮小麦 30g，连服 14 剂，验血红蛋白为 140g/L。改为每晚服 1 煎，14 天后验血红蛋白为 140g/L，嘱停汤剂，用大枣、花生仁、赤小豆、龙眼肉、枸杞子煮食。睡前 1 小时冲服琥珀粉 3g 以资巩固。后经常陪亲属就诊，每月血红蛋白保持在 140～150g/L 之间。

【按语】

贫血一症，大多以补气养血为治。此案以心阴不足，血不养心，心神不宁为病机。单纯补养而不宁神，其效不著，改投养心宁神的"酸枣仁汤"，其效始显。方中鸡血藤、石韦和血养心，系升血象有效的药对。龙骨、琥珀助宁神镇惊之功。生黄芪、当归系"当归补血汤"，在养心宁神方中，仅为辅佐之品。原方中生甘草之清热已有知母可代，虑其甘腻碍胃故去之。"酸枣仁汤"仲景初意治肝血不足，虚火扰神的失眠良方。伍入补气养血镇惊宁神之品，治贫血获效，可见方剂不可刻板，古今效方仅仅设立组方之样板，吸收其组方特点，抓住辨证关键，灵活变通比固守不变更能提高其效。

解读

缺铁性贫血是指由于体内铁元素缺乏，导致血红蛋白合成减少而引起的贫血，临床常见皮肤苍白，乏力易倦，心悸气短，头晕眼花，纳差耳鸣等症状。属中医"虚劳""心悸"范畴。

（1）分清虚实

一是患病年限。患者 68 岁，近年疲乏明显。二是发病原因。体弱纳差。三是临床症状。心悸气短，面白纳差，夜梦纷纭，时有惊吓，醒后盗汗，阵发烘热，烦躁不安，唇爪淡白，精神不振，大便溏薄，小便量少。四是舌苔脉象。舌尖红，苔薄黄，脉细数。五是血象检查。验血红蛋白 70g/L。六是心脏检查。心尖区 Ⅱ°SM 杂音。综合分析，本案应辨为虚证。

（2）辨证选方

烘热心悸且烦，舌尖红，此乃心阴不足，血不养心之征；心主血脉，其华在面，血虚不能上荣于面，故面色无华，唇爪淡白，精神不振；汗为心液，阴虚火旺，逼液外泄，故盗汗；夜梦纷纭，时有惊吓，诊脉细数，心之阴血不足，神失所舍也。病位在心，西医诊断为缺铁性贫血；中医诊断为心悸，属阴血不足，心神不宁证，宗《金匮要略》酸枣仁汤加减，养心宁神。

（3）处方加减

酸枣仁汤（酸枣仁、甘草、知母、茯苓、川芎），功用养血安神，清热除烦，主治肝血不足，虚热内扰证的失眠良方。沈师认为此案贫血，以心阴不足，血不养心，心神不宁为病机，治以养心宁神，用酸枣仁、茯苓，养血补肝，宁心安神；知母滋阴润燥，清热除烦；川芎调肝血而疏肝气，加鸡血藤、石韦和血养心，提升血象；龙骨、琥珀助宁神镇惊之功；首乌藤味甘，补养阴血，养心安神；生黄芪、当归既补气养血，又辅佐养心宁神；甘草虑其甘腻碍胃，故去之。

（4）妙用药对

一是酸枣仁、川芎。酸枣仁味甘酸而性平，入心肝经，能养心阴，益肝血而有安神之效，为养心安神要药，善治心肝血虚引起的心烦失眠，惊悸怔忡等。川芎辛散温通，既能活血化瘀，又能行气止痛，为"血中之气药"，具有通达气血功效，主治气滞血瘀诸痛。二药配伍，辛散与酸收并用，补血与行血结合，具有养血调肝之妙，以治虚烦失眠、头晕目眩等。

二是鸡血藤、石韦。鸡血藤味甘苦性温，苦而不燥，温而不烈，行血散瘀，调经止痛，性质和缓，又兼补血作用。《现代实用中药》曰："为强壮性之补血药，适用于贫血性之神经麻痹症，如肢体及腰膝疼痛，麻木不仁等。"石韦味甘苦性微寒，清热利湿，排石通淋，故凡湿热所致的热淋、石淋、血淋见小便淋沥涩痛者均可应用，又能入血分，凉血止血，故对血热妄行之吐血、衄血、尿血、崩漏尤为适合。二药合用，利尿清心，和血养心，行血补血，凉血止血，而生新血，升高血象。鸡血藤、石韦，为沈氏女科家传升血象有效的药对。

（5）注意事项

一是本方适合阴血不足，心神不宁者，若属痰热内盛或外感发热的实证，不宜使用。二是滋补阴血药物易滋腻碍胃，要适当加入调理脾胃之品。三是茶、咖啡等含咖啡因的食物和牛奶等含钙的食物不宜和铁剂一起服用，因为这些物质影响铁剂的吸收。

（6）临证体悟

一是养心宁神。贫血一症，根据"虚者补之""损者益之"的理论，当以补益为基本原则，养血补血。然而，单纯补养气血而不宁神，神不守舍，气血难复，贫血难愈。因此，既要补气生血，又要养血宁神，用"酸枣仁汤"加减养心宁神，使血得补，神得安，贫血可愈。

二是补益脾肾。脾胃为后天之本，气血生化之源，脾胃健运，五脏六腑、四肢百骸方能得以滋养；肾为先天之本，寓元阴元阳，为生命的本元。因此，健脾补肾，使脾健肾强，气血充足，则能促进各脏虚损的恢复，且能增强体质。

三是重视食补。缺铁性贫血，一般病程较长，多为久病痼疾，症状逐渐加重，短期不易康复。因此，应高度重视并发挥饮食的补益作用，进食富于营养且富含铁而易于消化的食物，如动物肝脏、绿叶蔬菜和蛋类，以保证气血的化生。对于阳虚患者忌食寒凉，宜食温补类食物；阴虚患者忌食燥热，宜食淡薄滋润类食物。

39 血小板减少性紫癜（归脾汤）

金某，6岁。

【病史】

患儿近月来洗澡时发现双下肢针尖样红点，按之不退，在儿童医院检查血小板 30×10^9/L，诊断为"血小板减少性紫癜"。输新鲜血4次共400mL，血小板仍未超过 40×10^9/L。近10天来出血点增多，稍碰撞便青紫一片，神疲纳差，大便日行，稀溏不成形，入夜惊梦。来院门诊，要求中药治疗。

【检查】

苔薄白，舌质淡，脉细弱。面色苍白，精神萎靡，发育良好，营养较差，两侧小腿多处散在出血点，有时连成青紫，按之不退。验血小板 38×10^9/L。

【辨证】

纳差便溏，苔白质淡脉细，系脾气虚弱，健运乏力。脾不统血，血不归经则生肌衄。心藏神而主血，心血不足，心神失宁而见惊梦面白。病位在心脾，病机心血与脾气虚损，气血不足证。

【诊断】

中医诊断为肌衄，心脾两虚，血不归经证。西医诊断为血小板减少性紫癜。

【治法】

健脾养心，摄血归经，守《济生方》"归脾汤"化裁。

【处方】

党　参 10g　　云　苓 10g　　白　术 5g　　仙鹤草 10g

生黄芪 10g　　当　归 5g　　白　芍 5g　　鸡血藤 10g

石　韦 10g　　木　香 5g　　鸡内金 10g　　炒酸枣仁 5g

远　志 5g　　三七粉 3g[冲]

【结果】

上方每日 1 剂，水煎分 2 次服。连服 14 剂，出血点明显减少，大便成形，验血小板上升为 $80 \times 10^9/L$，食纳仍差。气血渐复，守法增和胃消导之力，上方去党参，改白人参 3g，另煎兑服，焦三仙各 10g，鸡内金改为 20g，再服 14 剂。出血点已退，食纳增加，夜寐已酣，复查血小板升至 $180 \times 10^9/L$。嘱上方改为每晚服 1 煎，多食红枣、花生、红小豆、龙眼肉，加红糖以资巩固。随访 1 年，患儿一直健康，血小板不低于 $200 \times 10^9/L$，已入小学。

【按语】

脾胃居中，后天之本，气血生化之源。健脾和胃是培补生化之源的有效大法。"归脾汤"以健脾补气为主，重用参芪，辅以苓术。气虚恢复，得以统血归经，故名之"归脾汤"也。仙鹤草既止肌衄，又助补气，一举两得。归芍柔肝养血，肝藏血，血为气母，利于气虚之复。心藏血，酸枣仁、远志、云苓宁神生血，既除惊梦，又生心血，血虚证从脾统血、肝藏血、心主血着手，是理法相当的治法。焦三仙、鸡内金和胃消导，振奋食欲，增加吸收，是重要的佐药。木香行气止泻，补而不滞，是一味使药。鸡血藤、石韦利尿清心而生新血。三七养血和血，是虚性血证的效药。全方抓住气血，突出心脾，虽然 6 岁幼童主药用量较大，因有和胃行滞的佐使药，无碍胃之虑，功专力宏而奏效较速。

========== 解读 ==========

血小板减少性紫癜，是由于患者对自身血小板抗原的免疫失耐受，产生体液免疫和细胞免疫介导的血小板过度破坏和血小板生成受抑，出现血小板减少，临床主要表现为皮肤、黏膜出血，如瘀点、瘀斑及外伤后止血不易等，鼻出血、牙龈出血及乏力等症状。属中医"血证"范畴。

（1）分清虚实

一是患病年限。患儿 6 岁，病至近月。二是发病原因。纳食不佳，营养不良。三是临床症状。神疲纳差，大便日行，稀溏不成形，入夜惊梦。四是舌苔脉象。舌质淡，苔薄白，脉细弱。五是全身检查。面色苍白，两侧小腿多处散在出血点，有时连成青紫，按之不退。六是血象检查。验血小板 $38 \times 10^9/L$。综合分析，本案应辨为虚证。

（2）辨证选方

纳差便溏，舌淡苔白脉细，精神萎靡，系脾气虚弱，健运乏力；脾不统血，血不归经则生肌衄；心藏神而主血，心血不足，心神失宁而见惊梦面白。病位在心脾，西医诊断为血小板减少性紫癜；中医诊断为肌衄，属心脾两虚，血不归经证，守《济生方》归脾汤化裁，健脾养心，摄血归经。

（3）处方加减

归脾汤（人参、白术、当归、白茯苓、黄芪、远志、龙眼肉、酸枣仁、木香、甘草），功用益气补血，健脾养心，主治心脾气血两虚及脾不统血证。沈师用党参易人参，重用参芪，辅以苓术，补气健脾；酸枣仁、远志、云苓宁神生血；木香行气止泻，补而不滞；当归加白芍柔肝养血，仙鹤草既止肌衄，又助补气；焦三仙、鸡内金和胃消导，振奋食欲，增加吸收；鸡血藤、石韦利尿清心而生新血；三七养血和血；人参性燥、甘草滋腻、龙眼生热，故去之。

（4）妙用药对

一是党参、黄芪。党参甘温补中，和脾胃，促健运，益气生血。《本草正义》曰："党参补脾养胃，润肺生津，健运中气，本与人参不甚相远。"黄芪味甘性温，善入脾胃，健脾补中，益卫固表，为补中益气要药。二药合用，党参补中气，长于止泻，黄芪固卫气，擅长敛汗，党参偏于阴而补中，黄芪偏于阳而实表，一里一表，一阴一阳，相互为用，其功益彰，补脾益气以生血，使气旺血生。

二是焦三仙、鸡内金。焦三仙（焦山楂、焦神曲、焦麦芽），山楂味甘性温，功擅助脾健胃，促进消化，为消油腻肉食积滞之要药；神曲味甘性温，为发酵之物，尤善消谷积，化痰导滞，多用于治疗食积不化、不思饮食等症；麦芽具升发之性，疏肝解郁，健脾开胃，消食和中，主治食积不消；三者炒焦后用，消食化积作用增强。鸡内金味甘性平，有健运脾胃之功，消食之力较著，主治消化不良，饮食积滞，凡积滞，不论肉积、乳积、谷积及其他积滞咸宜。二药合用，和胃消导，振奋食欲，增加吸收。

（5）注意事项

一是治疗儿童疾病以健脾为主，慎用补肾之法。二是避免剧烈运动，情绪激动，预防磕碰创伤，防止意外的发生。三是本病易产生紧张焦虑的心理反应，因此注重调节情绪，乐观对待病情，避免过度紧张而导致病情加重。

（6）临证体悟

一是血证治疗原则。血证的治疗：一则治火，火热熏灼，损伤脉络，实火当清热泻火，虚火当滋阴降火；二则治气，气为血帅，气能统血，实证当清气降气，虚证当补气益气；三则治血，《血证论·吐血》曰："存得一分血，便保得一分命。"根据辨证论治，选用凉血止血、收敛止血或祛瘀止血。

二是党参人参之别。党参味甘性平，补中益气，生津养血，助脾胃运化，健脾运而不燥，滋胃阴而不湿。人参味甘性微温，大补元气，拯危救脱，为治虚劳第一要品，用治短气神疲，脉微欲绝垂危之症，又有补脾益肺之功。本案初诊用党参平补，既补气又健脾；脾健复诊改用白人参大补元气，有补气摄血之意。

三是重视补而不滞。归脾汤益气补血，健脾养心，不仅可用于血小板减少性紫癜的治疗，而且常用于消化性溃疡出血、功能性子宫出血、再生障碍性贫血、神经衰弱等属心脾气血两虚及脾不统血的病证。然而，本方属补益之剂，易滋腻碍胃，临床应用时加健脾消导之品，健脾消食，使补而不滞，滋而不腻。

40 再生障碍性贫血（黄芪桂枝五物汤）

肖某，男性，36岁。

【病史】

患者齿鼻皮下出血近2载，疲乏无力，纳差便溏，形寒畏风，眩晕气短，蹲下站起，眼前一片金花，日渐加重，不能坚持工作而在某医院住院。验血红蛋白60g/L，红细胞 2.0×10^{12}/L，白细胞 1.8×10^9/L，血小板 50×10^9/L，网织红细胞0.002，经骨髓穿刺确诊为"再生障碍性贫血"。曾经中西药治疗及多次输血共1600mL，血象不到1周便又下降，症状不见缓解而出院求治于中医。

【检查】

苔薄白，质淡胖，脉沉细。发育良好，营养较差，面色苍白，精神极差，语言低怯。两侧小腿部多处散在出血点。验血红细胞 2.6×10^{12}/L，血红蛋白75g/L，白细胞 2.7×10^9/L，血小板 35×10^9/L，网织红细胞0.003。

【辨证】

苔白质淡脉沉细，面色苍白，精神不振，形寒畏风，一派气虚阳衰征象，乏力气短，眩晕眼花，纳差便溏，乃心脾两虚，气血不足。因摄血失司，遂有齿鼻肌衄之变。本案病机气营双亏，脾虚为本。

【诊断】

中医诊断为虚痨，衄血，脾虚失健，气营双亏证。西医诊断为再生障碍性贫血。

【治法】

健脾益气，温经和营，宗《金匮要略》"黄芪桂枝五物汤"加味。

【处方】

生黄芪 15g	白　芍 10g	桂　枝 10g	生杜仲 15g
当　归 10g	生　姜 5g	炒白术 10g	大　枣 10枚^擘
木　香 10g	云　苓 10g	陈　皮 10g	仙鹤草 10g
扁豆衣 10g	牡丹皮 10g	煨葛根 10g	

【结果】

上方每日 1 剂，水煎分 2 次服。连进 7 剂，疲乏眩晕减轻，食纳增加，但皮下仍有紫斑及小出血点。每隔 2～3 天即有鼻衄，晨起刷牙必有齿衄。原方再增补气养血之力，加西洋参 3g，另煎兑服，三七粉 3g^冲，再服 14 剂。精神转佳，皮下出血点逐渐减少，齿鼻衄已止，形寒畏风消失，验血也有好转，血红蛋白 90g/L，红细胞 3.0×10^{12}/L，白细胞 3.6×10^9/L，血小板 62×10^9/L，网织红细胞 0.014。脾气渐健，阳气得复，上方去生姜，加桂枝 15g，桑寄生 10g，连服 14 剂，皮下出血点消失，面色转红润，纳谷已振，两便通调，苔薄白，脉弦细，验血红细胞 4.2×10^{12}/L，血红蛋白 120g/L，白细胞 5.4×10^9/L，血小板 120×10^9/L，网织红细胞 0.015。上方改为每晚服 1 煎，连服 1 个月后，加鸡内金 30g，5 剂量，共研细末，装入 1 号胶囊，每日 3 次，每次 5 粒，坚持服药半年，病友转告，血象骨髓均已正常，恢复正常上班。

【按语】

《景岳全书》云："凡治血证，须知其要，而血动之由，惟火与气耳。故察火者，但察其有火无火，察气者，但察其气虚气实。"本案无火，但有气虚并兼阳衰，营卫不和，故立方大队补气健脾，用参芪术苓，再辅仙鹤草、扁豆衣。血为气母，佐以当归、大枣。温经和营投桂枝汤、三七粉。补肾投平补调肾的杜仲、桑寄生，温而不燥。木香、陈皮醒脾和胃，补而不滞，牡丹皮凉血止血，寒性反佐，防其温燥。煨葛根专止便溏，增加吸收。仲景组"黄芪桂枝五物汤"原治血痹麻木证。取其健脾益气，温经和营之力，只要辨证精确，配伍得当，也可止衄。"再障"难治，属中医"虚劳""血证"范畴，常责之于气血双亏或脾肾阳虚，多用十全大补及归脾汤之类。本案在健脾补气基础上，重于温经和营，取得疗效。可见临证，不在乎常法，更不能固守。个案辨证，法随证立，药依法遣，这是中医临证的特色，也是取效的优势所在。

=== 解读 ===

再生障碍性贫血简称再障，是由多种原因引起的骨髓造血功能衰竭，呈现全血细胞减少的综合征，主要表现为贫血、出血和感染。属中医"虚劳""血证"范畴。

（1）分清虚实

一是患病年限。患者 36 岁，齿鼻皮下出血近 2 载。二是发病原因。营养较差。三是临床症状。疲乏无力，纳差便溏，形寒畏风，眩晕眼花，日渐加重。四是舌苔脉象。质淡胖，苔薄白，脉沉细。五是全身检查。面色苍白，精神极差，语言低怯。两侧小腿部多处散在出血点。六是血象检查。验血红细胞 $2.6 \times 10^{12}/L$，血红蛋白 75g/L，白细胞 $2.7 \times 10^{9}/L$，血小板 $35 \times 10^{9}/L$，网织红细胞 0.003。综合分析，本案应辨为虚证。

（2）辨证选方

质淡苔白脉沉细，面色苍白，精神不振，形寒畏风，一派气虚阳衰征象；纳差便溏，乏力气短，眩晕眼花，乃心脾两虚，气血不足；因摄血失司，遂有齿鼻肌衄之变。病位在心脾，西医诊断为再生障碍性贫血；中医诊断为虚劳、衄血，属脾虚失健，气营双亏证，宗仲景《金匮要略》黄芪桂枝五物汤加味，健脾益气，温经和营。

（3）处方加减

黄芪桂枝五物汤（黄芪、桂枝、芍药、生姜、大枣），功用益气温经，和血通痹，治疗血痹，肌肤麻木不仁，脉微涩而紧者。沈师认为本案气虚并兼阳衰，营卫不和，方证贴切。黄芪补益气血，桂枝汤温经和营，再辅仙鹤草、扁豆衣补气健脾；当归养血和血，三七粉化瘀生新；杜仲、桑寄生平补调肾，温而不燥；木香、茯苓、陈皮醒脾和胃，补而不滞，牡丹皮凉血止血，寒性反佐，防其温燥；煨葛根专止便溏，增加吸收。

（4）妙用药对

一是黄芪、当归。黄芪味甘性温，善入脾胃，长于补气升阳，为补中益气要药，气旺以生血，养血活血；又能补脾肺之气，益卫固表。当归甘温质润，长于补血，为补血之圣药；其气轻而辛，故又能行血，补中有动，行中有补，诚血中之气药，养血和血。《医学启源》曰："当归，气温味甘，能和血补血，尾破血，身和血。"二药合用，阳生阴长，血旺能载气，气足能生血，共奏补气生血之效，常治贫血。

二是木香、陈皮。木香味辛苦性温，味辛能行，味苦主泄，辛散温通，芳香气烈而味厚，归脾胃大肠经，气香醒脾，善通行脾胃之滞气，为常用行气止痛之品，偏于温中助运，行气除胀，和胃宽肠，兼能治痢。陈皮味苦辛性温，辛散苦降，芳香醒脾，一能导胸中寒邪，二能破腹中滞气，三能补益脾胃，善于理气健脾，燥湿化痰，和胃畅中，使气行湿化，脾健胃和。二药合用，理气除湿，醒脾和胃，补而不滞。

三是桂枝、白芍。桂枝辛甘温煦，甘温通阳扶卫，善于宣阳气于卫分，畅营血于肌表，既能和营又能和卫，故有助卫实表，发汗解肌，外散风寒之功，无论表实无汗、表虚有汗及阳虚受寒者，均宜使用。白芍味酸性寒，能敛津液而护营血，有止汗之功，若外感风寒，营卫不和之汗出恶风，可敛阴和营，养血柔肝而止痛，平抑肝阳。两药合用，一温一寒，一开一阖，一主卫气，一主营气，相反相成，调和营卫。

（5）注意事项

一是多吃富含维生素、铁质和叶酸的食物，如新鲜蔬菜、水果、木耳，以及瘦肉、鱼类等蛋白质含量高的食物。二是避免感染，少去人多的地方，不要剧烈运动，防止磕碰。三是规律作息，保证充足睡眠，增强自身抵抗力。

（6）临证体悟

一是益气生血。补血养血是治疗血虚的治则，由于血为气之母，气为血之帅，故血虚均会伴有不同程度的气虚症状，所以补血不宜单用补血药，而应在补血药的基础上适当配伍补气药，如人参、黄芪、党参、白术等药，以达到益气生血的目的，即"有形之血不能自生，生于无形之气故也"。

二是剂量效应。黄芪、当归既是药对，又是著名的方剂，即当归补血汤。临床应用时，一般黄芪的剂量要大，用量要 5 倍于当归，补气生血的作用最好。而本案使用黄芪与当归为 1.5:1，与当归补血汤中黄芪、当归 5:1 用量有区别，沈师认为补气、补血药要配伍适当，灵活运用，不必拘泥。

三是温经和营。本案贫血，故当补血，但又有营阴受损，营卫不和，故治当调和营卫，以桂枝助卫阳，通经络，芍药益阴敛营，既敛固外泄之营阴，又兼制桂枝之发散，正如喻昌所言："其最妙之处，在用芍药益阴以和阳……"生姜味辛性温，能"止呕，出汗，散风"，助桂枝辛散风寒，温通血脉；大枣甘温能"助阴补血"，强健脾胃，协白芍养血益营，兼益气补中。沈师不是不用生姜、大枣，而是要辨证遣药，用之恰如其分。

41 低血钾（镇肝熄风汤）

张某，男性，48岁。

【病史】

既往患慢性腹泻10余载，每日2～3次，以便溏多见，偶为水泻。1年多来时感眩晕肢麻，手脚颤动，不能急转，腹胀纳差，腰酸腿软，心悸乏力。在某医院检查，发现血钾低，诊断为"低钾血症"。久经补钾，未能奏效，而来门诊，要求中药治疗。

【检查】

苔薄黄，舌红少津，脉象弦细。慢性病容，肢体震颤，腹平软。心电图示：室性早搏，T波下降。验血钾3.1mmol/L。血压130/80mmHg。

【辨证】

患者腹泻10余载，以致营养不良，气血化生乏源，心主血，肝藏血，血虚难以养心柔肝，以致肝阳化风，上逆则眩晕肢麻，横克则腹胀纳差。血不养心，虚风内动则心悸震颤。肾精不足则腰酸腿软，舌红少津，脉来弦细，均为精血不足，肝阳化风之证。病位在心肝两经，病机属内风，既有肝阳化风，又有血虚生风，为虚中夹实证。

【诊断】

中医诊断为眩晕震颤，血虚生风，肝风内动证。西医诊断为低钾血症。

【治法】

养血柔肝，潜阳息风，宗《医学衷中参西录》"镇肝熄风汤"化裁。

【处方】

天　冬15g　　　玄　参10g　　　龟　甲15g　　　生赭石30g

生黄芪 10g	当　归 10g	白　芍 10g	焦三仙各 10g
牛　膝 15g	薄　荷 5g	木　香 10g	生龙骨 30g
生牡蛎 30g			

【结果】

上方每日 1 剂，水煎分 2 次服。连进 14 剂，腹泻停止，腹胀缓解，食量增加 1 倍，验血钾恢复正常（4.3mmol/L）。改为每晚服 1 煎，再服 14 剂，验血钾正常，震颤好转，但行走仍不能急拐。上方加地龙 10g，僵蚕 10g，5 剂量，共研细末，装入 1 号胶囊，每日 2 次，每次 10 粒，每周加服 1 次汤药（1 剂水煎分 2 次服）。4 个月后症状解除，血钾正常。

【按语】

本案治重养血柔肝，以收潜阳息风，养血宁神，抑木扶土之功。养血以生黄芪为主，配当归，为名方"当归补血汤"。精血同源，育阴可以潜阳，故伍天冬、玄参。现代药理研究证实，它们含钾量多，又可用以补钾。柔肝以归芍为主，佐以潜阳的龟甲、赭石、龙骨、牡蛎。养血可以息风，柔肝可以潜阳。针对血虚生风，肝风内动的病机，十分贴切。组方中运用升清的薄荷，降浊的牛膝，调畅升降气机可助息风，薄荷还可引药入肝。木香疏肝醒脾以抑木扶土，焦三仙和胃消导以减少大量金石药物的碍胃之弊。复诊时又伍入剔络息风的虫类药地龙、僵蚕，并以丸剂缓图，巩固疗效。非但提升血钾，而且消除震颤，较之单纯补钾难以吸收为优，足见中医辨证论治之效力。

解读

低血钾一般指低钾血症，表现为体内总钾量、细胞内钾和血清钾浓度降低，常由于昏迷、禁食、严重腹泻、呕吐等引起，临床常见四肢有麻木感，继而乏力，肌无力和发作性软瘫等症状。属中医"痿证"范畴。

（1）分清虚实

一是患病年限。患者 48 岁，慢性腹泻 10 余载。二是发病原因。营养不良，长期腹泻。三是临床症状。手脚颤动，不能急转，腹胀纳差，腰酸腿软，心悸乏力。四是舌苔脉象。舌红少津，苔薄黄，脉象弦细。五是全身检查。慢性病容，肢体震颤，腹平软。六是心电图示：室性早搏，T波下降。七是血象检查。验血钾 3.1mmol/L。综合分析，既有肝阳化风，又有血虚生风，本案应辨为虚证。

（2）辨证选方

慢性腹泻，病久体虚，以致营养不良，气血化生乏源，血虚难以养心柔肝，以致肝阳化风，上逆则眩晕肢麻，横克则腹胀纳差；血不养心，虚风内动则心悸震颤；肝血不足，肾精亏损则腰酸腿软，舌红少津，脉来弦细，均为精血不足，肝阳化风之证。病位在心肝两经，西医诊断为低钾血症；中医诊断为眩晕震颤，属血虚生风，肝风内动证，宗《医学衷中参西录》镇肝熄风汤化裁，养血柔肝，潜阳息风。

（3）处方加减

镇肝熄风汤（天冬、玄参、怀牛膝、生赭石、生龙骨、生牡蛎、生龟甲、生杭芍、川楝子、生麦芽、茵陈、甘草），功用镇肝息风，滋阴潜阳，主治类中风。沈师认为本方是针对血虚生风，肝风内动的病机，养血可以息风，柔肝可以潜阳，十分贴切。用天冬、玄参育阴潜阳，白芍柔肝，龟甲、赭石、龙骨、牡蛎潜阳，牛膝降浊，加生黄芪、当归补气生血，薄荷升清，还可引药入肝；木香疏肝醒脾以抑木扶土，焦三仙和胃消导；茵陈、川楝子虽可清泄肝热、疏肝理气，但因久病，热象不显，属血虚生风，甘草滋腻碍脾，不利于疾病的治疗，故均去之。复诊时又伍入剔络息风的虫类药地龙、僵蚕，并以丸剂缓图，巩固疗效。

（4）妙用药对

一是当归、白芍。当归其味甘而重，故专能补血，其气轻而辛，故又能行血，补中有动，行中有补，诚血中之气药。《汤液本草》曰："当归，入手少阴，以其心主血也；入足太阴，以其脾裹血也；入足厥阴，以其肝藏血也……若全用，在参芪皆能补血。"白芍味酸性微寒，收敛肝阴以养血，养血柔肝而止痛，有止汗之功，若外感风寒，营卫不和之汗出恶风，可敛阴和营。二药合用，酸甘敛阴，养血补血，柔肝潜阳。

二是天冬、玄参。天冬味甘苦性寒凉，甘寒清润，入肺肾胃经，既长于滋养肺肾之阴，兼能清降虚火，具有养阴润燥之功；又能益胃生津，兼能清胃热，可用于热伤胃津之证。玄参甘苦而寒，质润多液，色黑入肾，为泻无根浮游之火的圣药；既能养阴凉血，清热泻火，除烦止渴，又能养阴润燥，清利咽喉，消肿止痛，故热毒实火或阴血内热均可使用。二药合用，滋阴清热，养阴润燥，共奏育阴潜阳，息风止颤之功。

三是薄荷、牛膝。薄荷味辛性凉，辛以发散，凉以清热，为疏散风热常用之品；又薄荷性浮而上升，为药中春升之令，故能解郁散气，可用于治疗肝气郁滞。薄荷后下疏散风热，清肝经郁热，不用后下。牛膝苦善泄降，气薄味厚，性沉降泄，能导热下泄，引血下行，以降上炎之火，并有补肝肾，强筋骨之效。二药合用，薄荷升清，又可引药入肝，牛膝降浊，调畅升降气机可助息风。

（5）注意事项

一是纠正偏食习惯。多食玉米类、番薯、豆类、芋头等，粗粮中钾的含量比较高，要粗细搭配。二是多食蔬菜水果。含钾的蔬菜多见于香菜、苋菜、毛豆等，海藻类有海带、紫菜等，水果类有橘类、香蕉、西红柿、桃等。三是进行适当锻炼，增强体质。

（6）临证体悟

一是健脾止泻。一则是脾虚失健则运化失常，治当健脾和胃，脾胃功能健旺，饮食得增，气血津液充足，脏腑功能旺盛，筋脉得以濡养，有利于肢体功能恢复；二则久泻不可利小便以实大便，因久泻为脾虚失运，非顷刻之病变，轻者用芳香化之，重者用苦温燥之，若利小便则伤正气；三则缺钾震颤，用矿石药物潜阳息风，但易伤脾胃，加木香既可疏肝又可醒脾、焦三仙和胃消导，可以大大减少大量金石药物的碍胃之弊。

二是辨证加味。久泻不愈，耗伤气血，血虚不能濡养筋脉，用生黄芪、当归补气生血；气虚血行不畅，瘀血内阻，加丹参、川芎、赤芍、鸡血藤活血通络，瘀血较重，用虫类药地龙、僵蚕剔络息风；久之致肝肾阴虚，阴不制阳，水不涵木，肝阳化风，加薄荷、天冬、玄参育阴潜阳，归芍柔肝息风，龟甲、赭石、龙骨、牡蛎潜阳息风。另外，生龙骨、生牡蛎潜阳收敛，并含有大量矿物质及微量元素，对于低钾导致的抽搐有较好的疗效。

三是综合治疗。《素问·痿论》曰"各补其荥而通其俞，调其虚实，和其逆顺"。对于肢体痿软无力的治疗，除内服药物外，还应配合针灸、推拿、气功等综合疗法，如生活自理的患者还可以打太极拳、做五禽戏；病情较重者，可经常用手轻轻怕打患肢，加强肢体锻炼，以促进肢体气血运行，有利于增强康复，提高疗效。

42 忧郁症（百合固金汤）

马某，男性，70 岁。

【病史】

患者有嗜烟史近 30 载，经常干咳咽燥，素性多疑。近因与儿媳口角，情志忧郁，自觉胸胁有气，憋闷窜痛，善太息，常急躁，以致纳呆恶心，腰膝酸软，夜寐惊叫，3 天未见腑行。在某医院做各项检查除有支气管炎外，均属正常，诊为"忧郁症"。不敢服西医镇静药，遂来门诊，要求中药治疗。

【检查】

苔薄黄，舌质红，脉细数。神情忧郁，时作燥热，两肺呼吸音较粗，无明显啰音。血压 130/90mmHg。

【辨证】

素体肺肾阴虚，故有干咳咽燥，腰膝酸软之苦。近因木郁，虚火更炎，夜梦惊叫，舌红少津，脉来细数。横克中土，纳呆恶心，腑行不畅，气郁胁络，憋闷窜痛。病位在肺肝肾，证属阴虚火炎，肝郁不达。

【诊断】

中医诊断为郁证，肺肾阴亏，肝郁不达证。西医诊断为忧郁症。

【治法】

养阴清热，疏肝条达，宗赵羲庵"百合固金汤"加减。

【处方】

| 生地黄 10g | 麦 冬 10g | 百 合 15g | 川楝子 10g |
| 当 归 10g | 白 芍 10g | 延胡索 10g | 草决明 30g |

石菖蒲 10g　　郁　金 10g　　桔　梗 5g　　川牛膝 15g

【结果】

上方每日 1 剂，水煎分 2 次服。连服 7 剂，干咳明显缓解，胸胁窜痛减轻，食纳增加，虽有腑行，但仍干结。阴亏渐复，增润肠之品，上方加白菊花 10g，莱菔子 10g，再进 7 剂，腑行转润，食纳再增，心悸好转。上方改为每晚服 1 煎，嘱减少吸烟，稳定情绪，多食百合、莲子、薏苡仁粥。未再复诊。

【按语】

"百合固金汤"以百合、生地黄、熟地黄滋养肺肾为主药，麦冬助百合润肺，玄参助二地清滋，组方严谨，原治阴亏咳嗽的效方。本案肺肾阴亏，肝郁不达，完全符合其方意，可以借用，但需化裁：纳果怕腻，不用熟地黄、玄参，干咳无痰，去除川贝母、甘草。保留柔肝的归芍，增以疏肝条达的石菖蒲、郁金和金铃子散。老年病常有便结，通腑祛邪也是取效的关键，故用当归、白菊花润肠的药对，伍以草决明、莱菔子，腑行一畅，诸症缓解。调达者也可调理升降气机，上行的桔梗，又治咽燥，下达的牛膝又疗腿软。升清降浊，肝郁可达。忧郁易复，发挥"意疗"，辅以"食疗"，再用药物常服防复，可以稳定病情。

―――――――――　解读　―――――――――

忧郁症即抑郁症，是一种患病率高、临床治愈率高的精神障碍，它以显著而持久的心境低落为主要特征，部分患者存在自伤、自杀行为，可伴有妄想、幻觉等精神性症状，严重者可能发生抑郁性木僵，可表现为面部表情固定、对刺激缺乏反应、话少甚至不言语、少动甚至不动等。属中医"郁证"范畴。

（1）分清虚实

一是患病年限。患者 70 岁，素性多疑。二是发病原因。近因与儿媳口角，情志忧郁。三是临床症状。经常干咳咽燥，自觉胸胁有气，憋闷窜痛，善太息，常急躁，纳果恶心，腰膝酸软，夜寐惊叫，3 天未见腑行。

四是舌苔脉象。舌质红，苔薄黄，脉细数。五是听诊检查。两肺呼吸音较粗，无明显啰音。综合分析，本案应辨为虚实夹杂证。

（2）辨证选方

素体肺肾阴虚，故有干咳咽燥，腰膝酸软之苦；近因木郁，虚火更炎，扰神伤津，故夜梦惊叫，舌红少津，脉来细数；肝郁横克中土，脾运失健，腑气不通，故纳呆恶心，腑行不畅；气郁胁络，不通则痛，故憋闷窜痛。病位在肺肝肾，西医诊断为忧郁症；中医诊断为郁证，属肺肾阴亏，阴虚火炎，肝郁不达证，宗赵蕺庵百合固金汤加减，养阴清热，疏肝条达。

（3）处方加减

百合固金汤（百合、熟地黄、生地黄、当归、白芍、甘草、桔梗、玄参、贝母、麦冬），功用滋养肺肾，止咳化痰，主治肺肾阴亏，虚火上炎证，原治阴亏咳嗽的效方。沈师认为本案肺肾阴亏，肝郁不达，完全符合其方意，方中百合、生地黄滋养肺肾，麦冬助百合润肺，桔梗治咽燥，归芍柔肝，增以疏肝条达的石菖蒲、郁金和金铃子散；当归、白菊花润肠，草决明、莱菔子润肠通腑；牛膝疗腿软；纳呆怕腻，不用熟地黄、玄参，干咳无痰，去除川贝母、甘草。

（4）妙用药对

一是百合、生地黄。百合性平，味甘、微苦，归心肺经，具有养阴润肺，清心安神之功效。生地黄性寒，味甘、苦，归心肝肾经，具有清热凉血，养阴生津之功效。《金匮要略心典》曰："百合色白入肺，而清气中之热，地黄色黑入肾，而除血中之热，气血即治，百脉俱清。"两药合用，相得益彰，滋而不腻，清凉淡而甘润，共奏养心安神，润肺生津之效。

二是当归、白菊花。当归甘温质润，长于补血又能润肠通便，用治血虚肠燥便秘。《本草备要》曰："润燥滑肠。"白菊花味辛疏散，体轻达表，气清上浮，微寒清热，功能疏散肺经风热。《本草纲目拾遗》曰："白茶菊……通肺气，止咳逆，清三焦郁火，疗肌热，入气分。"二药合用，一润一清，润肠通便。

（5）注意事项

一是重视情志调护，避免精神刺激，防其病情反复波动，迁延难愈。二是郁证一般病程较长，用药不宜峻猛，也不可滋腻太过。三是肝郁易导致毒素排泄不畅，保持大便通畅，有助郁证恢复。

（6）临证体悟

一是疏肝理气，调畅气机。郁证多由情志内伤，气机阻滞所致，治疗的基本原则是理气开郁、调畅气机、怡情易性。正如《医方论·越鞠丸》方解中说："凡郁病必先气病，气得疏通，郁于何有？"《黄帝内经》曰："木郁达之。"早期疏肝理气为主，用小柴胡汤，中期清肝泻火为主，晚期柔肝温肝为主；同时，配伍石菖蒲、郁金调畅情绪。

二是实证虚证，调理有异。实证注意理气而不耗气，活血而不破血，清热而不败胃，祛痰而不伤正，即肝气郁结，用柴胡、香附疏肝解郁，气郁化火，用牡丹皮、栀子清肝泻火，痰气郁结，用半夏、厚朴降逆化痰；虚证注意补益心脾而不过燥，滋养肝肾而不过腻，即心脾失养，用酸枣仁、茯苓养心安神，心肾阴虚，用生地黄、麦冬滋养心肾。

三是重视意疗，辅以食疗。郁证主要由精神因素所引起，精神治疗尤为重要，正如《临证指南医案》所说："郁证全在病者能移情易性。"消除致病因素，正确对待疾病，增强治愈信心；食疗可产生一定的愉悦感，能有效改善本身的抑郁状态或抑郁情绪，稳定病情，从而达到较好的治疗效果。

43 更年期综合征（桂枝汤）

刘某，女性，49岁。

【病史】

患者天癸将绝，经事紊乱，量多淋沥，近旬方尽。经前阵发怕风，尤以后背为著，自觉烘热心烦，但测体温正常。左半侧汗多，头晕梦集，胁胀纳差。经后心慌乏力。曾经各项检查均无阳性发现，诊为"更年期综合征"。投疏肝理气，养血调经，补益心脾诸法治疗，均无疗效，症状逐月加重，由病友带来门诊求治。

【检查】

苔薄白，脉弦细。正值经前，烘热心烦明显，但面色正常。血压120/80mmHg。

【辨证】

《灵枢·脉度》云："营在脉中，卫在脉外，营周不休。"营卫不和则既不能营内又不能卫外而见烘热心烦，怕风多汗，苔薄白，脉弦细。肝脾不调则有眩晕梦多，胁胀纳呆，心慌乏力诸症。故证属营卫不和，肝脾不调。前医不调营卫，不和肝脾，单以疏肝养血，补益心脾为治，何能奏效？

【诊断】

中医诊断为汗证，月经不调，营卫不和，肝脾失调证。西医诊断为更年期综合征。

【治法】

调和营卫，疏肝扶脾，宗《伤寒论》"桂枝汤"方意加减。

【处方】

桂　枝 10g	石菖蒲 10g	郁　金 10g	炒白芍 10g
当　归 10g	香　附 10g	葛　根 10g	生栀子 10g
木　香 10g	云　苓 15g	陈　皮 15g	生龙骨 30g
大　枣 10 枚^擘			

【结果】

上方每日 1 剂，水煎分 2 次服。连服 5 剂，经行 5 天而净，量已减少，烘热汗多缓解，胁胀解除，食纳增加，舌脉如前。嘱停服汤剂，改为上午服人参养荣丸 6g，下午服丹栀逍遥丸 6g，下月临经时复诊。经前烘热心烦没有出现，背部怕风也已轻微，夜寐见梦，纳便正常，苔薄白，脉弦细。仍守前法，佐以宁心，上方去大枣、龙骨、栀子、木香，加仙鹤草 10g，白菊 10g，首乌藤 30g，再进 7 剂。经事 5 天刚净，精神好转，体力增强，夜寐转酣，嘱如前法再调 1 个月经周期，后未再复诊。

【按语】

"桂枝汤"乃张仲景的"群方之冠"，功能解肌发表，调和营卫。在《伤寒论》中专治太阳中风，即外感风寒表虚证。在《金匮要略·妇人产后病脉证治》中别名"阳旦汤"，专治桂枝汤证而兼心烦口苦等里热证。

本案为典型的营卫不和证，但无外感风寒表证，故减去姜草的解肌泄邪、调和诸药之性。用桂枝温经通阳，既能和营又能和卫，芍药益血养阴，收敛阴气，以防桂枝汗散太过，两者一开一阖，相反相成。大枣味甘，既辅桂枝和畅血行，又助芍药和营益阴。本案又见肝脾失调证，故入石菖蒲配郁金，一透一疏，既利于营卫之和，又利于肝脾之调，为重要的辅佐药。白菊、栀子清肝热而除心烦，当归、白芍柔肝而消胁胀，云苓、陈皮、木香健脾而扶土，葛根可除背部恶风，生龙骨重镇而敛汗，首乌藤宁神而止梦，仙鹤草既可调经止漏，又可凉血和营，还能补气健脾，对经漏怕风，汗多心慌均适宜。全方调和营卫，又调和肝脾，是桂枝汤的妙用。服法上也较奇特：临经前，行经中宜汤剂辨证论治，经净后以丸剂养荣疏肝。一般调治 1～2 个月经周期，妇科病常可获效。

===== **解读** =====

更年期综合征是指由于女性在绝经前后，卵巢功能衰退，卵泡分泌雌激素和孕激素减少，导致下丘脑、垂体功能失调，从而出现精神和自主神经系统功能紊乱的表现，如烘热汗出、烦躁易怒、潮热面红、眩晕耳鸣、心悸失眠、腰背酸楚、面浮肢肿、情志不宁等症状。属中医"绝经前后诸证"范畴。

（1）分清虚实

一是患病年龄。患者 49 岁，月经量多淋沥，近旬方尽。二是发病原因。天癸将绝，经事紊乱。三是临床症状。经前阵发怕风，尤以后背为著，自觉烘热心烦，左半侧汗多，头晕梦集，胁胀纳差；经后心慌乏力。四是舌苔脉象。苔薄白，脉弦细。综合分析，本案应辨为虚实夹杂证。

（2）辨证选方

《灵枢·脉度》云："营在脉中，卫在脉外，营周不休。"营卫不和则既不能营内又不能卫外而见怕风多汗，苔薄白，脉弦细；情志不畅，肝木不能条达，则肝体失于柔和，以致肝郁血虚，肝郁则烘热心烦，眩晕梦多，胁胀乏力；肝木克脾土，脾胃虚弱，则纳呆。病位在肝脾，西医诊断为更年期综合征；中医诊断为汗证、月经不调，属营卫不和，肝脾失调证，宗《伤寒论》桂枝汤加减，调和营卫，疏肝扶脾。

（3）处方加减

桂枝汤（桂枝、白芍、生姜、甘草、大枣），功能解肌发表，调和营卫，主治外感风寒表虚证。沈师认为本案为典型的营卫不和证，但无外感风寒表证，故本方减去姜草，用桂枝温经通阳，既能和营又能和卫，芍药益血养阴，收敛阴气，以防桂枝汗散太过；大枣味甘，既辅桂枝和畅血行，又助芍药和营益阴，加石菖蒲、郁金，调和营卫，疏肝扶脾；白菊、栀子清肝热而除心烦，当归、白芍柔肝而消胁胀，云苓、陈皮健脾扶土，木香、香附理气止痛，宽中消食，葛根可除背部恶风，生龙骨重镇而敛汗，首乌藤宁神而止梦，仙鹤草既可调经止漏，又可凉血和营，还能补气健脾摄血。

（4）妙用药对

一是白菊、栀子。菊花体轻达表，气清上浮，微寒清热，入肺则疏散风热，入肝则清热平肝，益阴明目。《本草便读》曰："甘菊之用，可一言以蔽之，曰疏风而已。然虽系疏风之品，而性甘寒，与羌、麻等辛燥者不同，故补肝肾药中相需而用也。"栀子味苦性寒，清心解郁，泻火除烦，善清三焦之火，炒焦入血分，清血分郁热又能止血。《本草衍义补遗》曰："泻三焦火，清胃脘血，治热厥心痛，解郁热，行结气。"二药合用，清肝热而除心烦。

二是石菖蒲、郁金。石菖蒲味辛性温，气味芳香，不但有开窍醒神之功，而且具化湿、豁痰、辟秽之效。《本经逢原》载："开心孔，通九窍，明耳目，通声音，总取其辛温利窍之力。"郁金性味辛苦而寒，气味芳香，辛香善开泄，苦寒而清解，善于清心热而开心窍，活瘀血而化痰浊。《本草备要》曰："郁金行气，解郁，泄血，破瘀；凉心热，散肝郁，治妇人经脉逆行。"二药合用，一透一疏，既利于营卫之和，又利于肝脾之调，清心解郁，利气活血。

（5）注意事项

一是生活应有规律，注意劳逸结合，保持充足睡眠，避免过度疲劳和紧张。二是维持适度的性生活、调畅情志，防止生理早衰。三是适当限制高脂肪、高糖类物质的摄入，少吃盐，不吸烟，不喝酒，多食富含蛋白质的食物及瓜果蔬菜等。

（6）临证体悟

一是调和营卫。妇女绝经前后诸证一般以肾虚为本，治疗上注重滋肾益阴，佐以扶阳，调养冲任，充养天癸，平调肾中阴阳，而本案经前阵发怕风，自觉烘热心烦，半侧肢体汗多，辨证属于营卫不和，因此用桂枝汤加减，注重调和营卫，方能奏效。

二是疏肝健脾。本案既有营卫不和，又有肝脾不调，沈师用桂枝、白芍调和营卫外，加用白菊、栀子清肝热而除心烦，当归、白芍柔肝而消胁胀，云苓、陈皮健脾而扶土，木香、香附理气止痛，宽中消食，而用石菖蒲、郁金，既利于营卫之和，又利于肝脾之调。

三是心理疏导。更年期综合征实质上是一种身心疾病，患者常伴有多愁善感，忧郁不快，喜怒无常，悲观失望，焦虑不安等不同程度的心理障碍，一定要注重心理疏导，家庭配合，社会调节，生活规律，劳逸结合，睡眠充足，避免过度疲劳和紧张。

四是分期调治。更年期综合征，中医学认为系妇女绝经前后诸证，属月经病。而月经病的调治，沈氏女科重在治本以调经，同时根据经前、经期、经后3个不同时期，分阶段辨证论治。临经前调气：肝郁者，投丹栀逍遥散化裁；宫寒者，投温经汤化裁。行经中调血：量多腹凉，用胶艾四物汤化裁；量多腹热，用栀芩四物汤化裁；量少腹凉，用八珍汤化裁；量少腹不凉，用桃红四物汤化裁。经净后：偏寒，用艾附暖宫丸、女金丹；偏热，用加味逍遥丸、得生丹，养荣疏肝。

44　闭经（补阳还五汤）

戚某，女性，30 岁。

【病史】

初潮 14 岁，因冷饮游泳，嗣后经事一直不准，常常延期，甚至并月，量少腹痛，拒按怕热敷，甚则打止痛针方能缓解。中西医药久治乏效。此时闭经 3 个月，腰酸膝软，形寒怕风，气短乏力，乳房胀痛但无肿块，纳便尚调。婚后近 5 载，从未受孕，其嫂闭经服中药半年而孕，故同来门诊求治。

【检查】

苔薄黄，舌紫暗，脉细涩，尺部弱。

【辨证】

气短脉细为气虚见证，气虚鼓动无力，血瘀胞宫而致闭经 3 个月未行，舌质紫暗，脉涩不畅。肾亏失调而见腰膝酸软，营卫不和而有形寒怕风。证属气虚血瘀，兼有营卫不和，肾亏失调。

【诊断】

中医诊断为闭经，气虚血瘀，营卫不和证。西医诊断为闭经症（内分泌紊乱）。

【治法】

补气通络，调和营卫，投《医林改错》"补阳还五汤"加味。

【处方】

| 生黄芪 15g | 当 归 10g | 地 龙 10g | 赤 芍 10g |
| 白 芍 10g | 川 芎 10g | 桃 仁 10g | 红 花 5g |

淫羊藿 10g	桂　枝 10g	泽　兰 10g	香　附 10g
蛇床子 10g	川续断 15g	橘　核 30g	蒲公英 10g
鸡血藤 10g			

【结果】

上方每日 1 剂，水煎分 2 次服。连服 14 剂，月经来潮 3 天，量增，腹痛腰酸缓解。嘱经停后改为补中益气丸和大黄䗪虫丸。经临时仍服上方，连调 2～3 个月经周期。半年余，喜告经事按月来潮，查尿证实已怀孕 2 个月，后得 1 子。

【按语】

"补阳还五汤"补气活血立法，专治半身不遂，近用治冠心病心绞痛等。本案闭经有明显的气虚肾亏表现，兼有血瘀胞宫，营卫不和，正合其方意。原方投用，再合调肾阴阳的淫羊藿、蛇床子、川续断，调和营卫的桂枝汤，通经的泽兰，行气的香附、橘核。现代药理研究证实淫羊藿、蛇床子、泽兰、川续断，均有调整内分泌紊乱的功效，又符合辨证证类，投之其效更显。乳房胀痛，肝郁化热，橘核重用 30g 有效，蒲公英寒性反佐，又能疏通乳腺管兼清肝热。蒲公英配橘核还可用治乳腺增生症。

解读

闭经是指女性年满 16 周岁，月经尚未来潮，或月经周期已建立后又中断 6 个月以上或月经停闭超过了 3 个月经周期者；前者称原发性闭经，后者称继发性闭经。属中医"经闭""不月""月事不来""经水不通"等范畴。

（1）分清虚实

一是患病年限。患者 30 岁，初潮 14 岁，常常延期，甚至并月，量少腹痛。二是发病原因。因冷饮游泳，嗣后经事一直不准。三是临床症状。闭经 3 个月，腰酸膝软，形寒怕风，气短乏力，乳房胀痛但无肿块，纳便尚调。四是舌苔脉象。舌紫暗，苔薄黄，脉细涩，尺部弱。综合分析，本案应辨为虚实夹杂证。

（2）辨证选方

冷饮游泳，寒凝血瘀，胞脉阻膈，而致闭经3个月未行，舌质紫暗，脉涩不畅；气短、脉细为气虚见证，鼓动无力；肾亏失调而见腰膝酸软，营卫不和而有形寒怕风。西医诊断为闭经症（内分泌紊乱）；中医诊断为闭经，属气虚血瘀，营卫不和，肾亏失调证，投《医林改错》补阳还五汤加味，补气通络，调和营卫。

（3）处方加减

补阳还五汤（黄芪、当归、赤芍、地龙、川芎、红花、桃仁），功效补气，活血，通络，主治中风之气虚血瘀证。沈师认为本案既有气虚肾亏表现，又有血瘀胞宫，营卫不和之证，用生黄芪补益元气，气旺血行，当归、赤芍、川芎、红花、桃仁活血祛瘀，地龙通经活络，再合调肾阴阳的淫羊藿、蛇床子、川续断，调和营卫的桂枝汤，而桂枝又有温经散寒之用，调经的泽兰、鸡血藤以治月经不调，行气的香附、橘核以治乳房胀痛；肝郁化热，蒲公英既可寒性反佐，又能疏通乳腺管兼清肝热。

（4）妙用药对

一是黄芪、当归。黄芪味甘性温，善入脾胃，长于补气升阳，为补中益气要药，气旺以生血；又能补脾肺之气，益卫固表。当归甘温质润，长于补血，为补血之圣药；其气轻而辛，故又能行血，补中有动，行中有补，诚血中之气药。《医学启源》曰："当归，气温味甘，能和血补血，尾破血，身和血。"二药合用，血旺能载气，气足能生血，补益元气，活血通络，活血而不伤血，意在气旺则血行，瘀去络通。

二是蛇床子、泽兰。蛇床子味辛苦性温，温热可助阳散寒，辛苦可燥湿祛风，又温肾壮阳，治阳痿、宫冷不孕及湿痹腰痛，药理研究证实其具有延长小鼠交尾期，增加子宫及卵巢重量的作用。泽兰辛散苦泄温通，行而不峻，善活血调经，为妇科经产瘀血病证的常用药。《本草纲目》曰："泽兰走血分，故能治水肿，涂痈毒，破瘀血，消癥瘕，而为妇人要药。"二药合用，调肾阴阳，活血通经。

（5）注意事项

一是女性在月经前应注意保暖，避免受寒及食用生冷瓜果等，否则易引起经闭，月经量少。二是保持情绪舒畅，避免过于暴躁、抑郁，以免对卵巢功能造成影响，从而导致闭经的发生。三是不宜长期服用避孕药、减肥药等。四是闭经属于慢性病，不可急于求成而长期大量应用活血药。因活血药大多具有辛行辛散之性，过用易伤人正气；也有悖于中医治病求本的基本原则，不利于闭经的治疗。

（6）临证体悟

一是异病同治。《医林改错》补阳还五汤，功效补气，活血，通络，主治中风之气虚血瘀证。而本案闭经有明显的气虚肾亏之象，兼有血瘀胞宫，营卫不和，用补阳还五汤正合其方意，不仅补气活血，通经活络，又可温经散寒，调和营卫，可异病同治。方中用黄芪补气生血，以达气旺血充之功；辅以当归尾、川芎、桃仁、红花、地龙养血活血通络；且黄芪力专性走，循行周身，以推动诸药之行，使气血充盈，气旺血行，瘀去络通。

二是活血通经。闭经的病因虽然复杂，但观之临床，不外乎血滞、血枯两端。血滞者以通为治，药如当归、赤芍、桃仁、红花、怀牛膝、刘寄奴、丹参、三棱、莪术等；血枯者以补为治，加用少量作用平缓的和血之品，如当归、赤芍、鸡血藤等，使补而不滞，以促进血行。经通之后，为了巩固疗效，应予滋阴养血之品调理善后，常用药有女贞子、旱莲草、白芍、阿胶、鸡血藤、紫河车等。在药物的运用上，无论血滞、血枯，常常加用活血通经之品。

三是周期调摄。治疗闭经的目的，不是单纯月经来潮，见经行即停药，而是要恢复或建立规律性的月经周期，或正常连续自主有排卵月经为止，一般应以3个正常月经周期为准。月经来潮后，可按月经周期阴阳消长转化的规律，制订月经周期的调治方法。经前调气，用丹栀逍遥散加减疏肝理气；经期调血，用四物汤加减养血活血，有利于经血排出；经后调肾，用杞菊地黄汤加减调肾阴阳，固护阴血，促进卵泡发育成熟和子宫内膜修复。

四是心理疏导。随着社会竞争的加剧，人们面临的压力也日益增大。有研究表明，长期的精神紧张可对大脑皮层形成一定的抑制作用而导致闭经；或因闭经原因复杂，病程较长，患者多处就医而不愈，故易出现情志不畅，肝郁气滞，血行不畅。每遇此类患者，要积极劝导患者调整心态，注意精神调摄，保持精神乐观，情绪稳定，避免暴怒、过度紧张和压力过大，适度休息和参加体育活动，做到张弛有度，对闭经的治疗有一定的辅助作用。

45 子宫功能性出血（艾附暖宫丸）

刘某，女性，46岁。

【病史】

患者 2 年前月经开始量多，经行旬余方尽，腹凉隐痛，腰酸乏力，四肢不温，眩晕耳鸣，纳便尚调。曾经在妇产医院检查，诊断为"子宫功能性出血"。近半年出血量更多，打止血针有时难以止住，中西药治疗乏效。正值经行 2 天，由病友介绍，来院门诊。

【检查】

苔薄白，舌质淡，脉沉细，尺部弱。面色不华，四肢不温，精神较差。血压 100/60mmHg。

【辨证】

冲任虚损，胞宫虚寒而有崩漏下腹凉痛之苦。腰为肾府，肾亏腰酸，脾主四肢，脾虚肢冷，脾肾不足，清阳不升而见眩晕耳鸣。再察苔脉，均主虚证。病位冲任，病机脾肾亏损，寒凝胞宫。

【诊断】

中医诊断为崩漏，冲任虚损，胞宫虚寒证。西医诊断为子宫功能性出血。

【治法】

健脾温经，调理冲任，宗《沈氏尊生方》"艾附暖宫丸"化裁。

【处方】

生黄芪 20g	当 归 10g	生地黄 10g	香 附 10g
炮 姜 10g	白 芍 10g	肉 桂 3g	艾 炭 10g

川续断 15g　　　　川　芎 10g　　藕　节 10g　　阿　胶 10g^{烊化}

杜仲炭 10g　　　　三七粉 3g^冲

【结果】

上方每日 1 剂，水煎分 2 次服。连服 5 剂，经行已止，服完 7 剂再来复诊，称下腹凉痛已除，手足回暖。血压 110/70mmHg，眩晕耳鸣缓解。上方去杜仲、三七、藕节，加黄精 10g，枸杞子 10g，改为每晚服 1 煎，嘱下月临经时改服上方，每日 1 剂。2 年后带亲属门诊，称上法连调 2 个月经周期，经行正常。现已绝经 3 个月。

【按语】

冲任虚损，首调脾肾，方中重用生黄芪，为健脾主药。调肾阴阳则投生地黄、黄精、川续断、枸杞子、肉桂之类。当归、阿胶调经主药，专为止崩；艾炭、炮姜、杜仲炭暖宫良药，炭用止崩力显。妇人以肝为本，当归合白芍柔肝养血，合生黄芪补气生血，合三七和血止血，血止不留瘀。川芎专除眩晕耳鸣，藕节增强止崩漏功效，但炭用止血力减，最好榨汁兑服，止血力强。血证尤其是崩漏，绝非单纯血热妄行或气不摄血，辨证是关键。本案冲任虚损，胞宫虚寒为主，投凉血止血法不对证，用补气摄血难以散寒，故以暖宫为主，脾肾两调兼以柔肝，宫血得停。

───────────────── 解读 ─────────────────

子宫功能性出血即功能失调性子宫出血（简称功血），系指由于卵巢功能失调而引起的子宫异常出血，临床表现为月经周期紊乱，出血时间延长，经量过多，甚至大量出血或淋沥不止等症状。属中医"崩漏"范畴。一般以来势急，出血量多的称"崩"，出血量少或淋沥不净的称"漏"。

（1）分清虚实

一是患病年限。患者 46 岁，经量较多，2 年有余。二是发病原因。体质较差，冲任虚损。三是临床症状。月经量多，淋沥不断，腹凉隐痛，腰酸乏力，四肢不温，眩晕耳鸣，纳便尚调。四是舌苔脉象。舌质淡，苔薄白，脉沉细，尺部弱。五是全身检查。面色不华，四肢不温，精神较差。综合分析，本案应辨为虚证。

（2）辨证选方

脾肾不足，冲任虚损，血失统摄，封藏失司，故月经量多，淋沥不断；胞宫虚寒而有下腹凉痛之苦；腰为肾府，肾亏腰酸，脾主四肢，脾虚肢冷，清阳不升而见腰酸乏力，四肢不温，眩晕耳鸣；舌质淡，苔薄白，脉沉细，尺部弱，均主虚证。病位在脾肾、冲任，西医诊断为子宫功能性出血；中医诊断为崩漏，属冲任虚损，胞宫虚寒证，宗《沈氏尊生方》艾附暖宫丸化裁，健脾温经，调理冲任。

（3）处方加减

艾附暖宫丸（艾叶、香附、吴茱萸、肉桂、当归、川芎、白芍、地黄、黄芪、续断），功用理气补血，暖宫调经，主治血虚气滞，下焦虚寒所致的月经不调、痛经。沈师认为本案应首调脾肾兼以柔肝，暖宫散寒。方中用生黄芪健脾；生地黄、川续断、肉桂，加黄精、枸杞子调肾阴阳；当归合白芍柔肝养血，合生黄芪补气生血，合三七和血止血，血止不留瘀；川芎专除眩晕耳鸣，当归、阿胶调经主药，专为止崩；艾炭、炮姜（易吴茱萸）、杜仲炭暖宫止崩；藕节增强止崩漏功效。

（4）妙用药对

一是艾叶、香附。艾叶气香味辛，温可散寒，能暖气血而温经脉，为温经止血之要药，适用于虚寒性出血证，尤宜于崩漏。香附味辛苦甘性平，归肝脾三焦经，善于宣散，通行十二经脉，以行血分为主，被称为"血中气药"，能疏肝解郁，行气散结，调经止痛。二药合用，肝脾同调，有行气散寒，温经止血，调经止痛之功。

二是当归、阿胶。当归甘温质润，长于补血调经，活血止痛，又能润肠通便。《医学启源》曰："当归，气温味甘，能和血补血，尾破血，身和血。"阿胶味甘性平，纯阴之味，以补为要，补血止血作用较佳，又能养血安胎。二药合用，补血止血，补血而不滞血，活血而不耗血，为调经主药，专为止崩。

（5）注意事项

一是首重个人卫生防感染，次调饮食增营养，再适劳逸畅情怀。二是忌服寒凉之品，以免引起寒凝经脉，加重病情。三是多服带色补血之物，如紫米、紫花生等。

（6）临证体悟

一是分虚实。崩漏辨证，有虚实之异。虚者多因脾虚、肾虚；实者多因血热、血瘀。根据出血的量、色、质等特点，辨其寒、热、虚、实。量多势急，继而淋沥不止，色鲜红或深红，质稠者，多属热证；经血非时暴下或淋沥难尽，色淡质稀，多属虚证；经血非时而至，时崩时闭，时出时止，时多时少，色紫黯有块者，多属血瘀证；经血暴崩不止，或久崩久漏，血色淡黯，质稀，多属寒证。

二是重求本。青春期、生育期崩漏，多须调经促排卵，尤其是生育期不孕患者，要恢复肾－天癸－冲任－胞宫轴功能，以达到调经助孕的目的；更年期崩漏，注意排除恶变，重在健脾养血。同时，崩漏日久，阴血暴亡，气随血耗，常转化为气阴两虚；崩漏日久，离经之血为瘀血；崩漏日久，阴损及阳，又可成为血崩日久化寒；因此，根据"塞流，澄源、复旧"治则，辨证论治，以防复发。

三是巧辨治。沈师认为，血崩和淋沥均属经量过多的病证，虽有寒热虚实之辨证论治，但其关键在于升提固脱和祛瘀生新，非此难以止矣。一则升提固脱就是补脾调肾，治疗采取补气摄血用生黄芪、党参，调肾固摄用补骨脂、覆盆子，升阳举陷用柴胡、升麻。二则祛瘀生新，因久崩久漏，离经之血为瘀血，因此在行经期非但不能止血，反而采用活血化瘀，引血归经之法，常用药物如丹参、赤芍、益母草、三七等，达到止血的目的。

四是炭止血。中药炭剂是指将药物炒至外部枯黑，内部焦黄为度，即"存性"，如艾叶炭、地榆炭、姜炭等，炒炭能缓和药物的烈性或副作用，增强其收敛止血的作用。崩漏常选用艾叶炭、炮姜炭、杜仲炭止血，因炭用止崩力显。然而，有的中药炒炭后止血力减弱，如侧柏叶炭、藕节炭，藕节最好榨汁兑服，止血力强，炭用止血力减。用药特别要注意"血见黑则止"而滥用炭药血余炭、棕榈炭止血，以防瘀滞、留邪变病之患。

46 盆腔炎（附子理中丸）

郑某，女性，31 岁。

【病史】

患者平素带多，色清无味，排卵期、月经前更显。畏寒便溏，腰膝酸软，少腹隐痛，似有牵掣，经行量少，色淡腹凉，纳谷不香，溲便尚调。在某医院检查，诊断为"盆腔炎"。中医药久治，病逾 3 年未愈，来门诊求治。

【检查】

苔薄白根腻，舌质淡胖，脉象沉细。面色无华，腹平软，无触痛，肝脾未触及。

【辨证】

脾虚湿困，纳差便溏，带多色清，舌根腻苔。肾阳不振，畏寒腹凉，腰酸经少，舌淡胖，脉沉细。病位在脾肾，病机阳虚湿困。

【诊断】

中医诊断为带下，脾肾阳虚，湿困中下两焦证。西医诊断为盆腔炎。

【治法】

温补脾肾，祛湿畅运，投《太平惠民和剂局方》"附子理中丸"加味。

【处方】

党 参 10g	白 术 10g	干 姜 10g	炙甘草 10g
白 芍 10g	云 苓 15g	桂 枝 10g	蛇床子 10g
川续断 15g	当 归 10g	焦三仙各 10g	鸡血藤 10g
伸筋草 10g	制附片 10g _{先煎半小时}		

【结果】

上方每日 1 剂，水煎分 2 次服。连服 3 剂，月经来潮，再进 7 剂，复诊时诉此次经潮量显增，腹不凉，食纳增加，腰酸缓解，唯便溏如旧。脾肾阳复，唯湿困未除，佐入健运祛湿之品，上方去炙甘草、川续断、焦三仙，加木香 10g，煨葛根 10g，嘱改为每晚服 1 煎，直至经前。经临前已不畏寒，带下极少，纳便已调。上方改为每日 1 剂，连服 5 剂，经净正常。苔薄白，脉弦细。嘱平时服附子理中丸，早晚各 6g，经期服汤剂，每日 1 剂。又调 2 个月经周期，在原医院复查，称"盆腔炎"已愈。

【按语】

"附子理中丸"宜呕利阴寒重证。本案证属脾肾阳虚，投原方，丸改汤剂，党参代人参，温中健脾，附片温肾扶阳，共为主药。干姜温热，助脾肾祛寒邪，白术苦温燥湿，共为辅药。四味补温燥湿相配，甚为贴切。炙甘草、白芍为"芍药散"，专治虚痛；桂枝、白芍为"桂枝汤"，和营温通。当归为妇科主药，血为气母，利于健脾，又能调经止带。蛇床子、川续断增强调肾之力，伸筋草、鸡血藤疏通经络，专治输卵管炎引发的少腹掣痛。焦三仙开胃且补而不滞，木香、葛根专治便溏，云苓祛湿。全方温补且通，祛湿且畅，阳气恢复，湿邪祛除，寒凝遂通，月经得调，带下得止，其病乃愈。

================ 解读 ================

盆腔炎是指女性内生殖器官及其周围结缔组织、盆腔腹膜发生炎症，临床表现为下腹部疼痛，痛连腰骶，带下异常，月经不调，可伴有低热起伏，易疲劳，劳则复发，甚至不孕等症状，其具有易复发、缠绵难愈的特点，严重影响患者的生活质量。属中医"妇人腹痛""带下病""癥瘕""痛经""不孕症"等范畴。

（1）分清虚实

一是患病年限。患者 31 岁，盆腔炎 3 年未愈。二是发病原因。湿邪下注，损伤任带。三是临床症状。平素带多，色清无味，畏寒便溏，腰膝酸软，少腹隐痛，似有牵掣，经行量少，色淡腹凉，纳谷不香，寐便尚调。四是舌苔脉象。舌质淡胖，苔薄白根腻，脉象沉细。五是全身检查。面色无华，腹平软。综合分析，本案应辨为虚实夹杂证。

（2）辨证选方

脾虚湿困，湿邪下注，损伤任带，使任脉不固，带脉失约而致带多色清；脾虚失健，则纳谷不香，面色无华；肾阳不足，命门火衰，封藏失职，致带下量多，色清无味；不能温煦胞宫，则畏寒腹凉，少腹隐痛，似有牵掣；腰为肾之府，肾虚则腰酸经少；舌质淡胖，舌根腻苔，脉象沉细均为脾肾阳虚之征。病位在脾肾，西医诊断为盆腔炎；中医诊断为带下，属脾肾阳虚，湿困中下两焦证，投《太平惠民和剂局方》附子理中丸加味，温补脾肾，祛湿畅运。

（3）处方加减

附子理中丸（附子、人参、干姜、白术、甘草），功用温阳祛寒，补气健脾，主治脾胃虚寒较甚，或脾肾阳虚证。沈师认为本案证属脾肾阳虚，故投原方，丸改汤剂，用党参易人参，温中健脾，附片温肾扶阳，干姜温热，助脾肾祛寒邪，白术苦温燥湿，炙甘草加白芍缓肝急而治腹痛；桂枝、白芍和营温通，当归、蛇床子、川续断调经止带，伸筋草、鸡血藤疏通经络；焦三仙开胃且补而不滞，木香、葛根专治便溏，云苓祛湿。

（4）妙用药对

一是附子、干姜。附子味辛甘性大热，性刚燥，走而不守，上能助心阳以通脉，中能温脾以健运，下能补肾阳以益火，助阳化气以利水消肿，为"回阳救逆第一品药"。干姜辛热燥烈，守而不走，温中散寒，回阳通脉，主入脾胃而长于温中散寒，健运脾阳，为温暖中焦之主药。二药合用，因两者同具辛热之性味，能起协同作用而相得益彰，可谓相辅相成，使回阳救逆，温中散寒的作用大增。正如《证治要诀》所云："附子无干姜不热。"

二是白芍、甘草。白芍酸收苦泄，性寒阴柔，养血敛阴，柔肝止痛，平抑肝阳，能敛营气而泻肝木。甘草甘缓，性平冲和，补中益气，泻火解毒，润肺祛痰，缓急止痛，调和诸药，能和逆气而补脾土，而炙甘草药性微温，甘缓止痛作用更强。二药合用，正如曹颖甫云："一以达营分，一以和脾阳，使脾阳动而营阴通，则血能养筋而脚伸矣。"共奏缓肝和脾，敛阴养血，缓急止痛之效。

三是伸筋草、鸡血藤。伸筋草辛散、苦燥、温通，能祛风除湿，入肝尤善通经络，治风寒湿痹，关节酸痛，屈伸不利。《药性考》曰："伸筋草疗血疯瘙痒。"鸡血藤味甘苦性微温，苦而不燥，温而不烈，行血散瘀，调经止痛，舒筋活络，为治疗经脉不畅，络脉不和病证的常用药。《本草纲目拾遗》曰："……妇人经血不调，赤白带下。"二药合用，行血养血，疏通经络，除湿止痛，专治输卵管炎引发的少腹掣痛。

（5）注意事项

一是注意保持外阴清洁干爽，勤换内裤。二是注意经期及产褥期卫生，禁止同房及盆浴。三是避免食用辛辣刺激及发物，以免诱发病情。

（6）临证体悟

一是辨证论治。对于热毒炽盛证，以五味消毒饮合大黄牡丹汤清热解毒，利湿排脓；湿热瘀结证，用仙方活命饮加减清热利湿，化瘀止痛；脾肾阳虚证，用附子理中丸加味，温补脾肾，祛湿畅运；对于盆腔炎性包块，应在辨证基础上酌加破血化瘀、软坚散结药，如水蛭、土鳖虫、三棱、莪术、海藻、昆布、牡蛎等。

二是分色加味。白带属脾虚偏湿，治重化湿，选加山药、芡实、薏苡仁、扁豆；带下质清稀如水，属肾阳偏虚，治重温肾固涩，选加蛇床子、菟丝子、肉苁蓉、桑螵蛸；黄带湿热偏火，治重泻火，选加黄柏、栀子、淡竹叶、制大黄；赤带热甚入血，治重凉血，选加牡丹皮、茜草、赤芍、水牛角粉；黑带阴虚内热，治重滋肾，选加生地黄、女贞子、旱莲草、知母。

三是消炎要药。红藤味苦性平，偏入下焦，功善清热解毒，消痈散结，并有活血止痛之效，常用于瘀热阻滞之腹痛，闭经之热毒痛肿，实为治疗热毒偏盛型急慢性盆腔炎之妙品。《本草图经》云："红藤行血、治气块。"药理研究表明，红藤具有较强的抗菌作用，抗菌谱广，且能抑制血小板聚集，抑制血栓形成，提高环腺苷酸水平。

四是外用坐浴。对于阴疮、阴痒、带下量多、盆腔炎等疾病，用内服方药第三煎加花椒30粒或单独开外用方，煎取汤液1500～2000mL，趁热置于盆器内，患者应先熏后坐浸于药液中，每日1～2次，每次15～30分钟，药液不可过烫，也不宜过浓。坐浴后一般不再用清水冲洗，亦无须拭干，待其自然吸收，以利药效的充分发挥，起到清热解毒、杀虫止痒、消肿止痛及软化局部组织的治疗作用。

47 子宫肌瘤（杞菊地黄汤）

徐某，女性，37岁。

【病史】

患者近半年来经潮如崩，近旬方尽，经行腹凉且痛，腰酸下坠，五心烦热。经后神疲乏力，形寒怕风，纳便尚调，夜寐亦酣。在某医院检查，诊断为"多发性子宫肌瘤"。如怀孕6周大小，西医动员手术切除，因恐惧而服中药，百消丹等成药，活血化瘀汤剂，经量不减，肌瘤不小而来门诊。

【检查】

苔薄黄，质较红，脉沉细，尺部弱。

【辨证】

苔红脉细尺弱为虚证之象。肾司天癸，肾阳不振，形寒腹凉，肾阴不足，烦热经崩，肾亏则腰酸下坠，神疲乏力。本案病在肾，阴阳失调，水火俱亏。

【诊断】

中医诊断为癥瘕，肾阴阳俱亏证。西医诊断为子宫肌瘤。

【治法】

调肾阴阳，宗《医级》"杞菊地黄汤"加减。

【处方】

枸杞子10g	白　菊10g	生地黄10g	蛇床子10g
黄　精10g	牡丹皮10g	当　归10g	淫羊藿10g
桂　枝10g	云　苓15g	川续断15g	仙鹤草10g

白　芍 10g　　　三七粉 3g^冲

【结果】

上方每日 1 剂，水煎分 2 次服。服药 1 剂，月经来潮，共服 7 剂，经行已尽，经量明显减少，烦热腰酸均有缓解。嘱服"杞菊地黄胶囊"和"益母草膏"，至下月经临再服原方，坚持调理，3 个月后复诊，月经已正常，症状也消失；苔薄黄，脉弦细；B 超复查，子宫肌瘤明显缩减，现仅存 3 个，最大 1.8cm。上方加生杜仲 10g，桑寄生 10g，山药 10g，5 剂量共研细末，装入 1 号胶囊，每日 3 次，每次 5 粒。坚持服半年，带病友门诊，告之子宫肌瘤完全消失。

【按语】

子宫肌瘤属中医癥瘕、崩漏证，常法均按喻嘉言所云"不外水裹气结血瘀"而疏通治之，大多投王清任所创之逐瘀汤类。然本案无气滞血瘀证候可辨，反以肾亏阴阳失调所见，症脉均显，故不能绳之以疏通，以免更伤其正。用"杞菊地黄汤"佐"阳中求阴"而调肾之阴阳，兼以柔肝。滋阴者生地黄、黄精、枸杞子，温阳者淫羊藿、蛇床子、川续断，双补者杜仲、桑寄生；柔肝用当归、白芍、白菊；牡丹皮清肝止血又定痛，仙鹤草补气止血又健脾，三七和血止血又疗痛。再投"桂枝茯苓丸"专治子宫肌瘤的两味主药，桂枝温中调经，阳中求阴，云苓健脾宁神配山药脾肾同治。全方突出调肾，兼顾肝脾，配伍全面，未投理气化瘀之品，同样能消癥瘕，足见辨证应重于辨病。

───────────── 解读 ─────────────

子宫肌瘤是由子宫平滑肌组织增生形成，患者一般无自觉症状，多通过体检发现，部分患者可能出现月经量增多，经期延长，周期缩短，非经期出现阴道不规则出血及痛经，腹部肿块，白带增多，下腹坠胀等症状。属中医"癥瘕"范畴。

（1）分清虚实

一是患病年限。患者 37 岁，近半年来经潮如崩，近旬方尽。二是发病原因。体差形寒，阴阳两虚。三是临床症状。经行腹凉且痛，腰酸下坠，五心烦热；经后神疲乏力，形寒怕风，纳便尚调，夜寐亦酣。四是舌苔脉象。质较红，苔薄黄，脉沉细，尺部弱。综合分析，本案应辨为虚证。

（2）辨证选方

苔红脉细尺弱为虚证之象。肾司天癸，肾阳不足，失于温煦则形寒怕风，腹凉且痛；肾阴不足，阴虚生内热，则烦热经崩；腰为肾之府，肾虚腰失所养，故腰酸下坠，神疲乏力。病位在肾，西医诊断为子宫肌瘤；中医诊断为癥瘕，属阴阳失调，水火俱亏证，宗《医级》杞菊地黄汤加减，调肾阴阳。

（3）处方加减

杞菊地黄汤（枸杞子、菊花、熟地黄、山萸肉、山药、泽泻、牡丹皮、茯苓），功用滋肾养肝明目，主治肝肾阴虚证。沈师认为本案肾亏阴阳失调，用杞菊地黄汤佐"阳中求阴"而调肾之阴阳，兼以柔肝。滋阴者生地黄、黄精、枸杞子，温阳者淫羊藿、蛇床子、川续断，双补者杜仲、桑寄生；柔肝用当归、白芍、白菊；牡丹皮清肝止血又定痛，仙鹤草补气止血又健脾，三七和血止血又疗痛；桂枝温中调经，阳中求阴，云苓健脾宁神配山药脾肾同治，专治子宫肌瘤。

（4）妙用药对

一是蛇床子、枸杞子。蛇床子味辛苦性温，主入肾经，温而不燥，温热可助阳散寒，辛苦可燥湿祛风，又温肾壮阳，治阳痿、宫冷不孕及湿痹腰痛。枸杞子甘寒性润，色赤入走血分，善补肾益精，养肝明目。《本草经疏》曰："枸杞子，润而滋补，兼能退热，而专于补肾、润肺、生津、益气，为肝肾真阴不足、劳乏内热补益之要药。"二药合用，温而不燥，滋而不腻，共调肾之阴阳，兼以柔肝。

二是桂枝、茯苓。桂枝辛甘而温，辛甘以助阳，甘温以化气，温通血脉，温中调经，既能温散血中之寒凝，又可宣导活血药物，以增强化瘀止痛之效。茯苓味甘淡性平，善入脾经，能健脾补中，渗湿祛痰，使湿无所聚，痰无由生，以助消癥之功。二药合用，温中调经，健脾宁神，祛痰湿，通经络，行滞气，专治子宫肌瘤。

（5）注意事项

一是子宫肌瘤患者多为感受寒凉所致，此类患者经期需要避免感受寒凉，勿食寒凉以及外感风寒。二是勿服辛辣刺激及羊肉、狗肉、海鲜等发物，导致疾病加重。三是注意保暖，以温热食物为主，经期可饮用生姜红糖水或平时使用艾灸保健。

（6）临证体悟

一是调肾阴阳。子宫肌瘤不可一味活血化瘀，而要辨证论治。肾藏精，主生殖，妇人以血为本，气血之根在于肾，子宫肌瘤属阴阳失调者，若患者食欲较佳，舌尖红、阴虚明显时，用杞菊地黄汤加减；阳虚较显、舌淡苔白时，用二仙汤加减。而本案肾亏阴阳失调，用杞菊地黄汤加减调肾之阴阳，佐以活血化瘀，软坚散结。滋阴者生地黄、黄精、枸杞子，温阳者淫羊藿、蛇床子、川续断，双补者杜仲、桑寄生；柔肝用当归、白芍、白菊；活血化瘀散结加桃仁、红花、三七、丹参、鸡血藤、夏枯草等。

二是化瘀消癥。子宫肌瘤主要是由于机体正气不足，风寒湿热之邪内侵，或情志因素、房劳所伤、饮食失宜，导致脏腑功能失常，气机阻滞，瘀血、痰饮、湿浊等有形之邪凝结不散，日久逐渐而成。气滞血瘀者，用香棱丸加减，行气活血，化瘀消癥；痰湿瘀结者，用苍附导痰丸合桂枝茯苓丸加减，化痰除湿，活血消癥；湿热瘀阻者，用大黄牡丹汤加减，清热利湿，化瘀消癥；肾虚血瘀者，用补肾祛瘀方加减，补肾活血，消癥散结；久病不愈，或术后，以补益气血为主，恢复机体的正气；术后若有瘀滞，可于补益气血之时，辅以行气活血之品，并注意调其饮食，增进食欲，改善脾胃功能。正如《医学入门·妇人门》指出："善治癥瘕者，调其气而破其血，消其食而豁其痰，衰其大半而止，不可猛攻峻施，以伤元气。宁扶脾胃正气，待其自化。"

48 急性乳腺炎（五味消毒饮）

周某，女性，27岁。

【病史】

患者初产，尚未满月，恶露未净，前天突然右乳红肿热痛，乳汁郁结不畅，影响哺乳。服头孢菌素，症未除，今起发热，体温38.5℃，不思饮食，未见腑行，口苦且干。遂来院急诊。

【检查】

苔黄质红，脉来弦数。体温38.6℃，面色潮红，右乳上方结块，红肿热痛，手不可近。咽部轻度充血，心肺听诊无异常。血白细胞 $16.0×10^9$/L，中性粒细胞91%。

【辨证】

毒火内壅，炎于上焦则发热不寒，口苦咽干，盛于中焦则不思饮食，注于下焦则不见腑行，阻于乳络则乳痛肿痛，证属三焦火毒。

【诊断】

中医诊断为乳痈，三焦火毒证。西医诊断为急性乳腺炎。

【治法】

清泻三焦，解毒消肿，投《医宗金鉴》"五味消毒饮"出入。

【处方】

金银花 10g	野菊花 10g	蒲公英 10g	紫花地丁 10g
牡丹皮 10g	浙贝母 10g	路路通 10g	生薏苡仁 15g
桃　仁 10g	栀　子 10g	车前草 30g	鹿角霜 10g

【结果】

上方每日1剂,水煎分2次服,加薄荷10g,再煎第3次,凉敷患部。连用3剂,乳痈红肿热痛明显减退,口苦咽干已除,体温37.3℃,但腑行仍无。毒火渐清,加强通腑泄热之力,上方去浙贝母、紫花地丁,加莱菔子15g,制大黄10g,再进5剂,已见腑行,乳痈消退,体温36.8℃,苔薄黄,脉弦细,验血正常。嘱服芦根、白菊花代饮,未再复诊。

【按语】

"五味消毒饮"治肿毒要方,因不思饮食,怕苦寒伤胃,不用紫背天葵。热毒渐退时又去紫花地丁。栀子专清三焦火毒且能通便,生薏苡仁解毒排脓,车前草清热利尿,使热毒可泄;牡丹皮、浙贝母、路路通合蒲公英可通乳络而散结消肿;莱菔子通腑,制大黄泄热,腑行得畅,毒火可排;桃仁活血消肿又通便解毒;鹿角霜温通散结,既是热性反佐,防止苦寒太过,又能托毒外出,为特殊佐使药。全方清热而不伤胃口,解毒而分利两便,采用内服外敷并治,乳痈未溃而愈。

===== **解读** =====

急性乳腺炎是乳房的急性化脓性感染,大多系金黄色葡萄球菌感染所致,链球菌感染较少见,发病常见于哺乳期妇女,尤以初产妇多见,好发于产后2～4周,其发病特点是初起恶寒发热,继而患侧乳房增大、结块,焮红热痛,如处理不及时,病程往往拖延很长,严重者可并发全身化脓性感染,给患者造成极大痛苦,甚至危及生命,同时影响婴儿的正常哺乳。属中医"乳痈"范畴。

(1)分清虚实

一是患病年限。患者27岁,初产尚未满月,恶露未净,前天突然右乳红肿热痛。二是发病原因。乳汁郁结不畅,郁而化热。三是临床症状。右乳红肿热痛,不思饮食,未见腑行,口苦且干。四是舌苔脉象。质红苔黄,脉来弦数。五是体温检查。体温38.6℃。六是乳腺检查。右乳上方结块,红肿热痛,手不可近。七是血象检查。血白细胞16.0×10^9/L,中性粒细胞 91%。综合分析，本案应辨为实证。

（2）辨证选方

毒火内壅，热壅乳络则乳房红肿热痛；炎于上焦，热伤津液，则发热不寒，口苦咽干；盛于中焦，胃失和降，则不思饮食；注于下焦，燥热内结，则不见腑行。西医诊断为急性乳腺炎；中医诊断为乳痈，属三焦火毒证，投《医宗金鉴》五味消毒饮出入，清泻三焦毒火，凉血消肿散结。

（3）处方加减

五味消毒饮（金银花、野菊花、蒲公英、紫花地丁、紫背天葵），功用清热解毒，消散疔疮，主治疔疮初起，以及痈疡疖肿，红肿热痛。沈师认为法证相符，故用本方出入。金银花、野菊花、紫花地丁清热解毒，加栀子专清三焦火毒且能通便，生薏苡仁解毒排脓，车前草清热利尿，使热毒可泄；牡丹皮、浙贝母、路路通合蒲公英可通乳络而散结消肿；莱菔子、制大黄泄热通腑，毒火可排；桃仁活血消肿又通便解毒；鹿角霜温通散结，既是热性反佐，防止苦寒太过，又能托毒外出；因不思饮食，怕苦寒伤胃，减去紫背天葵。全方清热而不伤胃口，解毒而分利两便。

（4）妙用药对

一是金银花、紫花地丁。金银花味辛性微凉，质体轻扬，气味芳香，既能清气分之热，又能解血分之毒。《滇南本草》曰："清热，解诸疮，痈疽发背，丹流瘰疬。"紫花地丁苦泄辛散，寒能清热，入心肝血分，故能清热解毒，消散痈肿，为治疗血热壅滞，痈疮肿毒，红肿热毒的常用药物，尤以治疗疔毒为其特长。二药合用，相互协调，清气凉血，共奏清热解毒，消炎止痛，散结消肿之功。

二是路路通、蒲公英。路路通味苦性平，入肝经，通行十二经，祛风通络，利水除湿，善治风湿痹痛，麻木拘挛者，又能通行经脉而利水道，善祛经络之瘀滞而止痛。蒲公英苦泄寒清，既能清解火热毒邪，又能泄降滞气，故为清热解毒、消痈散结之佳品，主治内外热毒疮痈诸证，兼能解郁通乳，故为治乳痈之要药。二药合用，祛经络之瘀滞，解火热之毒邪，通乳络而散结消肿。

（5）注意事项

一是保持乳头清洁，不使婴儿含乳而睡。二是要定时哺乳，每次哺乳应将乳房吸空，如有郁滞，可按摩或用吸奶器帮助排出乳汁。三是手法排乳时应注意先行热敷，手法轻柔，挤压揉抓排乳时，重视指腹均匀用力，应避免指尖抠抓伤皮肤和乳头，以缓解疼痛为佳。

（6）临证体悟

一是分期论治。急性乳腺炎，为一种特殊部位的痈，既有痈的共性，又有乳房部位生理特点的个性，不可单独以外疡视之，应在乳痈的不同病理阶段分别采用不同的方法治疗。一般初期属气滞热壅证，故以疏肝清胃，通乳消肿为治则，方选五味消毒饮加减；成脓期属热毒炽盛证，以清热解毒、托里排脓为主，方选透脓散加味；溃后期属正虚邪恋证，以健脾益气、和营托毒为主，方选托里消毒散加减。

二是配合外治。急性乳腺炎多为肝郁胃热、乳汁郁积，其发病急、传变快，极易成脓破溃，损伤乳络，影响泌乳及哺乳，故治疗应内服外敷结合，起到清热解毒，除湿化痰，活血化瘀，消肿止痛的作用。初起乳汁郁滞，乳房肿痛，乳房结块，可用热敷加乳房按摩，以疏通乳络；成脓后，应及时切开排脓，若脓肿小而浅者，可用针吸穿刺抽脓或用火针刺脓；溃后，用八二丹或九一丹提脓拔毒，并用药线插入切口内引流，切口周围外敷金黄膏。

三是特殊佐药。急性乳腺炎虽属毒火内壅，但治疗一定要注意避免过量使用寒凉之剂，因寒凉药物既能损伤脾胃之阳气，又能使乳房局部形成"僵块"，不易消散；五味消毒饮系大寒之剂，重在清热解毒，使用时应遵沈师之训，要巧妙地加入一味鹿角霜，既能热性反佐，防止苦寒太过，又能温通散结，托毒外出。

49 乳腺增生（阳和汤）

邵某，女性，34 岁。

【病史】

患者患双侧乳腺增生近 5 载，久经中西药治增生非但不消，日见增大，因惧怕手术，来院门诊。自诉双侧乳房胀痛，经前更甚，手不可近，经行量少，下腹凉痛，经后腰酸腿软，平素形寒手凉，性躁易怒，夜寐有梦，纳便尚调。

【检查】

苔薄白，舌质淡，脉沉细。面色不华，右侧乳腺增生 2 枚，大如核桃，左侧乳腺增生 1 枚，如红枣大小。

【辨证】

苔白质淡脉沉系阳气不振之象。阳衰寒凝，阻于乳络则生乳癖肿痛，滞于胞宫则经少腹凉，凝于肾府则形寒腰酸。

【诊断】

中医诊断为乳癖，寒凝阻滞证。西医诊断为乳腺增生症。

【治法】

温阳散寒，活络通滞，守《外科证治全生集》"阳和汤"方意化裁。

【处方】

生地黄 10g	桂 枝 10g	橘 核 30g	鹿角霜 15g
炮 姜 10g	蒲公英 10g	泽 兰 10g	蛇床子 10g
丹 参 30g	川楝子 10g	延胡索 10g	山慈菇 10g

【结果】

上方每日 1 剂，水煎分 2 次服，加川椒 20 粒，煎第三次，温敷患部。连用 7 剂，正值经前，双乳胀痛明显减轻。上方加赤芍 10g，红花 10g，再进 7 剂，经事 5 天而净，经量明显增加，乳房胀痛轻微，经后仍感腰酸。苔薄白，脉弦细。阴寒渐散，阳衰未复，上方去炮姜，增以调肾的生杜仲 10g，桑寄生 10g，川续断 15g。连用 14 剂，乳腺增生明显缩小，触之已不痛。平时每晚服 1 煎，经期每日 1 剂，分 3 次服。共调 2 个月经周期，行经正常，乳腺不痛，已无肿块。不放心乳块已消，去某医院红外线及 B 超检查，均未见增生。

【按语】

"阳和汤"以温阳散寒之力，化阴凝、散阴霾而使阳和之，故以"阳和"为名。本案寒凝乳络而生癖块，正合其方意，化裁投之。生地黄易熟地黄，以免碍胃，桂枝易肉桂，鹿角霜易鹿角胶增强温通。蛇床子、山慈菇、橘核替代麻黄、白芥通阳散滞而消结块。泽兰、丹参、赤芍、红花活络通滞；金铃子散行气止痛，均为有效的辅佐药。蒲公英通乳络，散结块，又能寒性反佐，防其温通耗散。复诊时所加调肾的杜仲、桑寄生、川续断，阴中求阳，阴阳平衡，利于消散寒凝。现代药理研究证实其同蛇床子、泽兰均有调整内分泌紊乱功能。乳腺增生的主要原因乃内分泌紊乱，伍入调肾药与辨证并不矛盾，势必增效。加川椒温敷增生处是有效之举，不能怕麻烦，嘱患者坚持，收效加速。

解读

乳腺增生是乳腺组织的良性增生性疾病，既非炎症，也非肿瘤，以乳房疼痛和肿块为主要临床表现，多以一侧为主，可累及双侧，并随月经周期或情绪波动呈现周期性变化，是育龄期女性常见的乳房疾病。属中医"乳癖""乳中结核"范畴。

（1）分清虚实

一是患病年限。患者 34 岁，双侧乳腺增生近 5 载。二是发病原因。

体寒易怒。三是临床症状。双侧乳房胀痛，经前更甚，手不可近，经行量少，下腹凉痛，经后腰酸腿软，形寒手凉，性躁易怒，夜寐有梦，纳便尚调。四是舌苔脉象。舌质淡，苔薄白，脉沉细。五是乳腺检查。右侧乳腺增生2枚，大如核桃，左侧乳腺增生1枚，如红枣大小。综合分析，本案应辨为虚实夹杂证。

（2）辨证选方

素体阳虚，营血不足，则平素形寒手凉，滞于胞宫则经少腹凉，凝于肾府则形寒腰酸；阳衰寒凝，阻于乳络则生乳癖肿痛；月经前期，气血旺盛，乳中气血壅盛而致郁滞加重，故见双侧乳房胀痛，经前更甚，性躁易怒，夜寐有梦；质淡苔白脉沉系阳气不振之象。西医诊断为乳腺增生症；中医诊断为乳癖，属寒凝阻滞证，守《外科证治全生集》阳和汤方意化裁，温阳散寒，活络通滞。

（3）处方加减

阳和汤（熟地黄、麻黄、鹿角胶、白芥子、肉桂、生甘草、炮姜炭），功用温阳补血，散寒通滞，主治阴疽。沈师认为本案寒凝乳络而生癖块，正合其方意，化裁投之。用生地黄易熟地黄，以免碍胃，桂枝易肉桂，鹿角霜易鹿角胶增强温通；加蛇床子、山慈菇、橘核易麻黄和白芥通阳散滞而消结块；泽兰、丹参、赤芍、红花活络通滞；金铃子散行气止痛；炮姜温阳散寒，温经止血；蒲公英通乳络，散结块，又能寒性反佐，防其温通耗散；调肾的杜仲、桑寄生、川续断，阴中求阳，阴阳平衡，利于消散寒凝。

（4）妙用药对

一是桂枝、鹿角霜。桂枝辛甘温煦，甘温通阳扶卫，善于宣阳气于卫分，畅营血于肌表，辛散温通，具有温通经脉，散寒止痛之效。鹿角霜味咸性温，归肝肾经，功能补肾助阳，且具收敛之性，有涩精、止血、敛疮之功。二药合用，药性辛热，均入血分，温通之力增强，温阳散寒，温通经脉，寒凝得除。

二是蒲公英、炒橘核。蒲公英味苦性寒，既能清解火热毒邪，又能泄降滞气，故为清热解毒、消痈散结之佳品，主治内外热毒疮痛诸证，兼能疏郁通乳，故为治疗乳痈之要药。炒橘核味苦性平，主归肝经，理气散结，通络止痛，主治疝气疼痛、睾丸肿痛及乳房结块等。二药合用，通乳络，散结块，主治乳腺增生，乳房胀痛。

（5）注意事项

一是保持良好心态，少生气，保持情绪稳定。二是少吃油炸、辛辣刺激、高热量、高脂肪食物，多吃含碘丰富的紫菜、海带等海产品，以及蔬菜、菌类和粗粮等。三是禁止滥用避孕药物及含激素的美容用品，慎用含有雌激素的保健品。四是阳证疮疡红肿热痛，或阴虚有热，或疽已溃破者，不宜使用本方。

（6）临证体悟

一是慎重手术。乳腺增生是乳腺组织的良性增生性疾病，既非炎症，也非肿瘤，常见的症状是乳房胀痛和伴随肿块等，而对于乳腺增生的治疗，一般不需要手术，用中药疏肝解郁，消胀散结，通络止痛，就可取得满意的疗效；但对于长期服药增生肿块不消反而增大，且质地较硬，边缘不清，疑有恶变者，则另当别论，手术切除。

二是辨证论治。乳腺增生一般认为是肝郁脾虚或肝郁痰凝，症见乳房肿块，质韧不坚，胀痛或刺痛，随喜怒消长，伴胸闷胁胀，用逍遥蒌贝散加减，疏肝解郁，化痰散结；而对于阳虚寒凝证，常见乳房胀痛，伴形寒手凉，下腹凉痛，需用阳和汤化裁温阳补血，散寒通滞，消散增生。

三是中药外敷。本病除内服中药外，中药外敷也是常用的治疗方法之一，常用的药物有阳和解凝膏、黑退消外贴；或用川椒温敷增生处。通过局部用药可直达病所，使经络疏通，气血通调，加速改善微循环，从而达到消肿散结，通络止痛，调节全身的良好效应。若对外用药过敏者，应当忌用。

四是散结要药。山慈菇味甘微辛性寒凉，味辛能散，寒能清热，故有清热解毒，消痈散结之效。药理研究显示山慈菇含秋水仙碱，能抑制细胞核的有丝分裂而有抗肿瘤作用，可以解毒散结而消肿块，是治疗乳腺增生、结节的常用药，亦可治疗甲状腺瘤、乳腺癌、宫颈癌等。因有小毒，特别对肝肾有损伤，煎剂用 5～10g，亦可少量制成散剂，每天 1g 以内。

50　不孕症（平胃散）

程某，女性，29 岁。

【病史】

患者结婚 3 年不孕，经事紊乱，错后为多，经量渐少，腰酸下坠，形体日胖，乏力纳差，食入脘胀，眩晕头重。经前带多，较稠有味。多家医院妇科检查均未见异常，拟为"内分泌紊乱，原发性不孕症"。求子心切，中药用补益心脾，滋阴壮阳，活血化瘀，疏肝解郁等法，多种偏方，西医用睾酮、黄体酮等均未致孕。由原单位同事介绍来求诊。

【检查】

苔黄腻，脉弦滑。

血压 120/80mmHg，形体较胖，精神较差。

【辨证】

苔腻脉滑，脘胀纳呆，痰湿中阻也，上蒙清阳则眩晕头晕，内停肾府则腰坠体胖，阻滞胞络，经事不准，经量减少，带下有味，经久难孕。痰湿为患也。

【诊断】

中医诊断为月经不调，痰湿阻宫，冲任不调证。西医诊断为不孕症。

【治法】

祛痰燥湿，调理冲任，以《太平惠民和剂局方》"平胃散"出入。

【处方】

| 厚　朴 10g | 苍　术 10g | 陈　皮 15g | 蛇床子 10g |
| 云　苓 10g | 石菖蒲 10g | 郁　金 10g | 生牡蛎 30g |

丹　参30g　　　泽　兰10g　　　泽　泻10g　　　生山楂15g

【结果】

上方每日1剂，水煎分2次服。连服5剂，经事来潮，经量增加，脘胀减轻，食纳增加。痰湿渐除，正值经期，加重调经化瘀之品，上方加香附10g，牡丹皮10g，赤芍10g。再进7剂，经事已净，经量明显增多；苔薄黄腻，脉弦细。上方5剂量，共研细末，装入1号胶囊，平时每次6粒，每日3次；经期服上方，每日1剂，水煎分2次服。嘱稳定情绪，忌口甜食，控制主食量。坚持调理3个月经周期，本院同事告之，经事已正常，上月经事逾期近旬未行，咨询怎样服药，嘱停药观察，做早早孕试验，已属阳性。1年后喜得男婴，母子平安。

【按语】

不孕症临床证候多种，本案属痰湿阻宫证候，故投"平胃散"，燥湿运脾，利湿和胃。方用苍术为主药，辅以厚朴行气消胀。云苓、陈皮燥湿。石菖蒲、郁金透散，均能和胃而助运脾祛湿。痰瘀常常互结，丹参、泽兰、牡丹皮、赤芍化瘀而除痰湿之燥，泽泻利湿使邪有出路，又能降脂消胖，山楂消导助消化开胃口，又能行瘀，蛇床子燥湿，又能温肾壮阳，振奋性激素功能，均为重要佐使药。香附调肝，女子以肝血为本，理气利于化瘀，牡蛎化痰，痰湿以脾胃为源，软坚利于截断痰源，又除苔腻。体胖不孕难治，只要抓住痰湿和瘀血，采用痰瘀同治法，一边注重燥湿运脾，一边辅以活血化瘀，注意饮食，配合"意疗"，阻宫之痰湿清除，便能孕而得子。

解读

不孕症是指婚后未避孕，有正常性生活，同居2年而未受孕者。从未妊娠者，古称"全不产"，西医称原发性不孕；有过妊娠而后不孕者，古称"断绪"，西医称继发性不孕。

（1）分清虚实

一是患病年限。患者29岁，结婚3年未孕。二是发病原因。形体较胖，痰湿阻宫。三是临床症状。经事紊乱，错后为多，经量渐少，腰酸下坠，形体日胖，乏力纳差，食入脘胀，眩晕头重，经前带多，较稠有味。四是舌苔脉象。苔黄腻，脉弦滑。五是全身检查。形体较胖，精神较差。综合分析，本案应辨为实证。

（2）辨证选方

形体日胖，苔腻脉滑，脘胀纳呆，属痰湿中阻也，上蒙清阳则眩晕头晕，内停肾府则腰坠体胖，阻滞胞络，经事不准，经量减少，带下有味，经久难孕，痰湿为患也。西医诊断为不孕症；中医诊断为月经不调，属痰湿阻宫，冲任不调证，以《太平惠民和剂局方》平胃散出入，祛痰燥湿，调理冲任。

（3）处方加减

平胃散（苍术、厚朴、陈皮、甘草），功效燥湿运脾，行气和胃，主治湿滞脾胃证。沈师认为不孕症临床证候多种，本案属痰湿阻宫证候，方证贴切，故投平胃散加减。方用苍术为主药，辅以厚朴行气消胀、陈皮燥湿、茯苓渗湿、石菖蒲化湿、郁金行气，均能和胃而助运脾祛湿；痰瘀常常互结，用丹参、泽兰、牡丹皮、赤芍化瘀而除痰湿之燥，泽泻利湿，又能降脂消胖，山楂消导助消化开胃口，又能行瘀，蛇床子燥湿，又能温肾壮阳；香附调肝，理气化瘀，牡蛎化痰软坚，又除苔腻。

（4）妙用药对

一是苍术、厚朴。苍术辛香苦温，入中焦能燥湿健脾，使湿去则脾运有权，脾健则湿邪得化，为燥湿健脾的要药。厚朴苦燥辛散，能燥湿消痰，又下气消积除胀满，既可除无形之湿满，又可消有形之实满，为消除胀满的要药。二药合用，行气以除湿，燥湿以运脾，使滞气得行，湿浊得去，共奏燥湿健脾，消除胀满之功效，阻宫之痰湿清除，便能孕而得子。

二是泽兰、泽泻。泽泻味甘淡性寒，甘能入脾，寒能清热，淡能渗利，既能入脾健脾利水，又能入肾泻肾浊而升清，功能利水渗湿，泄热通淋。泽兰气香而温，味辛而散，是阴中之阳药，入足太阴脾经和足厥阴肝经，功能活血化瘀，行而不峻，为妇产科血脉不调，瘀血阻滞症之常用药，又能利水消肿。二药合用，一者长于行水，一者偏于活血，共奏活血化瘀，行水消胀，利湿化浊之效。

（5）注意事项

一是合理膳食，控制体重，降低代谢障碍引发的不孕风险。二是避免接触重金属（铅、铝等）、化学物质（汽车尾气、杀虫剂、除草剂）等有害物质。三是保持生殖器官卫生，合理安排性生活时间、频率和时机，避免过度纵欲，杜绝性滥交，预防性传播疾病。四是平胃散对阴虚火旺的患者，不宜使用。

（6）临证体悟

一是因人施治。正如张景岳曰："种子之方本无定轨，因人而药各有所宜。"肾藏精，主生殖，故调经种子重在补肾，肾气虚者，用毓麟珠加减，肾阳虚者，用右归丸加减，肾阴虚者，用养精种玉汤加减；妇女以血为本，故调经种子贵在养血，用四物汤加减；妇女以肝为重，肝郁可致不孕，不孕可致肝郁，故调经种子妙在疏肝，用开郁种玉汤加减；瘀滞胞宫，不能摄精成孕，用少腹逐瘀汤加减，逐瘀荡胞，调经助孕。而本案形体肥胖，聚湿成痰，痰湿阻宫，冲任不调，难以受孕，用平胃散出入，祛痰燥湿，调理冲任。

二是病证结合。对于排卵障碍性不孕，如先天性卵巢发育不良、希恩综合征、无排卵性功能失调性子宫出血、多囊卵巢综合征、高催乳素血症等，治疗多补益肾气，平衡肾阴肾阳，调整肾－天癸－冲任－胞宫轴以促排卵，用杞菊地黄丸、金匮肾气丸加减；黄体功能不全者，治疗以补肾疏肝为主，常选定经汤、逍遥散加减；对于输卵管阻塞性不孕，多因盆腔慢性炎症导致输卵管粘连、积水、僵硬、扭曲或闭塞而发为不孕，治疗以疏肝理气，化瘀通络为主，常选逍遥散、苍附导痰丸、少腹逐瘀汤加减。

三是种嗣秘方。沈氏女科家传种嗣秘方：一视体态投药。女子不孕，体胖者可用散剂：苍术、半夏、陈皮、云苓、神曲、川芎、鹿角粉、沉香粉，共研细末冲服；体不胖者，可据证选用十二个"子"：菟丝子、蛇床子、金樱子、女贞子、枸杞子、川楝子、车前子、补骨脂、覆盆子、茺蔚子、五味子、香附子煎服。二用祖传种嗣效方即"多子多福金钟丸"：韭菜子、蛇床子、九香虫、生黄芪、白人参、三七煎服。男性加桂枝、乌药、王不留行；女性加龟甲、当归、香附。

51 不育症（知柏地黄汤）

王某，男性，31 岁。

【病史】

患者结婚 6 载未育，经某医院检查精液，其成活率仅为 20%。平时腰膝酸软，烦热梦遗，阴囊潮湿，眩晕性躁，纳便尚调。曾服壮阳补肾药，成活率未升高反感烦热加重，口干咽燥，梦遗不止。其太太患急性泌尿系感染而同来门诊。经询其太太月经正常，妇科检查也未有阳性所见。

【检查】

苔薄黄，舌质红，脉细数。

血压 120/80mmHg。

【辨证】

腰膝酸软，苔黄质红，脉象细数，乃肾阴不足之证，阴虚火旺，相火上炎而烦热梦遗，眩晕性躁，湿热下注则阴囊潮湿，精巢被扰，生精无力，乃至不育。

【诊断】

中医诊断为梦遗，肾阴亏损，相火内动证。西医诊断为不育症。

【治法】

滋补肾阴，清降相火，投《医宗金鉴》"知柏地黄丸"易汤加味。

【处方】

知　母 15g	黄　柏 15g	生地黄 10g	蛇床子 10g
黄　精 10g	泽　泻 10g	牡丹皮 10g	生薏苡仁 10g
云　苓 10g	川　芎 10g	山　药 10g	首乌藤 30g

【结果】

上方每日 1 剂，水煎分 2 次服，加川椒煎第三次，凉后坐浴。连用 7 剂，阴囊潮湿消除，梦遗减少。肾阴来复，相火渐降，湿热已除，上方去薏苡仁、泽泻，增滋肾之力，加首乌 10g，麦冬 10g，白芍 10g，再进 14 剂。梦遗已止，腰酸明显缓解，复查精液精子成活率增为 70%，嘱上方续进，减为每晚服 1 煎，直至爱人怀孕。第二年来报，喜得一子，初生体重 4kg，母子健康。

【按语】

不育不单肾阳衰微，不可只投壮阳之品。本案纯属阴虚火旺，相火内动，徒投益火有害无益。知柏清降相火而滋肾为主药，再以"六味"滋肾。黄精易山萸肉，可脾肾兼顾，提高滋阴之效。蛇床子阳中求阴，又有类性激素样作用，是不育症的效药。川芎清眩晕，生薏苡仁除囊湿，首乌藤止梦遗，均为佐使药。复诊时配入首乌、麦冬，滋阴之力可增，白芍柔肝敛阴，利于相火之降。汤剂第三煎坐浴，既除囊湿，又入睾丸，增其精子活力。仅投 21 剂，并无壮阳，成活率反升，可见辨证方能奏效。

解读

不育症是指育龄夫妇同居 2 年以上，性生活正常，未采取任何避孕措施，女方有受孕能力，由于男方原因而致女方不能怀孕的一类疾病。属中医"不育""无子""无嗣"范畴。

（1）分清虚实

一是患病年限。患者结婚 6 载未育。二是发病原因。肾精亏损，湿热侵袭，精子成活率低。三是临床症状。平时腰膝酸软，烦热梦遗，口干咽燥，阴囊潮湿，眩晕性躁，纳便尚调。四是舌苔脉象。舌质红，苔薄黄，脉细数。五是精液检查。其成活率仅为 20%。综合分析，本案应辨为虚实夹杂证。

（2）辨证选方

腰膝酸软，苔黄质红，脉象细数，乃肾阴不足之证，相火上炎而烦热梦遗，口干咽燥，眩晕性躁；湿热下注则阴囊潮湿，精巢被扰，生精无力，乃至不育。西医诊断为不育症；中医诊断为梦遗，属肾阴亏损，相火内动证，投《医宗金鉴》知柏地黄丸易汤加味，滋补肾阴，清降相火。

（3）处方加减

知柏地黄丸（知母、黄柏、熟地黄、山萸肉、干山药、泽泻、牡丹皮、茯苓），功用滋阴降火，主治肝肾阴虚，虚火上炎证。沈师认为本案纯属阴虚火旺，相火内动，用知柏清降相火而滋肾为主药，再以"六味"滋肾；生地黄易熟地黄，黄精易山萸肉，可脾肾兼顾，提高滋阴之效；蛇床子阳中求阴，又有类性激素样作用，是不育症的效药；川芎清眩晕，生薏苡仁除囊湿，首乌藤止梦遗。复诊时配入首乌、麦冬滋阴，白芍柔肝敛阴，利于相火之降。汤剂第三煎坐浴，既除囊湿，又入睾丸，增其精子活力。

（4）妙用药对

一是知母、黄柏。知母甘寒滋阴润燥，苦寒清热泻火，沉中有浮，降中有升。黄柏苦寒坚阴，沉而下降，清热燥湿，泻火解毒，善退虚热。《本草正义》载："古书言知母佐黄柏滋阴降火，有金水相生之义。盖谓黄柏能制膀胱、命门阴中之火，知母能消肺金，制肾水化源之火，去火可以保阴，是即所谓滋阴也。故洁古、东垣，皆以为滋阴降火之要药。"二药合用，相互促进，相须为用，滋阴润燥清热，泻火解毒除湿。

二是川芎、薏苡仁。川芎辛温香窜，能上行头目，下达血海，外彻皮毛，旁通四肢，为血中之气药，有较强的祛风止痛作用。薏苡仁甘淡渗湿，又能健脾，且微寒而不伤胃，益脾而不滋腻，药性和缓，善清利湿热，又能清热排脓，除痹舒筋，通利关节，利水渗湿。二药合用，一上一下，升清降浊，活血渗湿，清眩晕，除囊湿，医治不育。

（5）注意事项

一是不要过量饮酒及大量吸烟，不食棉籽油。二是消除有害因素的影响，避免接触放射线、有毒物品或高温环境而致不育。三是性生活要适度，性交次数不能过频，也不宜相隔时间太长，否则，影响精子质量。

（6）临证体悟

一是滋阴补肾。"肾藏精"，男子以肾为本，肾亏是不育的重要原因，故不育症治当补肾，补肾重在调肾阴阳，"善补阳者必于阴中求阳"，"善补阴者必于阳中求阴"。而本案平时腰膝酸软，烦热梦遗，口干咽燥，阴囊潮湿，纯属阴虚火旺，相火内动，徒投益火有害无益，用知柏地黄丸滋阴补肾，清降相火，以治不育。

二是清热利湿。男性不育，当今临床湿热下注证者较为多见。由于过食醇酒厚味，脾失健运，聚湿生热，湿热下注，热灼阴精，致精少而黏稠，或阻闭精窍，或损伤宗筋之络脉，而使婚后不育，可用四妙丸合滋肾通关丸加减，清热利湿。若阴部瘙痒，潮湿重者，加蛇床子、地肤子、白鲜皮、苦参以燥湿止痒；若湿盛，困遏脾阳，可用平胃散加减健脾除湿。

三是据症加味。少精症，加枸杞子、女贞子、旱莲草滋补肝肾；精子活力低者，加生黄芪、淫羊藿、巴戟天、菟丝子补气壮阳；死精、畸形精子多者，加土茯苓、水蛭、王不留行利湿活血；精液中有白细胞者，加蒲公英、红藤、黄柏清热解毒；血精者，加白茅根、茜草、蒲黄清热凉血，化瘀止血；精液不液化而呈团块状者，加泽泻、萹蓄、瞿麦、萆薢等，清热利湿，泌别清浊。

四是不育要药。蛇床子不仅能散寒燥湿，杀虫止痒，而且温肾壮阳之功亦佳，可治疗阳痿、宫冷不孕及湿痹腰痛，又可阳中求阴，有类性激素样作用，是不育症的效药。药理研究显示蛇床子能延长小鼠交尾期，增加子宫及卵巢重量，其提取物也有雄激素样作用，可增加小鼠前列腺、精囊、提肛肌重量。

52 梦遗症（交泰丸）

许某，男性，31岁。

【病史】

患者梦遗 1 年，阳痿乏力，腰酸腿软，心烦失眠，口苦纳差，尿赤便干。曾服补肾中成药无效，进壮阳之品，症状反而加剧。夫妇感情不和，思想负担沉重。由病友介绍，来门诊求治。

【检查】

苔薄黄，舌质红，脉细数。

面黄肌瘦，精神不振。

【辨证】

《丹溪心法》云："主闭藏者肾也，主疏泄者肝也。两者皆有相火。"肾水不足，既助相火上浮，又致心火亢盛，必见心肾不交，君相火盛之证，如梦遗阳痿，腰酸腿软，心烦失眠，纳差口苦。苔薄黄，舌质红，脉细数，属阴虚火旺之象。本案病在心肾，病机君相火盛。

【诊断】

中医诊断为梦遗，心肾不交，君相火盛证。西医诊断为梦遗症。

【治法】

交通心肾，清降君相，宜《丹溪心法》"交泰丸"加味。

【处方】

黄　连 10g	肉　桂 3g	蛇床子 10g	女贞子 10g
黄　柏 10g	生地黄 10g	金樱子 10g	川牛膝 15g
石菖蒲 10g	郁　金 10g	云　苓 10g	生山楂 15g

【结果】

上方每日1剂，水煎分2次服。连服14剂，梦遗明显减少，阳痿也见改善，精神大为振作，心烦口苦缓解，纳谷转香，信心增加。方药中的，守法易药续进，以枸杞子10g易女贞子，芡实10g易金樱子，竹叶10g易川牛膝，黄精10g易生地黄，琥珀粉3g易生山楂。又进14剂，梦遗已止，阳痿明显好转，纳眠正常，夫妇感情缓和。嘱以黄连30g，肉桂10g，金樱子60g，蛇床子30g，琥珀粉15g，共研细末，装入1号胶囊，早晚各服5粒，巩固疗效，未再复诊。

【按语】

交泰丸仅黄连、肉桂两味组成。本案取3∶1剂量，前者清心降火，后者引火归原，交通心肾，实为妙方。加入生地黄、女贞子、枸杞子、黄精，增其滋肾之力。再宗《景岳全书》所训："善补阴者，必于阳中求阴。"辅以金樱子、蛇床子，既可阳中求阴，增滋阴之效，又可助芡实涩精止遗之力。黄柏、竹叶、川牛膝均可助其清降君相之功。云苓、琥珀、山楂又可清心宁神，除梦止遗。石菖蒲配郁金，透窍解郁，和血宁心也助清降。前医疏于辨证，一见阳痿、梦遗，即投补肾壮阳，不切心肾不交之病机，故诸证反剧，实属临证时的教训矣。

解读

梦遗症是指因梦而遗精者，遗精是指以不因性生活而精液自行频繁泄出为主症的疾病，常伴有头晕目眩，精神萎靡，腰腿酸软，失眠等；无梦而遗精，或清醒时无性刺激情况下精液流出者称为"滑精"。属中医"遗精"范畴。

（1）分清虚实

一是患病年限。患者31岁，梦遗1年。二是发病原因。忧思过重，误服壮阳之品。三是临床症状。梦遗，阳痿乏力，腰酸腿软，心烦失眠，口苦纳差，尿赤便干。四是舌苔脉象。舌质红，苔薄黄，脉细数。五是体格检查。面黄肌瘦，精神不振。综合分析，本案应辨为虚实夹杂证。

（2）辨证选方

肾水不足，相火上浮，致心火亢盛，君相火盛之证，扰动精室，迫精妄泄，故见梦遗阳痿，腰酸腿软；心火亢盛，热扰心神，则心烦失眠；思虑忧郁，损伤心脾，脾失健运，则纳差口苦；热入膀胱大肠，故尿赤便干；舌质红，苔薄黄，脉细数，为阴虚火旺之象。本案病位在心肾，西医诊断为梦遗症；中医诊断为梦遗，属心肾不交，君相火盛证，宜《丹溪心法》交泰丸加味，交通心肾，清降君相。

（3）处方加减

交泰丸（黄连、肉桂），功用交通心肾，清火安神，主治心火偏亢，心肾不交，怔忡，失眠。沈师认为方证合拍，用黄连清心降火，肉桂引火归原，加入生地黄、女贞子、枸杞子、黄精，增其滋肾之力；辅以金樱子、蛇床子，既可阳中求阴，增滋阴之效，又可助芡实涩精止遗之力；黄柏、竹叶、川牛膝，均可助其清降君相之功；云苓、琥珀、山楂又可清心宁神，除梦止遗；石菖蒲配郁金，透窍解郁，和血宁心也助清降。

（4）妙用药对

一是黄连、肉桂。黄连味苦性寒，能泻心火，制亢阳，驱心中之阳下降至肾而不独盛于上。肉桂味辛甘性大热，能温肾阳，引火归原，致肾中之阴得以气化而上济于心。二药合用，一寒一热，一阴一阳，辛开苦降，可使肾水和心火升降协调，彼此交通。明代李时珍曾评价说："一冷一热，一阴一阳，阴阳相济，最得制方之妙，所以有成功而无偏胜之害也。"

二是女贞子、金樱子。女贞子味甘苦，性偏寒凉，色黑入肾，功善滋补真阴，可滋补肝肾，养肝明目，治疗肝肾阴虚导致的头晕耳鸣、腰膝酸软、须发早白、失眠多梦、遗精等症效佳。金樱子味酸而涩，功专固敛，入肾经，具有固精、缩尿、止带作用，适用于肾虚精关不固之遗精滑精。二药合用，补肾收敛，涩精止遗。

（5）注意事项

一是注意精神调养，排除杂念，避免过度手淫。二是注意饮食起居，夜晚进食不宜过饱，睡前温水洗脚，被褥不宜过厚、过暖，衬裤不宜过紧，养成侧卧习惯。三是避免过度脑力劳动，做到劳逸结合。

（6）临证体悟

一是精神调养。梦遗临床较为多见，该病由心而起，治疗不能单靠药物，更重要的是注意调摄心神，排除杂念，这是治疗本病的关键。《景岳全书·遗精》说："遗精之始，无不病由乎心……及其既病而求治，则尤当以持心为先，然后随证调理，自无不愈。使不知求本之道，全恃药饵，而欲望成功者，盖亦几希矣。"

二是清心滋肾。心肾不交，一般用交泰丸，交通心肾；而劳神太过，心阴暗耗，心阳独亢，心火不能下交于肾，肾水不能上济于心，水亏火旺，扰动精室而遗，用三才封髓丹加黄连、灯心草之类，清心滋肾，水升火降，心肾交泰，则梦遗自止；若心有妄想，所欲不遂，心神不宁，君火偏亢，相火妄动，干扰精室而遗，用安神定志丸加减，宁心安神止遗。然而，注意用药不宜过于苦寒，以免伤及阴液。

三是祛痰化瘀。遗精不可一味补肾固涩，特别是久病迁延不愈，或输精管术后，常有痰瘀滞留精道，瘀阻精窍的病理改变，对于这种遗精患者，临证辨治时不宜囿于舌紫脉涩，应抓住有忍精史，手淫过频，少腹、会阴部及睾丸坠胀疼痛，射精不畅，射精疼痛，精液黏稠呈团块状或有硬颗粒状物夹杂其中等特点综合分析，在辨治中酌情加入白芥子、丹参、鸡血藤等祛痰化瘀通络之品，往往可收到奇效。

四是慎用补涩。遗精固当补当涩，但不宜过早，以免恋邪，应辨证论治。正如《景岳全书·遗精》曰："治遗精之法，凡心火盛者，当清心降火；相火盛者，当壮水滋阴；气陷者，当升举；滑泄者，当固涩；湿热相乘者，当分利；虚寒冷利者，当温补下元；元阳不足，精气两虚者，当专培根本。"

53 梅尼埃病（龙胆泻肝汤）

王某，男性，66 岁。

【病史】

患者 2 年来经常眩晕欲仆，每于剧烈活动时发作，甚则无法睁眼，耳鸣眼花，呕吐苦水，胁胀易怒，纳谷不香，尿赤便干，夜梦纷纭。在某医院检查，诊为"梅尼埃病"。久经中西药治无效，来院门诊。

【检查】

苔薄黄，根部腻，脉弦数。面色较红，眼震（＋）。血压 130/80mmHg。

【辨证】

《素问·至真要大论》曰："诸风掉眩，皆属于肝。"肝者，木火也，木旺克土，土不健运，则湿邪内生，以致肝胆湿热而见眩晕夜梦，胁胀纳差，呕吐苦水，尿赤便干。再验苔黄根腻，脉来弦数，湿热无疑。本案病位在肝胆，病因湿热。

【诊断】

中医诊断为眩晕，肝胆湿热证。西医诊断为梅尼埃病。

【治法】

清肝利胆，渗湿除眩，用《太平惠民和剂局方》"龙胆泻肝汤"出入。

【处方】

龙胆草 5g	生栀子 10g	泽 泻 10g	薄 荷 10g
车前草 30g	当归尾 10g	石菖蒲 10g	郁 金 10g
川牛膝 15g	云 苓 10g	六一散 30g^包	

针刺三阴交 太冲 内关 太阳

【结果】

上方每日 1 剂，水煎分 2 次服。针刺隔日 1 次。连用 1 周，眩晕明显好转，但纳差便干依存。湿热渐清，守法加强消导通便之力，上方加莱菔子 15g，草决明 30g，全瓜蒌 30g。再用 1 周，纳增便畅，眩晕已轻微，耳鸣呕吐已解除。停止针刺，上方改为每晚服 1 煎，嘱服半个月，巩固疗效，未再复诊。

【按语】

"龙胆泻肝汤"，清利肝胆湿热实火主方，但应重组。一则龙胆草苦寒伤胃，再配栀芩则更伤胃气，增重纳呆。必用龙胆时，应减量，用 5g 为宜，而且中病即止。可用蒲公英代之，其清热利湿作用也著，但不伤胃，反能和胃，故清热者用龙胆草 5g 配蒲公英，于栀子、黄芩二味选一；二则木通有毒，应当去之，利湿则用泽泻、车前二味，还可伍用生薏苡仁、云苓。肝胆实火常易上亢，柴胡虽可疏畅肝胆，其性上升，凡见眩晕者不宜用之，改用薄荷之清，石菖蒲之透，郁金之利为宜。生地黄原意养血益阴，以助疏肝，然其滋对湿热常恋，以川牛膝代之，还导湿热下泄，其效更全。当归尾活血，血行则气行，对疏畅肝胆有助，与牛膝共为佐使药。湿热必由尿泄，六一散利尿泄湿必不可缺。重组后，其清利肝胆湿热之力更突出，而副作用则大为减少，更符合方剂学安全有效的总则。

针刺治眩晕有效，三阴交、太冲调理肝胆，内关和胃利湿，太阳除眩止痛局部效穴。针药并用，其效可增。内科医师也要用针，所谓"一切为了奏效"。

解读

梅尼埃病又称美尼尔病，是一种特发性内耳疾病，主要的病理改变为膜迷路积水，临床表现为反复发作的旋转性眩晕、波动性听力下降、耳鸣和耳闷胀感等症状。属中医"眩晕"范畴。

（1）分清虚实

一是患病年限。患者 66 岁，2 年来经常眩晕欲仆。二是发病原因。

每于剧烈活动时发作，甚则无法睁眼。三是临床症状。眩晕欲仆，耳鸣眼花，呕吐苦水，胁胀易怒，纳谷不香，尿赤便干，夜梦纷纭。四是舌苔脉象。苔薄黄，根部腻，脉弦数。五是眼科检查。眼震（＋）。综合分析，湿热较重，本案应辨为实证。

（2）辨证选方

《素问·至真要大论》曰："诸风掉眩，皆属于肝。"肝经绕阴器，布胁肋，连目系，入颠顶。肝者，木火也，木旺克土，土不健运，则湿邪内生，以致肝胆湿热，上扰清窍而见眩晕夜梦；脾失健运，胃失和降，肝胆失疏，则胁胀纳差，呕吐苦水；湿热下注，则尿赤便干；苔黄根腻，脉来弦数，湿热无疑。本案病位在肝胆，西医诊断为梅尼埃病；中医诊断为眩晕，属肝胆湿热证，用《太平惠民和剂局方》龙胆泻肝汤出入，清肝利胆，渗湿除眩。

（3）处方加减

龙胆泻肝汤（龙胆草、黄芩、栀子、泽泻、木通、当归、生地黄、柴胡、生甘草、车前子），功用清泻肝胆实火，清利肝经湿热，主治肝胆实火上炎和肝经湿热下注证。沈师认为本案肝胆湿热，正合方意，但必须进行重组。方中龙胆草苦寒伤胃故应减量；生栀子泻火除烦，清热利湿，川牛膝易生地黄导湿热下泄；柴胡虽可疏畅肝胆，其性上升，故凡见眩晕者改用薄荷之清，石菖蒲之透，郁金之利为宜；当归尾活血，血行则气行，对疏畅肝胆有助；六一散利尿泄湿，泽泻、云苓、车前草渗湿泄热，导湿热从水道而去。木通有毒，黄芩苦寒，甘草滋腻，均不利湿热之祛，故去之。

配合针刺三阴交、太冲调理肝胆，内关和胃利湿，太阳除眩止痛及局部取效。

（4）妙用药对

一是龙胆草、栀子。龙胆草大苦大寒，纯阴之品，入肝胆二经。其气味厚重而沉下，能导热下行，既能泻肝胆实火，又能利肝胆湿热，常用治下焦湿热所致诸证。《本草纲目》曰："相火寄在肝胆，有泻无补，故龙胆之益肝胆之气，正以其能泻肝胆之邪热也。"栀子味苦性寒，善清三焦之火，炒焦入血分，清血分郁热又能止血。《本草衍义补遗》曰："泻三焦火，清胃脘血，治热厥心痛，解郁热，行结气。"二药合用，降泄同施，平肝阳，清肝火，则善治疗肝火上炎、肝阳上亢之头目眩晕、目赤肿痛等证。

二是薄荷、川牛膝。薄荷味辛性凉，入肺肝经，辛以发散，凉以清热，且本品轻扬升浮，芳香通窍，故可发散风热，清利头目，祛风止痒，兼入肝经，疏肝解郁，后下用于外感。川牛膝味甘苦性平，甘补肝肾，苦善泄降，导热下泄，引血下行，以降上炎之火下行，治肝阳上亢之头痛眩晕。二药合用，一上一下，一清一降，清利头目，眩晕可止。

（5）注意事项

一是本方药多苦寒，易伤脾胃，故脾胃虚寒患者宜慎用，服用时注意温服为宜。二是龙胆草使用须控制剂量，若患者大便溏稀，则停用，连续服用不宜超过三天，以防伤及正气。三是眩晕发病后要及时治疗，注意休息，严重者应当卧床休养。四是注意饮食清淡，保持情绪稳定，避免突然、剧烈的体位改变和头颈部运动，以防症状反复或加重。五是有眩晕史的患者，应当避免剧烈的体力活动，避免从事高空作业。

（6）临证体悟

眩晕一证，以内伤为主，且多系本虚标实。眩晕既可单独出现，亦可伴见于其他疾病。若眩晕频频发作者，有产生中风之虞，故应予以积极施治，以免病情加重或产生变证。

一是辨证要准。一要辨清相关脏腑。眩晕病位虽然在脑窍，但与肝脾肾等诸脏功能失调密切相关。二要辨清标本虚实。凡眩晕反复发作，症状较轻，遇劳即发，伴两目干涩、腰膝酸软，或面色无华，多由肾精不足或气血亏虚所致。实证眩晕，有偏痰湿、瘀血及肝阳、肝风、肝火之别，或标本相兼，虚实互见。三要辅以相关检测。如颅多普勒、X射线、CT、MRI扫描检查，以及血常规检查和血液系统检查，方能准确判断，恰当选方施治。

二是清热利湿。本病多属本虚标实之证，常见病证有肝阳上亢、肾精不足，气血亏虚、肝胆湿热、痰浊上蒙、瘀血阻窍等，而本案患者肝胆湿热，故用龙胆泻肝汤加减清利肝胆湿热，而龙胆草量少，既清肝胆又不苦寒伤胃，利湿用泽泻、车前草，健脾用茯苓，湿热必由尿泄，六一散利尿泄湿；用薄荷易柴胡，发散风热，加大清利头目之功；又加当归、川牛膝补血以养肝。重组后，清利肝胆湿热之力更加突出，从而火降热清，湿浊得利。

三是从肝辨治。"诸风掉眩，皆属于肝"，肝乃风木之脏，其性主动主升，故眩晕之病与肝关系最为密切。由于患者致病因素及病机演变的不同，可表现为肝气郁结、肝火上炎，肝阴不足、肝阳上亢和肝风内动等不同的证候。因此，临证应当灵活运用疏肝、清肝、养肝、平肝、镇肝诸法。疏肝选用柴胡、香附、郁金、枳壳；清肝选用牡丹皮、栀子；养肝选用当归、白芍；平肝选用钩藤、天麻、珍珠母；镇肝选用代赭石、旋覆花。

四是警惕传变。"眩晕乃中风之渐"。眩晕一证在临床较为多见，病变以虚实夹杂为主，其中因肝肾阴亏，肝阳上亢而导致的眩晕最为常见，若治疗不及时，可导致肝阳暴亢，阳亢化风，夹痰化火，窜走经络，病患常见眩晕头胀，面赤头痛，肢麻震颤，甚则昏倒等症状，甚者可以引发中风，必须高度警惕，要严密监测血压、神志、肢体肌力、感觉等方面的变化；还应嘱咐患者忌恼怒急躁，忌肥甘醇酒，按时服药，控制血压，定期就诊，检测病情变化。

五是辅助调治。首先用针灸治疗眩晕有非常好的调整作用，通过舒筋活络、疏通经脉、改善微循环，增加头部的供血，调整前庭神经功能，以达到治疗眩晕的目的。选穴：三阴交调补肝脾肾三经气血，调整内分泌失调，治疗高血压；太冲是足厥阴肝经的原穴和输穴，针刺可治疗头痛、眩晕；内关属手厥阴经的穴位，可以宁心安神、理气止痛，治疗胃心胸系统疾病；太阳除眩止痛。其次是适当配合手法治疗，以缓解颈椎病等引起的眩晕。

54 鼻衄（泻白散）

李某，9 岁。

【病史】

患儿时有鼻衄，已近年余。五官科检查未见异常，验血也正常。素有支气管炎病史，着凉则发，咳喘痰黏难咳，腑行干燥如球，数日 1 次，食纳不佳。虽经中西药止血，临时有效，但反复鼻衄。随其母来院门诊。

【检查】

苔薄黄，舌质红，脉细数。

【辨证】

肺开窍于鼻，又合大肠。肺火内蕴，灼伤阳络，迫血外溢，乃生鼻衄。肺热移肠，伤其津液，而见便秘。肺失清降，气机失司而有咳喘痰黏之苦，苔黄质红，脉来细数，为肺火征象。肺火不清，诸证反复，鼻衄常作。

【诊断】

中医诊断为鼻衄，肺火内壅，移肠灼津证。西医诊断为鼻衄[①]。

【治法】

清肺降火，润肠泄热，守《小儿药证直诀》"泻白散"方意加减。

【处方】

桑白皮 10g	地骨皮 5g	炙枇杷叶 10g	白茅根 10g
全瓜蒌 30g	莱菔子 10g	草决明 30g	黄芩炭 10g
白菊花 5g	制大黄 5g	全当归 5g	车前草 15g
葶苈子 5g[炒]			

【结果】

上方每日1剂，水煎分2次服。连服14剂，鼻衄基本已止，大便通畅，食纳增加，咳痰显减。肺火渐清，肠津来复，守法易药，上方去当归、草决明，加芦根10g，焦三仙各10g，改为每晚服1煎。再进7剂，鼻衄未复，咳痰已除，苔薄黄，脉小弦。肺火已清，停服汤剂，用梨汁、鲜茅根汁、鲜芦根汁，调蜂蜜，每天早晚服用。未再复诊。

【按语】

桑白皮清泻肺火为主药，地骨皮降肺中伏火为辅药。原方粳米、甘草甘缓不利于肺火之清，故去之。加入葶苈子增强泻肺之力。黄芩炭专清肺火而止血，全瓜蒌、草决明既清肺又润肠，莱菔子消导又通腑，车前草清热利尿而排邪，白茅根清肺生津而止血。白菊花清肝，全当归润燥，制大黄泻热，三药上清肺火、下润肠燥，共为佐使药。全方既守"泻白散"方意，又据症加减，严谨配伍，贴切证类，近年鼻衄，半月即止。对古方要遵古而不泥古，重在创新，直对临证，奏效为重。

①注：西医诊断应为鼻出血。

解读

鼻衄俗称鼻出血，是临床常见的症状之一，可由鼻部疾病引起，也可由全身疾病所致。一般鼻出血多为单侧，少数情况下可出现双侧鼻出血；出血量多少不一，轻者仅为涕中带血，重者可引起失血性休克，反复鼻出血可导致贫血。属中医"血证"范畴。

（1）分清虚实

一是患病年限。患儿9岁，时有鼻衄，已近年余。二是既往病史。素有支气管炎病史，着凉则发。三是发病原因。久病伤肺，肺火内蕴。四是临床症状。时有鼻衄，食纳不佳，咳喘痰黏难咳，腑行干燥如球。五是舌苔脉象。舌质红，苔薄黄，脉弦数。综合分析，本案应辨为实证。

（2）辨证选方

肺开窍于鼻，又合大肠；肺火内蕴，上循其窍，灼伤阳络，迫血外溢，乃生鼻衄；热积于胃，胃失和降，则食纳不佳；肺失清降，气机失司而有咳喘痰黏之苦；肺热移肠，伤其津液，而见便秘，腑行干燥如球；质红苔黄，脉来细数，为肺火征象。肺火不清，诸证反复，鼻衄常作。西医诊断为鼻出血；中医诊断为鼻衄，属肺火内壅，移肠灼津证，守《小儿药证直诀》泻白散方意加减，清肺降火，润肠泄热。

（3）处方加减

泻白散（地骨皮、桑白皮、粳米、甘草），功用清泄肺热，止咳平喘；主治肺热咳喘证。沈师认为本案肺火内蕴，灼伤阳络，方证相符，故用泻白散加减清肺降火。方中桑白皮清泻肺火，地骨皮降肺中伏火；加入葶苈子增强泻肺之力，炙枇杷叶清降肺气，黄芩炭专清肺火而止血，全瓜蒌、草决明既清肺又润肠，莱菔子消导通腑，车前草清热利尿而排邪，白茅根清肺生津而止血；白菊花清肝，全当归润燥，制大黄泄热，三药上清肺火、下润肠燥；粳米、甘草甘缓不利于肺火之清，故去之。

（4）妙用药对

一是桑白皮、地骨皮。桑白皮味甘性寒降，主入肺经气分，降肺之气逆，能清泻肺火兼泻肺中水气而平喘，治肺热咳喘。地骨皮甘寒入肺，寒以清热，擅入血分，善清泄肺热，除肺中伏火，则清肃之令自行，故多用治肺火郁结，气逆不降。二药配伍，相须为用，一气一血，清肺降火，以使金清气肃，肺热可清，喘平咳止。

二是白菊花、白茅根。白菊花味辛疏散，体轻达表，气清上浮，微寒清热，入肺则疏散风热，入肝则清热平肝，益阴明目。《本草纲目拾遗》曰："白茶菊，通肺气，止咳逆，清三焦郁火，疗肌热，入气分。"白茅根味甘性寒，走血分，寒凉血，甘益血，善清血分之热，功专清热生津，凉血止血，利尿通淋。二药合用，共奏清热凉血止血之功。

三是炙枇杷叶、制大黄。枇杷叶味苦性微寒，可宣、可清、可润。本品蜜炙，能清肺润燥，化痰止咳，下气平喘；生用，可清胃热，降胃气，止呕逆。大黄味苦性寒，其性重浊沉降，功专荡涤泻下，导积滞从大便而解，又苦降，使上炎之火下泄，具清热泻火，凉血止血之功；制大黄泻下力较弱。二药合用，清降肺气，通腑泄热。

（5）注意事项

一是鼻衄患者应取坐位，以免鼻血流入咽喉，头部不能前倾过低而应保持笔直后仰，解开衣领、腰带。二是忌发汗，因"血汗同源"，出血患者津液亏损，若发汗则津液耗伤更甚，造成津枯血燥，加重病情。三是若鼻出血量大，可危及生命，应及时送医院急救。

（6）临证体悟

一是辨证加味。火热与瘀血是鼻出血的主要原因，祛瘀凉血是常用的治法，在辨证治疗的基础上选加川牛膝、白茅根、仙鹤草、茜草等，可以起到迅速止血的作用。因川牛膝引血下行，白茅根凉血止血，仙鹤草收敛止血，茜草凉血化瘀止血。

二是回阳救逆。对于鼻出血量大势猛，时间较长，病情危急，造成"气随血脱证"者，可急取独参汤抢救，浓煎频服；选用的人参以紫色、硬实、单个重量不低于30g者为佳，气血亏虚严重者用量可加至90g；如为"亡阳虚脱"，可改用四逆汤治疗以回阳救逆。

三是外用治法。局部用药，及时止血，一般用填塞、冷敷方法。如用药棉蘸血余炭、百草霜、云南白药等填塞于出血鼻孔；也可以用冷水浸湿的毛巾或冰袋敷患者前额或颈部约10分钟，以达到减少出血或止血的目的。

四是鼻血要药。黄芩味苦性寒，功能清热泻火以凉血止血，可用治火毒炽盛迫血妄行之衄血、吐血等证。而黄芩炒炭后，既能缓和药物的寒性和副作用，又能增强其收敛止血的功能，故专清肺火而止血。

55　复发性口腔溃疡（导赤散）

江某，男性，32岁。

【病史】

患者经常口舌溃疡，已逾3载，生气、饮酒、进食辛辣时加重，反复发作，经久不愈。局部灼痛，影响进食，口干欲饮，面红心烦，小溲短赤，大便较干。久经中西药，内服外敷治疗，其效不显，其苦难言。经病友介绍，来院门诊。

【检查】

苔薄黄，舌尖红，脉弦数。面色较红，唇、舌、颊部多处黄白色大小不等，浅表性溃疡点，中央凹陷，边周红肿。

【辨证】

舌为心之苗窍，心火上炎，热蒸肉腐，发为口疮。热扰心神，则见心烦，热移小肠，溲短色深，邪热伤津，渴而欲饮，大便干结。苔黄尖红，脉数均为心火之征。本案病发口腔，病位在心，病因火炎。

【诊断】

中医诊断为口疮，心火上炎，移热小肠证。西医诊断为复发性口腔溃疡。

【治法】

清心导热，消肿止痛，宗《小儿药证直诀》"导赤散"方意化裁。

【处方】

生地黄 10g	竹　叶 10g	栀　子 10g	甘草梢 5g
麦　冬 10g	金银花 10g	黄　连 10g	莱菔子 15g

薄　荷 10g　　　　芦　根 15g　　　车前草 30g

【结果】

上方每日 1 剂，水煎分 2 次服，并以鸡内金烧灰存性，睡前用汤药调敷溃疡处。连用 7 天，溃疡面开始缩小，灼痛红肿缓解，心烦口干消除，大便仍干。心火渐清，守法续进，加强通腑之力，以分导热邪，上方去甘草梢，加草决明 30g，白菊花 10g，又用 14 天，腑行已畅，尿量增加，茶色转淡，口腔溃疡明显减少，多处愈合。改为每晚服 1 煎。半月后，口疮基本消失，苔薄黄，脉弦细。心火已清，停服汤剂，用麦冬 10g，玄参 10g，芦根 10g，白菊花 5g，金银花 5g，薄荷 5g，泡饮代茶，常服防复。2 个月后介绍病友来门诊，称口疮一直未复。

【按语】

口腔溃疡中医称作"口疮"，始载于《黄帝内经》。《素问·气交变大论》云："岁金不及，炎火乃行……民病口疮。"《诸病源候论》精辟分析其成因："手少阴，心之经也，心气通于舌；足太阴，脾之经也，脾气通于口。腑脏热盛，热乘心脾，气冲于口与舌，故令口舌生疮也。"

后世各家都认为口疮有实火、虚火之别。本案一派心火上炎征象，"导赤散"清心导赤，正合其证。方中以生地黄清热凉血又养阴，佐入麦冬、玄参、芦根之类，其效更增。木通降火利水，共为主药，但其有毒，故以功近之车前草代之。竹叶清心利尿，引热下泄，佐入金银花、黄连，清心之力倍增。生栀子清泻三焦专治心烦，薄荷、白菊，清肝降火，利于心火之泄，是谓使药。莱菔子、草决明润肠通腑，分导邪热，配以鸡内金灰外敷，助其收敛愈疮。全方清泻心火为主，配伍得当，取到疗效。甘草梢虽然能清热通淋，导火止痛，但其甘缓之性，对火热有碍，用量宜小，中病即止。临证口疮，实者清心火，虚者滋肾阴，中医富有疗效优势。

━━━━━━━━━━━ **解读** ━━━━━━━━━━━

复发性口腔溃疡又称复发性阿弗他溃疡，是常见的口腔黏膜溃疡类疾病，表现为反复发作的圆形或椭圆形溃疡，表面覆盖黄色假膜，周围有红晕带，中央凹陷，疼痛明显，具有周期性、复发性、自限性特征，溃疡灼痛明显，故病名被冠以希腊文"阿弗他"（灼痛）。属中医"口疮"范畴。

（1）分清虚实

一是患病年限。患者32岁，经常口舌溃疡，已逾3载。二是发病原因。生气、饮酒、进食辛辣时加重，反复发作。三是临床症状。局部灼痛，影响进食，口干欲饮，面红心烦，小溲短赤，大便较干。四是舌苔脉象。舌尖红，苔薄黄，脉弦数。五是口腔检查。面色较红，唇、舌、颊部多处黄白色大小不等，浅表性溃疡点，中央凹陷，边周红肿。综合分析，本案应辨为实证。

（2）辨证选方

舌为心之苗窍，心火上炎，热蒸肉腐，发为口疮；热扰心神，则见心烦，热移小肠，溲短色深，邪热伤津，渴而欲饮，大便干结；尖红苔黄，脉数均为心火之征。本案病发口腔，病位在心，西医诊断为复发性口腔溃疡；中医诊断为口疮，属心火上炎，移热小肠证，宗《小儿药证直诀》导赤散方意化裁，清心导热，消肿止痛。

（3）处方加减

导赤散（生地黄、木通、生甘草梢、竹叶），功用清心利水养阴，主治心经火热证。沈师认为本案一派心火上炎征象，用"导赤散"清心导赤。方中生地黄清热凉血又养阴，佐入麦冬、玄参、芦根之类，其效更增；车前草易木通降火利水；竹叶清心利尿，引热下泄，佐入金银花、黄连，清心之力倍增；生栀子清泻三焦专治心烦，薄荷、白菊，清肝降火，利于心火之泄；莱菔子、草决明润肠通腑，分导邪热，配以鸡内金灰外敷，助其收敛愈疮；甘草梢清热通淋，导火止痛，但其甘缓之性，对火热有碍，用量宜小，中病即止。

（4）妙用药对

一是生地黄、车前草。生地黄苦寒入营血分，为清热、凉血、止血之要药，入心肾经，凉血滋阴以制心火；又其性甘寒而润，能清热生津止渴，故常用治温热病热入营血，壮热烦渴，神昏舌绛者。车前草甘寒而利，善通利水道，能利尿通淋，清热解毒，清膀胱热结；车前草通淋效用优于车前子。《本草纲目》曰："导小肠热，止暑湿泻痢。"两药合用，滋阴制火而不敛邪，利水通淋而不损阴。

二是生栀子、金银花。栀子苦寒，善清三焦之火，炒焦入血分，清血分郁热又能止血。《本草衍义补遗》曰："泻三焦火，清胃脘血，治热厥心痛，解郁热，行结气。"金银花质轻体扬，气味芳香，既能清气分之热，又能解血分之毒。《滇南本草》曰："清热，解诸疮，痈疽发背，丹流瘰病。"二药合用，相须走上，轻清升浮宣散，清气凉血，清热解毒之力倍增，共奏清心导热，消肿止痛之功。

（5）注意事项

一是注意口腔卫生，平时可用淡盐水漱口，保持口腔清洁。二是饮食上应清淡，多吃新鲜蔬菜水果，补充维生素，少食辛辣刺激、干燥油腻的食物，不吃鱼腥类、海鲜类食品。三是忌食烟酒，避免损伤口腔黏膜。四是慎用补益类的药物，以免加重病情。

（6）临证体悟

一是溃疡主症。溃疡的四大主症是红、黄、凹、痛，一般多表现在口腔舌及黏膜上。正如《诸病源候论》曰："手少阴，心之经也，心气通于舌；足太阴，脾之经也，脾气通于口。腑脏热盛，热乘心脾，气冲于口与舌，故令口舌生疮也。"

二是注重泻火。口腔溃疡，实证用导赤散加减清心火；虚证用知柏地黄丸加减滋阴降火。若食积生热，大便干结难下，可选大黄、枳实通腑泄热；若因情志不遂，乃郁火为患，当选川楝子、柴胡解郁散火；若喜食辛辣，嗜好饮酒，可选知母、石膏以清胃火。

三是外敷效方。鸡内金味甘性平，功能消食健胃，涩精止遗。然而，鸡内金烧灰存性后，药理研究显示其淀粉酶活性下降，蛋白酶活性增强，涂于溃疡面，可起到清热泻火解毒，敛疮生肌的作用，以助收敛愈疮，治疗口腔溃疡。

四是茶饮防复。口腔溃疡基本痊愈后，即心火已清，余邪未除，停服汤剂后，应用麦冬10g，玄参10g，芦根10g，白菊花5g，金银花5g，薄荷5g，泡饮代茶，可清热解毒，养阴生津，常服既可清除余邪，又可防止复发。

56　牙周炎（凉膈散）

孙某，女性，47 岁。

【病史】

患者牙龈肿痛且出血已经半载，以左侧为重，甚则颌下淋巴结肿痛，影响进食。口渴喜冷饮，胸膈烦热，性躁易怒，便秘溲赤。在某医院口腔科诊断为"牙周炎"。西药抗菌，内服外治均无显效。生气致怒、饮酒辛辣、吸烟过频，发作加重。改服中药而来院门诊。

【检查】

苔薄黄，舌质红，脉弦数。体温 36.9℃。左颌下淋巴结肿痛，牙龈红肿。血压 130/80mmHg。

【辨证】

《灵枢·脉度》云："心气通于舌，脾气通于口。"上中二焦邪热亢盛，胸膈烦热，心火上炎，胃津受灼，胃经环口入齿，而生龈肿衄血之苦。上焦气热烁津则渴喜冷饮，燥热内结，见便干尿赤。验舌诊脉均见火热征象。脉症参合，病位在心胃，邪热亢盛之患。

【诊断】

中医诊断为龈肿衄血，上中二焦，邪热亢盛证。西医诊断为牙周炎。

【治法】

清上泄下，泻火通便，投《太平惠民和剂局方》之"凉膈散"加减。

【处方】

| 栀　子 10g | 黄　芩 10g | 薄　荷 10g | 淡竹叶 10g |
| 连　翘 10g | 制大黄 10g | 升　麻 5g | 川牛膝 15g |

牡丹皮 10g　　　白　菊 10g　　　草决明 30g　　　车前草 30g

【结果】

上方每日 1 剂，水煎分 2 次服。连服 7 剂，腑行得畅，尿量增多，烦热减轻，齿衄已止，龈肿也缓，唯口渴不解。随两便分利，邪热渐泄，但胃火仍盛，守法增清胃之品，合"白虎汤"方意，上方加生石膏 30g，知母 10g，生薏苡仁 10g，再进 7 剂，口渴明显缓解，龈肿基本解除，饮食大增，苔薄黄，脉弦细。上中二焦邪热已清，守法巩固，嘱上方每晚服 1 煎，未再复诊。

【按语】

胸膈烦热，治宜上清下泄，故名"凉膈"，上清者栀子、连翘、薄荷、黄芩、白菊、牡丹皮之类，清心、胃、肝之火。下泄者分利两便，原方硝黄太峻，改投草决明 30g 润肠通便，配以制大黄，不在苦寒攻下，意在泄热排邪。车前草既清又泄，助竹叶之泄，使邪热清而泄之，两者润肠利尿，是重要辅佐药。方内以小量升麻，大量川牛膝，升清降浊，调节升降气机，是上清下泄的有效辅助。复诊时，胃火仍盛，渴饮不除，佐入"白虎汤"，增强清胃之力而收效。凡三焦实火，湿热内壅诸证，上清下泄是有效治法。唯用于湿热时要处理好清和燥的关系，应清而不凉，防其苦寒太过，留恋湿邪；燥而不温，防其温燥太甚，助其火邪。

解读

牙周炎主要是由局部因素引起的牙周支持组织的慢性炎症，如龈炎未能及时治疗，炎症可由牙龈向深层扩散到牙周膜、牙槽骨和牙骨质而发展为牙周炎，常见的症状有牙龈出血、口臭、牙周溢脓、牙齿松动等。属中医"牙宣"范畴。

（1）分清虚实

一是患病年限。患者 47 岁，牙龈肿痛且出血已经半载。二是发病原因。生气致怒、饮酒辛辣、吸烟过频，可致发作加重。三是临床症状。牙龈肿痛以左侧为重，甚则颌下淋巴结肿痛，影响进食，口渴喜冷饮，胸膈烦热，性躁易怒，便秘溲赤。四是舌苔脉象。舌质红，苔薄黄，脉弦数。
五是临床检查。左颌下淋巴结肿痛，牙龈红肿。综合分析，本案应辨为
实证。

（2）辨证选方

《灵枢·脉度》云："心气通于舌，脾气通于口。"胃经环口入齿，上
中二焦邪热亢盛，胸膈烦热，心火上炎，胃津受灼，伤及脉络而生龈肿衄
血之苦；火热烁津则渴喜冷饮，燥热内结，见便干尿赤；舌质红，苔薄
黄，脉弦数，为火热征象。脉症参合，病位在心胃，西医诊断为牙周炎；
中医诊断为龈肿衄血，属上中二焦，邪热亢盛证，投《太平惠民和剂局
方》之凉膈散加减，清上泄下，泻火通便。

（3）处方加减

凉膈散（川大黄、朴硝、甘草、栀子、黄芩、薄荷、连翘），功效泻
火通便，清上泻下，主治上中二焦邪郁生热证之胸膈烦热，故名"凉膈"。
沈师认为本案上中二焦，邪热亢盛，正合其证。上清用栀子、连翘、薄
荷、黄芩，加白菊、牡丹皮清心胃肝之火；下泄用草决明、制大黄者，润
肠通便，泄热排邪；车前草既清又泄，助竹叶使邪热清而泄之，两者润肠
利尿，分利两便；原方硝黄太峻，苦寒伤胃，甘草滋腻碍脾胃，故去之。

（4）妙用药对

一是淡竹叶、车前草。竹叶味甘性寒，气轻上浮，上能清心火而除
烦，中能泻胃火，下能利小便而渗湿热。《本草正》曰："退虚热烦躁不
眠，止烦渴，生津液，利小水，解喉痹，并小儿风热惊痫。"车前草味
甘性寒，清热解毒，凉血止血，利水通淋，渗湿止泻，善清无形之湿热。
二药合用，清上利下，既清又泄，相得益彰，共奏清热利湿，泻火解毒
之功。

二是升麻、川牛膝。升麻味甘性寒，性能升散，有发表退热之功，
又能清热解毒，善清解阳明热毒，故胃火炽盛成毒的牙龈肿痛、口舌生
疮、咽肿喉痛尤为多用。川牛膝味苦善泄降，能导热下泄，以降上炎之
火，长于活血通经。二药合用，升清降浊，调节升降气机，上清热解毒，

下导热泄降。

（5）注意事项

一是注意口腔卫生，早晚刷牙，保护牙齿，定时洁牙。二是少食膏粱厚味甜食之物，以防脾胃积热。三是坚持叩齿，每日叩齿 30 ～ 50 下，以使齿坚牙固。四是本方性偏寒凉，中病即止，且脾胃虚寒者慎用。

（6）临证体悟

本案胸膈烦热，龈肿衄血，既要润燥又要清热，一定要处理好清和燥的关系，应清而不凉，防其苦寒太过，伤及胃腑，留恋湿邪；燥而不温，防其温燥太甚，助其火邪。

一是辨证巧治。对于牙周炎、牙龈炎，甚至虫牙巧妙运用清胃、通腑、利尿、消肿、止血五法。胃火炽盛，用芦根、玄参、生栀子、知母、黄芩、生石膏清胃泻火；便秘者，用制大黄、全瓜蒌通腑泄热；尿黄者，用石韦、车前草、白花蛇舌草利尿清热；红肿疼痛者，用蒲公英、连翘清热解毒，消肿止痛；出血者，用生侧柏叶、黄芩炭止血。

二是寒热并用。《韩氏医通》交泰丸（黄连、肉桂），以黄连为主，配合少量辛温热药肉桂以反佐，意在能激发火邪，令黄连彻底清降，又能制黄连之苦寒败伤胃气，药物一苦一辛，一寒一温，相反相成。临床对于胃火炽盛及肾阴亏虚的牙周炎，配合交泰丸，既能清热泻火（实火），又能滋阴降火（虚火），寒热并用，相反相成，提高疗效。

57 肺癌咯血（苇茎汤）

刘某，男性，67 岁。

【病史】

右肺鳞癌晚期住院患者。平时胸痛难忍，烦躁汗出，咳嗽痰黏，午后低热 37.5℃左右，食纳不香，腑行较干。昨起咯血，开始痰中血丝，嗣后满口鲜血，约 100mL，精神紧张。要求暂停化疗，服中药止血。

【检查】

苔薄黄腻，舌红，脉数。体温 37.6℃，两肺听诊右肺呼吸音低粗，无明显干湿啰音。心率较快，90 次 / 分。血压 130/85mmHg。

【辨证】

肺为清肃之脏，痰热内壅必有胸痛咳痰之苦，下移大肠腑行必干，延及胃纳，食谷不香，上扰心神，烦躁低热，汗出不止。痰热伤络，溢血妄行而致咯血量多，痰则苔腻，热则苔黄，质红，脉数。本案病位在肺经，证属痰热。

【诊断】

中医诊断为息贲，咯血，痰热壅肺，灼伤肺络证。西医诊断为原发性支气管肺癌。

【治法】

清肺祛痰，凉血止血，投《备急千金要方》"苇茎汤"加味。

【处方】

| 芦　根 15g | 桃　仁 10g | 生薏苡仁 10g | 冬瓜仁 10g |
| 牡丹皮 10g | 野菊花 10g | 仙鹤草 10g | 车前草 30g |

全瓜蒌 30g　　　黄芩炭 10g　　　鱼腥草 30g　　　莱菔子 10g

白花蛇舌草 30g

【结果】

上方每日 1 剂，水煎分 2 次服。服 1 剂咯血开始减少，咳痰减轻，加花蕊石粉 1g，三七粉 2g，装入胶囊吞服，续进 3 剂，咯血停止，腑行转润，食纳增加，心情逐渐平稳，低热如旧。嘱再服 3 剂巩固防复。后以芦根 10g，麦冬 10g，白菊 5g 泡饮代茶，配合肺癌治疗，未再咯血。

【按语】

中医无肺癌病名，可相当于"息贲"病证，肺癌咯血难止，可以成为致死之因。止肺癌咯血有三要：一是清肺化痰，如投鱼腥草、全瓜蒌、黄芩炭等；二是润肠通腑，排出肺热，如用桃仁、草决明、莱菔子、生栀子等；三是凉血止血，如伍牡丹皮、仙鹤草、三七、花蕊石等。

本案系痰热壅肺，"苇茎汤"切合。芦根清肺泄热为主药，冬瓜仁祛痰，生薏苡仁利湿，桃仁泥化瘀，共为佐使，虽仅四味组方，但清热化痰之功突出。伍入鱼腥草、白花蛇舌草，增其清化又能抗癌。牡丹皮清肝凉血，木火一除，肺金得保。野菊花清热解毒，专事清解肺毒，黄芩炭清肺止血专药，共同辅助主药的清化之功。车前草清热利尿止咳，肺热可从尿泄。全瓜蒌、莱菔子润肠通便，又增食纳，肺热移肠可从便出。仙鹤草止血又抗癌，三七、花蕊石均有止咯血效力。"苇茎汤"清化之功与本案病机贴切，一经加味，既增效又对证，咯血乃止。

解读

肺癌咯血是肺癌晚期的一种常见症状，因为肺内血管比较丰富，当肿瘤侵犯周围血管时可导致出血，主要表现为间断性或者是持续性的反复咯血或痰中带血，偶有因较大的血管破裂，大的空洞形成，或者是肿瘤破溃等导致难以控制的咯血发生。属中医"血证"范畴。

（1）分清虚实

一是患病年限。患者 67 岁，右肺鳞癌晚期。二是发病原因。肺癌侵蚀，痰热伤络。三是临床症状。平时胸痛难忍，烦躁汗出，咳嗽痰黏，午后低热37.5℃左右，食纳不香，腑行较干。四是舌苔脉象。舌红，苔薄黄腻，脉数。五是心肺检查。两肺听诊右肺呼吸音低粗，无明显干湿啰音。心率较快，90次/分。综合分析，本案应辨为虚实夹杂证。

（2）辨证选方

肺为清肃之脏，痰热内壅必有胸痛咳痰之苦，下移大肠腑行必干，延及胃纳，食谷不香，上扰心神，烦躁低热，汗出不止。痰热伤络，溢血妄行而致咯血量多，痰则苔腻，热则苔黄，质红脉数。本案病位在肺经，西医诊断为原发性支气管肺癌；中医诊断为息贲，咯血，属痰热壅肺，灼伤肺络证，投《备急千金要方》苇茎汤加味，清肺祛痰，凉血止血。

（3）处方加减

苇茎汤（苇茎、薏苡仁、瓜瓣、桃仁），功用清肺化痰，逐瘀排脓，主治肺痈。沈师认为本案系痰热壅肺，苇茎汤切合。用芦根甘寒轻浮，清泄肺热，冬瓜仁祛痰，生薏苡仁利湿，桃仁泥化瘀，清热化痰之功突出；伍入鱼腥草、白花蛇舌草，增其清化又能抗癌；牡丹皮清肝凉血，野菊花清热解毒，黄芩炭清肺止血，车前草清热利尿止咳，全瓜蒌、莱菔子润肠通便，又增食纳；仙鹤草止血又抗癌，三七、花蕊石止咯血，热退痰去血止。

（4）妙用药对

一是芦根、冬瓜仁。芦根中空，味甘而不滋腻，生津而不恋邪，专清气分之热，上可祛痰排脓、清热透疹，中可清胃热、生津止渴、止呕，下可利小便，导热外出。《玉楸药解》曰："清降肺胃，消荡郁烦，生津止渴，除烦下食，治噎膈懊憹。"冬瓜仁性寒滑而疏利，甘润多脂，清热化痰，利湿排脓，能清上彻下，肃降肺气，上清肺胃蕴热，下导大肠壅滞，有良好的清热祛痰排脓、润肠通便作用。二者合用，清肺宣壅，涤痰排脓，分利两便。

二是鱼腥草、白花蛇舌草。鱼腥草味辛性寒，辛能发散，寒能清热，入肺经，功能清热解毒，消痈排脓，又能清热除湿，利尿消淋，常用治肺痈、肺炎、痢疾、热毒疮疡、水肿及淋病等症。白花蛇舌草味苦性寒，苦可通泄、燥湿，寒能清热、凉血，入胃大肠小肠经，功专清热解毒，利湿散瘀，常用治各种热邪、湿邪、毒邪、虫蛇之邪及瘰疬痰核、癌肿等病证。二药合用，清热解毒，利湿通淋，既增清化，又能抗癌。

三是野菊花、黄芩炭。野菊花味苦辛性微寒，其清热泻火，解毒利咽，消肿止痛力胜，为治疗外科疔痈之良药。《本草求真》曰："凡痈毒疔肿，瘰疬，眼目热痛，妇人瘀血等证，无不得此则治。"黄芩味苦性寒，功能清热燥湿，主入肺经，善清泄肺火及上焦实热，用治肺热壅遏所致咳嗽痰稠，痰中带血之证。而黄芩炒炭后，既能缓和药物的寒性和副作用，又能增强其收敛止血的功能，故专清肺火而止血。二药合用，专清肺毒，以疗肺癌。

（5）注意事项

一是本案为肺癌咯血，少用活血破瘀药，可用养血活血之品。二是患者饮食应均衡，多吃补血之品，如猪肝、菠菜、阿胶等。三是本方性凉，脾胃虚寒患者慎服。四是芦根为芦苇的根茎，苇茎为芦苇的嫩茎。两者出自同一种植物，功效相近。但芦根长于生津止渴，苇茎长于清透肺热，略有侧重。因药市多无苇茎供应，故用芦根代之。五是瓜瓣即甜瓜子，后世常以冬瓜子代瓜瓣，因其功用近似。而沈师用全瓜蒌代替瓜瓣。

（6）临证体悟

一是重在止血。肺癌咯血难止，可成为致死之因，所以止肺癌咯血，一要清肺化痰，投鱼腥草、全瓜蒌、黄芩炭等；二要润肠通腑，排出肺热，用桃仁、草决明、莱菔子、生栀子等；三要凉血止血，如伍牡丹皮、仙鹤草、三七、花蕊石等；四要炭剂止血，加蒲黄炭、茜根炭、牡丹皮炭等。或用沈师止血粉（川贝母、三七、花蕊石、蛤壳粉研末装入胶囊，每次服3g，每天2次）。总的原则是要止血不留瘀，活血不破血。

二是分期论治。早期以火盛或五志化火多见，气虚则以恢复期多现。火盛者多起病急，病程短，血色鲜红，常兼见肺胃热证，当以清肺降胃为先，切忌急急止涩，方以玉女煎加减，清胃泻火，凉血止血；恢复期气虚失于固摄，可见咯血，一般血色黯淡，兼见一派虚寒之象，治疗当以温脾肾，固摄止血为法，可选归脾汤加减，酌加温涩止血之品如阿胶珠、荆芥炭、赤石脂等。

三是注重调肝。肺癌患者常出现咳嗽、咯血、胸痛、发热等症，特别是久治不愈，情绪往往不佳，常可出现因病而郁，郁久化热，灼伤肺津，金水不足，引起肝木失养，木火刑金而出现气逆咳嗽、痰中带血等，或者郁致食停，因此一定要注意养肝、清肝、敛肝，故在养阴清肺、润燥止咳、凉血止血的同时，少佐炒白芍、当归、牡丹皮、栀子、乌梅、阿胶、郁金等养肝、清肝、敛肝之品，可获良效。

四是癌症要药。沈师善用仙鹤草，一是抗癌，二是止血，三是补虚。仙鹤草始见于《本草图经》，具有收敛止血、截疟止痢、解毒的功效，常用于治疗癌症，特别是有出血倾向者更为贴切。药理研究显示仙鹤草的主要有效成分包括仙鹤草素、仙鹤草酚、仙鹤草内酯等，仙鹤草的水煎剂具有抗肿瘤的作用，可抑制肿瘤细胞 DNA 的合成和蛋白质的表达，仙鹤草鞣酸甚至是公认的抗肿瘤物质，还可广泛应用于减轻化疗的不良反应、增强免疫、抗炎镇痛。

58 肝癌发热（人参白虎汤）

吴某，男性，41岁。

【病史】

患者确诊肝癌近半年，西医介入疗法后，肝癌包块有所缩小，唯体力日渐衰退，心悸气短，神疲乏力，动则更甚，累及右胁隐痛，纳谷不香，两便尚调。近周原因不明，突然发热38.5℃以上，中西医退热药联用，发热不退，遂请会诊。

【检查】

苔薄黄，质干红，脉数大但无力。体温39.1℃，询症虚汗较多，汗出热不退，口干欲冷饮。

【辨证】

气短神疲，体能衰退，脉来无力，气虚之证。虚汗不止，渴欲冷饮，舌干红，脉虚数，津伤之象。气津不足，宗气下陷，不能卫阳而致发热不退。病在阳明胃经，证属气津双亏。

【诊断】

中医诊断为肝积发热，阳明经热，气津双亏证。西医诊断为原发性肝癌。

【治法】

清热生津，补气升清，宗《伤寒论》"人参白虎汤"出入。

【处方】

| 知　母10g | 丹　参30g | 仙鹤草10g | 生石膏30g^打 |
| 银柴胡10g | 生黄芪15g | 生薏苡仁10g | 青　蒿15g^{后下} |

芦 根 10g　　　焦三仙各 10g　　西洋参 5g^{另煎兑服}

【结果】

上方每日 1 剂，水煎分 2 次服。服药 1 剂体温降至 37.8℃，虚汗明显减少，渴饮如旧。气津渐复，热盛未净，上方加羚羊角粉 0.6g 分冲。连进 3 剂，体温 36.9℃，渴饮解除，虚汗停止，食纳增加，精神好转。嘱改为每晚服 1 煎，冲服 1 次羚羊角粉 0.3g。半月余，发热未复。

【按语】

张仲景组"白虎汤"专治阳明气分大热证。本案阳明有热，气津双亏，故只取知母、石膏两味，以清阳明之热。而重用西洋参，取其补气生津之力，补气再助生黄芪、仙鹤草，生津再增芦根，气津双补，十分切证。银柴胡、青蒿升清阳，退虚热，丹参和营活血又化肝积，薏苡仁和胃化湿又抗肝癌。羚羊角粉清肝专退高热。焦三仙消导开胃，振奋食欲，可起"补而不滞"之效。全方补气生津为主，退热和营，升清降浊而退壮热。

癌性发热难退。其热以虚证居多，特别是气津双亏，不能框于癌毒，而一味以苦寒解毒之品投之。苦寒伤正，对虚性癌热有害无益。西洋参、仙鹤草、青蒿、生黄芪、羚羊角粉五味，既补气生津，又抗癌升清而不伤正，常常是癌性发热的效药，临证可以试用。

━━━━━━━━━━━━ 解读 ━━━━━━━━━━━━

肝癌发热多为癌性热，是指原发性肝癌患者在排除感染且抗生素治疗无效的情况下，出现的恶性肿瘤生长迅速导致肿瘤组织缺血缺氧而坏死、肿瘤细胞自身产生内源性致热源，以及因放疗、化疗或应用白介素、干扰素等因素引起肿瘤细胞大量破坏释放肿瘤坏死因子而引起的发热。属中医"内伤发热"范畴。

（1）分清虚实

一是患病年限。患者 41 岁，确诊肝癌近半年。二是发病原因。癌毒侵袭，伤津耗气。三是临床症状。突然发热，心悸气短，神疲乏力，动则更甚，累及右胁隐痛，纳谷不香，两便尚调。四是舌苔脉象。质干红，苔薄黄，脉数大但无力。五是体温检查。体温 39.1℃。综合分析，本案属虚实夹杂证。

（2）辨证选方

素体疲乏，口干欲饮，气津不足，宗气下陷，不能卫阳而致发热不退；气短神疲，体能衰退，脉来无力，气虚之证；气虚不能卫外，肌表不固，故虚汗不止；渴欲冷饮，舌干红，脉虚数，为中气不足，阴火内生，热盛伤津之象。病在阳明胃经，其病机为正虚邪实，津液大伤，西医诊断为原发性肝癌；中医诊断为肝积发热，属阳明经热，气津双亏证，宗《伤寒论》人参白虎汤出入，清热生津，补气升清。

（3）处方加减

人参白虎汤（人参、石膏、知母、甘草、粳米），功用清热，益气，生津，主治气分热盛，气阴两伤证。沈师认为本案阳明有热，气津双亏，故本方只取知母、石膏两味，以清阳明之热；西洋参易人参且重用，补气生津，加生黄芪、仙鹤草补气，生津再增芦根，气津双补；银柴胡、青蒿升清阳，退虚热，银柴胡透热转气，助热外出，助癌毒透达，丹参和营活血又化肝积，薏苡仁和胃化湿又抗肝癌；羚羊角粉清肝专退高热；焦三仙消导开胃；甘草腻脾碍胃，粳米甘甜不利退热，故去之。

（4）妙用药对

一是石膏、知母。石膏味辛甘性大寒，入肺胃二经，性寒清热泻火，辛寒解肌透热，甘寒清胃热、除烦渴，质重沉降，辛而走外，为清泻肺胃气分实热之要药。知母味苦甘而性寒质润，归肺胃肾经，其苦以降火，寒以胜热，质润而又润燥，苦寒能清热泻火除烦，甘寒质润能生津润燥止渴，善治外感热病，高热烦渴。两者合用，既能清解阳明胃热，又起到滋胃润燥的作用。药理研究表明，石膏和知母均有显著的退热作用。

二是青蒿、银柴胡。青蒿味苦辛性寒，入肝胆经，苦寒清热，辛香透散，长于清透虚热、阴分伏热，凉血除蒸，解暑，截疟，故可用治温病后期，余热未清，邪伏阴分，伤阴劫阴，夜热早凉，骨蒸劳热等。银柴胡味甘性微寒，归肝胃经，甘寒益阴，清热凉血，退热而不苦泄，理阴而不升腾，为退虚热除骨蒸之常用药。二药合用，共奏清透虚热，养阴凉血之效。

（5）注意事项

一是发热的患者以退热为主，切忌发汗过多，以免伤津耗气。二是肝癌病避免滋腻太过，应均衡营养，忌食如羊肉、鱼虾等发物，以免加重病情。三是石膏大寒，恐伤脾胃，故脾胃虚寒及阴虚内热者忌用。

（6）临证体悟

癌性发热是临床治疗的难题之一，西医一般多予对症处理，但往往效果不佳，而通过中医药治疗，不仅能退热，而且对缓解病情及控制肿瘤可起到积极作用，从而提高了患者的生活质量。

一是益气养阴。癌性发热难退，其热以虚证居多，特别是气津双亏的患者，不能框于癌毒，而一味以苦寒解毒之品投之；苦寒伤正，对虚性癌热有害无益。同时，发汗过多易伤津耗气。因此，癌症体虚，又伤津耗气，一定要注意及时大补元气，又要增添养阴生津之品，使气补津复热退，体质恢复。

二是顾护脾胃。金末元初名医李东垣，在《脾胃论》中有一句纲领性的论述，即"脾胃虚，则火邪乘之而生大热"。因此，治疗癌症患者，首先要开胃口，时时注意顾护脾胃，切不可见热退热，滥用苦寒，戕伐脾胃，而要热退，凉药即止；同时用焦三仙消导开胃，振奋食欲，又可起"补而不滞"之效。

三是退热要药。羚羊角粉咸寒质重，入心肝经，寒以清热，善能清泄肝热，平肝息风，镇静解痉，为治惊痫抽搐之要药；又能气血两清，清热凉血散血，泻火解毒，常用于治疗温热病热邪炽盛之高热惊痫，惊厥抽搐，癫痫发狂，目赤翳障，热毒斑疹等症。一般粉剂冲服 0.3～0.6g；煎服 1～3g。本品性寒，脾虚慢惊者忌用。羚羊角为稀缺之品，可用山羊角代。煎服用量 10～15g。

　　四是癌热效方。沈师自拟癌性发热效方（西洋参、仙鹤草、青蒿、生黄芪、羚羊角粉），既补气生津，又抗癌升清而不伤正。方中西洋参、生黄芪补气养阴、健脾补中，且补气而不敛邪；仙鹤草补气抗癌；青蒿解表透邪、助热外出；羚羊角粉和解少阳、解表透邪、清热解毒。药理研究显示西洋参、黄芪有抗炎、免疫调节、抗氧化、抗细胞凋亡、调节代谢、抗纤维化、抑制肿瘤等多种生物活性。

59　脑胶质瘤（天麻钩藤饮）

李某，女性，39 岁。

【病史】

患者经常头痛眩晕，两眼发花，甚则恶心耳鸣，项紧肢麻，失眠梦集，口苦纳呆，经期加重。曾经某医院脑部 CT 扫描，诊为"脑胶质瘤"，1.5cm 大小，因惧怕手术，专门来京门诊，要求中药消瘤。

【检查】

苔薄黄，根部腻，舌质红，脉弦数。血压 140/90mmHg，眼震（－），四肢活动如常，痛温觉无异常。

【辨证】

眩晕眼花，耳鸣肢麻系肝风内动之症，口苦头痛，失眠梦集，苔黄质红，脉象弦数，乃肝阳上亢的表现，肝阳可以引动肝风，还可横克而纳呆恶心，根部苔腻。本案病位在肝，阳亢横逆之证。

【诊断】

中医诊断为眩晕，肝阳化风，横逆脾运证。西医诊断为脑胶质瘤。

【治法】

平肝息风，健脾宁神，宗《杂病证治新义》"天麻钩藤饮"出入。

【处方】

天　麻 10g	栀　子 10g	黄　芩 10g	夏枯草 15g
川　芎 10g	丹　参 30g	云　苓 10g	草决明 30g
杜　仲 10g	桑寄生 10g	牡　蛎 30g	钩　藤 15g^{后下}
泽　泻 10g	首乌藤 30g	川牛膝 15g	三七粉 6g^冲

【结果】

上方每日 1 剂，水煎分 2 次服。回原籍，连服 2 个月，头痛眩晕明显减轻，口苦耳鸣解除，夜寐转酣，食纳增加。血压 130/80mmHg，当地复查 CT，脑胶质瘤缩小为 1.0cm 大小。来京复诊，苔薄黄，脉弦细。肝风已息，肝阳渐降，治重补益肝肾，以图本消瘤，上方去黄芩、草决明、泽泻、首乌藤，加生地黄 10g，灵芝 10g，黄精 10g，带药 30 剂，改为每日下午服 1 煎，早晚服杞菊地黄胶囊各 5 粒，脑立清胶囊各 3 粒。连用 2 个月，又来信，寄药 2 次。半年后来信述症状解除，血压始终稳定在120/80mmHg，当地 CT 复查，脑胶质瘤已消失。

【按语】

脑胶质瘤日益增大，压迫脑组织会出现一系列神经系统症状。手术切除，常常损伤脑组织而留后遗症。中医治疗有优势。本案纯属肝阳化风证类，借"天麻钩藤饮"平肝息风之效投服，平肝既用清肝的夏枯草、栀子、黄芩，又用滋养肝肾的生杜仲、桑寄生。息风则投主药天麻和钩藤，因血压高故钩藤后下，保持其降压成分不致久煎挥发。草决明、泽泻，既清肝又降压，生牡蛎潜阳软坚，利于消瘤。云苓、首乌藤宁神安眠除梦集，三七粉和血专消脑瘤，川牛膝导血下行，助主药平肝阳而息肝风，配川芎之升透，一面引药入脑窍，一面调整升降气机而降压止眩。肝风已息，治重滋养肝肾，重用生地黄、黄精、灵芝等，以图其本，防止肝阳再起，所谓"滋水涵木"之法也。汤剂 1 煎，下午 3 点服用，便于吸收，早晚配以滋阴的杞菊地黄，清脑的脑立清，坚持半年之久，脑瘤得消，免除手术，足见中医辨证之优。

解读

脑胶质瘤是指起源于脑神经胶质细胞的肿瘤，原因尚不明确，可能与暴露于高剂量电离辐射或罕见的基因遗传突变有关，主要表现为颅内压增高、神经功能及认知功能障碍、癫痫发作，出现头痛，喷射状呕吐，视物模糊，感觉丧失，乏力，吐白沫，四肢抽搐等症状。属中医"癌病""头痛""癫痫"范畴。

（1）分清虚实

一是患病年限。患者39岁，经常头痛眩晕。二是发病原因。多愁善感，肝气郁结，阳亢化风。三是临床症状。头痛眩晕，两眼发花，甚则恶心耳鸣，项紧肢麻，失眠梦集，口苦纳呆，经期加重。四是舌苔脉象。舌质红，苔薄黄，根部腻，脉弦数。五是CT扫描。脑部CT扫描，诊为"脑胶质瘤"，1.5cm大小。六是全身检查。血压140/90mmHg，眼震（–），四肢活动如常，痛温觉无异常。综合分析，本案应辨为实证。

（2）辨证选方

眩晕眼花，耳鸣肢麻，系肝风内动之症；口苦头痛，失眠梦集，为阳亢上扰心神；质红苔黄，脉象弦数，乃肝阳上亢的表现，肝阳可以引动肝风，还可横克脾土而见纳呆恶心，根部苔腻。本案病位在脑窍，西医诊断为脑胶质瘤；中医诊断为眩晕，属肝阳化风，横逆脾运证，宗《杂病证治新义》天麻钩藤饮出入，平肝息风，健脾宁神。

（3）处方加减

天麻钩藤饮（天麻、钩藤、生石决明、栀子、黄芩、杜仲、桑寄生、首乌藤、川牛膝、益母草、朱茯神），功用平肝息风，清热活血，补益肝肾，主治肝阳偏亢，肝风上扰证。沈师认为本案纯属肝阳化风证类，借"天麻钩藤饮"平肝息风之效投服。方中栀子、黄芩，加夏枯草平肝清肝，生杜仲、桑寄生滋养肝肾；草决明加泽泻，既清肝又降压，生牡蛎潜阳软坚，利于消瘤；云苓、首乌藤宁神安眠除梦集，丹参易益母草，加三七粉和血专消脑瘤，川牛膝导血下行，配川芎之升透，一面引药入脑窍，一面调整升降气机而降压止眩。肝风已息，治重生地黄、黄精、灵芝等滋养肝肾，以图其本，防止肝阳再起。

（4）妙用药对

一是天麻、钩藤。天麻味甘性平，主入肝经，味甘质润，药性平和，既息肝风，又平肝阳，为治眩晕、头痛之要药。钩藤味甘性凉，主入肝经，轻清透达，既能清肝热，又能平肝阳，故可用治肝火上攻或肝阳上亢之头胀头痛、眩晕等症。二药合用，有平肝息风、平抑肝阳之功，共治肝风内动、肝阳上亢之证。

二是川芎、川牛膝。川芎辛温升散，能"上行头目"，祛风止痛，为治头痛要药，无论风寒、风热、风湿、血虚、血瘀头痛均可随证配伍用之，故李东垣言"头痛须用川芎"。川牛膝，味苦善泄降，能导热下泄，引血下行，以降上炎之火。二药合用，既引药入脑窍，调整升降气机而降压止眩，又导血下行，助主药平肝阳而息肝风，共奏止眩晕之苦。

三是丹参、三七。丹参味苦性微寒，入血分，既能通行血中之滞，又能凉散血中之热，凉血消肿，养心安神，祛瘀而生新，有化瘀而不伤气血之特点。三七味甘苦性温，祛瘀止血，消肿定痛，有止血而不留瘀的特点。《本草求真》曰："三七，世人仅知功能止血住痛，殊不知痛因血瘀而疼作，血因敷散而血止，三七气味苦温，能于血分化其血瘀。"二药合用，一寒一温，相辅相成，活血化瘀，通络止痛。正如沈师所讲，同用和血专消脑瘤。

（5）注意事项

一是保持良好的心理状态，做到劳逸结合，避免过度劳累。二是加强营养，食易消化、清淡饮食，多饮水，补充低盐富营养和维生素饮食，不吃垃圾食品、腌制食品和过期的食物。三是尽量少看电子产品，多运动，增强体质。四是牛膝为动血之品，性专下行，孕妇及月经过多者忌服。

（6）临证体悟

一是中西配合。颅内胶质瘤约占脑肿瘤的40%，其可发生于任何年龄，但以中青年为多。虽然，目前手术治疗是临床的首选方法，但胶质瘤是以浸润性、扩展性生长为特征，与正常脑组织间常无明显边界，多侵犯一个以上脑叶，甚至侵犯脑深部重要结构或对侧半球，故手术难以根除，且胶质瘤细胞对射线不敏感，化疗药物又难以透过血脑屏障，目前尚缺乏满意的治疗手段。因此，西医手术，中医辨治，疗效尚佳。

二是痰瘀同治。脑部有血脑屏障，大部分药物很难直接起作用，而有形之邪为痰瘀互结之物阻滞气血运行，因此脑胶质瘤的基本治疗法则为痰瘀同治，行气活血。沈师常用地龙引经入脑、胆南星祛痰开窍、三七养血和血。因地龙其行走窜，通行经络，引药上行至脑窍，直达病所；胆南星性凉归肝经，走经络，清热化痰，息风定惊；三七性温入肝经血分，功善止血，又能化瘀生新，有止血不留瘀，化瘀不伤正的特点。

三是据症加味。头痛剧烈者，加全蝎、蜈蚣通络止痛；颈强不舒者，加葛根、鸡血藤活血通络；瘤体较大，加三棱、莪术活血散结；呕吐者，加竹茹、姜半夏和胃止呕；纳呆食少者，加莱菔子、白术、焦三仙开胃健脾；失眠者，加酸枣仁、首乌藤养心安神；虚热之象明显者，加青蒿、白薇清退虚热；双下肢无力者，加黄芪、当归补益气血；大便干燥者，加制大黄、火麻仁通腑泄热。

四是服药时间。中药汤剂一般的服用方法，是早饭前，晚饭后各1次。而脑胶质瘤为难治性疾病，病位位于人体的顶端，既要注重辨证论治，又要注意服药方法及时间。沈师认为服药最佳的时间点是9～10点及15～17点。这与人体生物钟有关，故服药时间应调整为上午、下午分服为宜，有利于更好地发挥药效，提高疗效。

60 小儿消化不良（健脾丸）

方某，7 岁。

【病史】

患者自幼受父母宠爱，饮食不节，饥饱无常，炙煿太过，零食饮料不断，以致脾胃受损，脘腹痞胀，纳呆难消，时有嗳气，大便干溏交杂，形体日瘦，抵抗力减退，经常感冒发热，扁桃体肿大。儿童医院诊为"消化不良"，西药助消化，临时缓解，中药消食导滞，食纳更差。因对其母治疗有效，随来门诊。

【检查】

苔薄黄腻，脉沉细弱。面黄肌瘦，见有花斑，巩膜黑点，爪甲白斑。腹胀无触痛，肝脾未触及。

【辨证】

饮食无度，脾胃损伤，脾运失健，纳呆难消，脘腹痞胀，苔腻脉弱。胃纳失降，嗳气时作。病位中焦，证属脾虚停食。

【诊断】

中医诊断为食阻，脾虚失健，胃脘停食证。西医诊断为小儿消化不良。

【治法】

健脾和胃，消食除胀，宜《证治准绳》"健脾丸"加味，改为汤剂。

【处方】

白　术 10g	云　苓 10g	陈　皮 10g	焦三仙各 10g
党　参 10g	山　药 5g	砂　仁 5g	肉豆蔻 5g

黄　连5g　　　木　香5g　　　甘　草5g

【结果】

上方每日1剂，水煎分2次服。连服7剂，脘胀明显减轻，食纳始增，嗳气已止，大便正常。脾运复健，胃已和降，守法增健运之力，上方加扁豆衣10g，莱菔子5g，续进7剂，脘胀消失，食纳大增。嘱其注意饮食，常食山楂糕加以调养。

【按语】

饮食不节，是小儿停食的主因，但有虚实之别。病程短者，便干，以实证为主，可以单纯消食导滞；病程长者，便溏，则以虚证为主，消导过度，反伤脾运，宜健脾消食。本案证属脾胃虚弱而食积内停。一边用"四君子汤"方意，补气健脾，再入温脾的豆蔻、山药，醒脾的木香、砂仁，共辅脾运之健。食阻化热居多，用黄连清热又能止泻，还是寒性反佐。焦三仙是小儿停食的必用之药。复诊时再增健运，加入扁豆衣、莱菔子，脾运得健，食阻才消，这是脾虚食阻的取效关键。小儿停食多发，常吃山楂糕、果丹皮、红果酱等，既代零食，又除停食，一举两得。

解读

小儿消化不良是指由于胃肠运动功能障碍、胃酸分泌异常等因素引起，影响了患儿进食，常见有持续或反复发作的上腹部（脐上）疼痛或不适、早饱、嗳气、恶心、呕吐、反酸，大便泄泻或夹有食物残渣等，也可能致患儿生长发育迟缓，不少患儿合并有焦虑症等精神心理症状。属中医"积滞"范畴。

（1）分清虚实

一是患病年限。患者幼童，7岁，病久体弱。二是发病原因。饮食不节，饥饱无常，且常食零食饮料。三是临床症状。脘腹痞胀，纳呆难消，时有嗳气，大便干溏交杂，形体日瘦，经常感冒发热，扁桃体肿大。四是舌苔脉象。苔薄黄腻，脉沉细弱。五是全身检查。面黄肌瘦，见有花斑，巩膜黑点，爪甲白斑。综合分析，本案应辨为虚实夹杂证。

（2）辨证选方

饮食无度，脾胃损伤，食积停滞，阻滞气机，生湿化热，则脘腹痞胀，苔薄黄腻；脾运失健，纳运无力，则纳呆难消，大便溏薄；胃纳失降，嗳气时作；气血生化不足，则形体日瘦，脉弱。病位在中焦，西医诊断为小儿消化不良；中医诊断为食阻，属脾虚失健，胃脘停食证，宜《证治准绳》健脾丸加味，改为汤剂，健脾和胃，消食除胀。

（3）处方加减

健脾丸（白术、白茯苓、陈皮、人参、山药、砂仁、肉豆蔻、黄连、木香、山楂、神曲、麦芽、甘草），功用健脾和胃，消食止泻，主治脾虚食积证。沈师认为本案证属脾胃虚弱而食积内停，用原方党参易人参、豆蔻、山药，补气健脾，涩肠止泻；陈皮理气健脾，补而不滞；木香、砂仁，理气开胃，醒脾化湿；黄连清热燥湿又能止泻，还是寒性反佐；焦三仙消食和胃；复诊时加入扁豆衣、莱菔子健脾运，消食阻。

（4）妙用药对

一是白术、茯苓。白术味甘苦性温，主归脾胃经，健脾燥湿，益气固表，和中消导，被前人誉为"脾脏补气健脾第一要药"。《本草通玄》曰："补脾胃之药，更无出其右者。土旺则能健运，故不能食者，食停滞者，有痞积者，皆用之也。"茯苓味甘淡性平，甘则能补，淡则能渗，药性平和，善入脾经，健脾补中，渗湿利水，又能宁心，可补可利。二药合用，一补一渗，湿有去路，则脾运自健，水湿自除，便溏自止。

二是扁豆衣、莱菔子。扁豆衣味甘性微温，归脾胃经，功效健脾和胃，祛湿消肿，主治暑湿吐泻，胸闷纳呆，脚气浮肿等症。莱菔子辛甘而平，归脾胃经，味辛行散，消食化积，尤善行气消胀，长于消谷面之积，又能降气化痰，止咳平喘。二药合用，健脾消食，使脾运得健，食阻可消，这是脾虚食阻的取效关键。

（5）注意事项

一是平时养成良好的饮食习惯，不可暴饮暴食，远离垃圾食品、碳酸饮料等。二是要想小儿安，三分饥三分寒，穿衣不要过暖，以免内生食火，也要避免腹部受凉。三是坚持适量运动，养成良好的排便习惯，保持大便通畅，防止食滞胃肠。

（6）临证体悟

一是消导为先。小儿脾胃幼娇，运化无力，加以父母爱子心切，常常饮食失节，以致食阻是儿科主要常见的病证，消导法是较有效的治法。消食用山楂（肉积）、神曲（谷积）、麦芽（面积）；食积易生湿，化湿用二陈汤、平胃散；食积易生热，清热用连翘、蒲公英、制大黄；痰食互结，加温胆汤；便秘，加全瓜蒌、大腹皮、桃仁；脾虚，加炒白术、白扁豆。

二是温运脾阳。小儿易贪食生冷，或因久泻、久病伤及脾阳，而症见畏寒怕冷、脘腹冷痛、食欲不振、口泛清涎、大便溏泄、舌质淡、舌苔薄白，治当温运脾阳，以祛阴寒之气，常用理中汤加减，温暖脾阳。若小儿由于素体虚弱，脾胃不健，易为邪侵，导致外感、消化不良等病，若无痰食积滞，纯为脾虚之象，常选香砂六君子汤加减，健脾和胃。

三是药食同源。小儿停食多发，食阻可常吃山楂糕、果丹皮、红果酱等，既代零食，又除停食，一举两得。同时，亦可用食疗锅巴（大米、焦三仙、陈皮等）益气健脾、消食和胃。《本草纲目拾遗》中有锅巴"补气，运脾，消食，止泄泻"的记载。据传说，清代慈禧太后晚年由于过食荤腻，肠胃欠佳，御医曾拟过"粳米饭锅巴焙焦，研细末服用"的处方，以提高疗效。

四是服药技巧。一则小儿为稚阴稚阳之体，脏气未充，不仅易为邪侵，也易被药伤，在治疗小儿疾患时，一定要注意药物的用量，婴儿则为成人用量的1/3；小儿10岁以下用药减量，即成人量的一半；10岁以上儿童与成人同量。二则小儿畏苦，喂药困难，可用蜜糖或蔗糖来调味，既可润肺通腑，又可清除肺热。

《沈绍功中医方略论》解读有感

沈氏女科，上萌明初，

崇德重效，下逮至今。

薪火相传，群贤辈出，

方药秘技，誉满寰中。

学生弟子，熟读深思，

博汲医源，精勤不倦。

慎删精增，数易其稿，

融会新知，守正创新。

籍已成册，臻于至善，

互勉提高，共彰瑰宝。

《沈绍功中医方略论》解读丛书编委会

二○二四年一月